皮肤镜诊断精要与图解
Dermoscopy Criteria Review

主 编

Robert H. Johr　Wilhelm Stolz

副主编

James Ida

主 译

徐　峰　崔　勇　孟如松

主 审

王侠生　徐金华

上海科学技术出版社

图书在版编目（CIP）数据

皮肤镜诊断精要与图解 / （美）罗伯特 H. 约尔
（Robert H. Johr），威廉·斯特尔兹（Wilhelm Stolz）
主编；徐峰，崔勇，孟如松主译. -- 上海：上海科学
技术出版社，2023.4（2024.10重印）
书名原文：Dermoscopy Criteria Review
ISBN 978-7-5478-6082-3

Ⅰ. ①皮… Ⅱ. ①罗… ②威… ③徐… ④崔… ⑤孟
… Ⅲ. ①皮肤病－镜检－图谱 Ⅳ. ①R751.04-64

中国国家版本馆CIP数据核字(2023)第030576号

上海市版权局著作权合同登记号 图字：09-2021-0166号

本书出版由皮肤科临床能力促进与提升专科联盟（SHDC22022302）支持

皮肤镜诊断精要与图解

主　编　Robert H. Johr　Wilhelm Stolz

副主编　James Ida

主　译　徐　峰　崔　勇　孟如松

主　审　王侠生　徐金华

上海世纪出版（集团）有限公司
上海科学技术出版社　出版、发行
（上海市闵行区号景路 159 弄 A 座 9F - 10F）
邮政编码 201101　　www.sstp.cn
山东韵杰文化科技有限公司印刷
开本 787×1092　1/16　印张 20.75
字数：380 千字
2023 年 4 月第 1 版　2024 年 10 月第 2 次印刷
ISBN 978 - 7 - 5478 - 6082 - 3/R · 2709
定价：228.00 元

本书如有缺页、错装或坏损等严重质量问题，请向工厂联系调换

内容提要

　　本书对皮肤镜进行了全面的介绍,包括皮肤镜的基本原理、检查方法和诊断标准,并以病例分析的形式详细讨论了各种良性、恶性黑素细胞性和非黑素细胞性病变的特点,涉及病例数多达105例。其中,除了常见的头、颈、躯干和四肢部位,还加入了毛发和甲部位的病例。每个病例都包含了病变的皮肤镜下特异性变化和编者依据多年经验总结出的临床要点,可帮助读者更好地掌握皮肤镜的临床应用技巧。

　　本书条理清晰,内容简明且重点突出,以图片为主,对每幅图片均附以细致的分析,有助于皮肤科医生学习皮肤镜的知识以及在临床工作中参考。

译者名单

主　译

徐　峰　崔　勇　孟如松

主　审

王侠生　徐金华

译者（按姓氏拼音排序）

崔　勇　中日友好医院

费文敏　中日友好医院

胡瑞铭　复旦大学附属华山医院

李　乔　复旦大学附属华山医院

李承旭　中日友好医院

林尔艺　南方医科大学皮肤病医院

刘孟国　复旦大学附属华山医院

孟　晓　中国中医科学院广安门医院

孟如松　空军特色医学中心皮肤病医院

缪　盈　复旦大学附属华山医院

慕彰磊　北京大学人民医院

王上上　复旦大学附属华山医院

王文菊　成都市第二人民医院

王轶伦　复旦大学附属华山医院

徐　峰　复旦大学附属华山医院

于瑞星　中日友好医院

赵　俊　复旦大学附属华山医院

赵卫红　天津市宝坻区人民医院

学术秘书

胡瑞铭　慕彰磊

编者名单

主 编

Robert H. Johr, MD, FAAD
Voluntary Professor Emeritus of Dermatology and
Voluntary Associate Professor Emeritus of Pediatrics
University of Miami Miller School of Medicine
Miami, Florida

Prof. Wilhelm Stolz, MD.
Director, Clinic of Dermatology, Allergology and Environmental Medicine
Hospital München Thalkirchner Street and
Professor of Dermatology, Faculty of Medicine
Ludwig-Maximilians-Universität München
Munich, Germany

副主编

James A. Ida, MD, MSPH
Private Practice
Affiliate Dermatologist
Department of Medicine
Northwestern Lake Forest Hospital
Lake Forest, Illinois

其他作者

Aimilios Lallas, MD, MSc, PhD
Department of Dermatology
Aristotle University of Thessaloniki
Thessaloniki, Greece
编写第五章

Antonella Tosti, MD
Professor
Department of Dermatology and Cutaneous Surgery
University of Miami Miller School of Medicine
Miami, Florida
编写第六章

中文版前言

皮肤镜是近年来用于皮肤病诊断的新兴技术，无创安全、操作简便、患者接受度高，可以观察到肉眼难以看到的表皮下结构，从而弥补临床肉眼观察的局限性。

皮肤镜最初主要应用于色素痣、恶性黑素瘤等良、恶性黑素细胞性病变的诊断与鉴别诊断。随着技术的发展，皮肤镜逐渐在非色素性肿瘤性疾病、血管性疾病，以及感染性疾病、非感染性炎症性疾病和皮肤附属器疾病等良、恶性非黑素细胞性病变的诊断方面均有应用。此外，皮肤镜还可用于监测和评估疾病的发展和治疗效果。因此，皮肤镜必将成为皮肤科医师不可或缺的诊断工具之一。

本书原作由 Robert H. Johr 和 Wilhelm Stolz 组织编写，全面概述了皮肤镜的基本术语和概念，包括皮肤镜的原理、检查方法、疾病诊断的原则和步骤，以病例分析的形式详细讨论了各种良、恶性黑素细胞性病变和非黑素细胞性病变的皮肤镜特征。纳入了 105 例临床常见病例，对于每个病例作者都会结合临床观察和多年经验进行总结概括，直观地展现皮肤镜的临床应用技巧和诊断要点，便于读者理解和识记。本书条理清楚、照片清晰、内容简明、重点突出，是皮肤科医生学习和研究皮肤镜时非常实用的参考书。

如今中国的皮肤科医师也越来越热衷于皮肤镜的应用与研究，但目前国内皮肤镜的发展尚处于早期阶段。鉴于国外学者对于皮肤镜的研究起步比较早，并已经取得了一定成果，我们为国内同道推荐、引进和翻译了这本优秀的国外皮肤镜专著，旨在协助和促进我国皮肤科医师学习和研究皮肤镜。

本书是一本实用性极强的皮肤镜学术专著。相信本书的引进能够协助皮肤科医师在临床工作中更好地掌握和使用皮肤镜，为我国皮肤镜的发展做出贡献，促进我国的皮肤镜技术达到国际先进水平。

由衷地感谢参与本书翻译、审校的各位同仁，正是他们的热情、认真和努力，才促成了这本优秀皮肤镜著作的出版。其中，特别要感谢复旦大学附属华山医院皮肤科王侠生教授、徐金华教授的审读及对翻译难点的指导。

由于译者的水平有限，部分专业名词目前尚缺乏规范和统一的中文翻译，某些内容的翻译难免存在不尽如人意之处，真诚希望读者、专家和学者提出宝贵的意见和建议。

徐　峰　崔　勇　孟如松

2022 年 9 月

英文版序言

　　我很高兴也很荣幸被邀请为这本新书撰写序言。本书由 Johr 博士和 Stolz 博士编写，由浅入深、循序渐进，再次推进了皮肤镜的发展，可以将皮肤镜初学者的专业知识提高到一个新的水平。本书副主编 James Ida 博士编写了皮肤镜在一般/非肿瘤性皮肤病以及毛发疾病中的应用。

　　自 1996 年起，我就有幸经常跟随 Johr 博士学习。虽然我是一名儿童皮肤科医生，但也经常见到一些成人患者。随着时间的推移，我发现皮肤镜在皮肤病诊断中愈发重要。很难想到在儿童皮肤科也会看到黑素瘤患儿，然而我已经见过 20 多例儿童黑素瘤，很多是在我精通皮肤镜之前见到的。我们经常使用皮肤镜检查这些患儿的炎症性、感染性疾病及毛发疾病。我对疥疮很感兴趣，在过去的 15 年里，我基本放弃了以往皮肤刮屑镜检的诊断方法，而仅采用皮肤镜检查，只是偶尔会做刮屑镜检来向患儿父母证明诊断结果，因为他们常被其他医生误诊数周甚至数月。同样，皮肤镜检查在风湿性疾病（如甲皱襞毛细血管检查）和毛发疾病诊断中也尤为重要。

　　本书是不同寻常的教学工具。"皮肤镜基础知识"一章中列出了皮肤镜的基本概念和图像，这些是诊断和鉴别诊断的基础。而后是本书的重点，对"105 个病例"，先介绍简要的病史、临床表现和未标注的皮肤镜照片，而后层层剥茧，标注出重要的皮肤镜特征，明确诊断，分析、讨论病例的诊断要点。在多数病例中，对于皮肤镜检查的局限性也有真实阐述。此外，书中所选的病例均短小精悍，且图片精美、内容丰富。

　　我多么希望在我初学皮肤镜时能有这样的图书帮助。初学者可以从本书中学习所有的皮肤镜基本知识，而后就需要多年临床实践。一位训练有素的皮肤科医生在诊断和治疗黑素瘤时绝不可能不使用皮肤镜。为此，Johr 博士、Stolz 博士和 Ida 博士合力编著此书，以推动皮肤镜技术的学习进程。

Ronald C. Hansen MD

Professor (Emeritus) Dermatology and Pediatrics,

University College of Medicine Tucson, Arizona

Affiliate and Founding Chief of Dermatology,

Phoenix Children's Hospital, Arizona

（刘孟国　译）

英文版前言

皮肤镜"*dermoscopy*"一词源于两个基本的希腊词:*dermà*,皮肤;*skopéō*,看。然而,正如您可能已经意识到的,皮肤镜的理论和实践所涉及的不仅仅是"看皮肤"。事实上,皮肤镜已经发展出一种自己的"语言"。在接下来的章节中,您将会了解到大量的术语,每一个都对皮肤镜检查的实践很重要,根据特定的病变它们有特定的甚至微妙的含义。与所有语言一样,熟悉这些术语的含义对于成为一个合格的讲师是必不可少的。为此,第一章"皮肤镜基础知识",将全面概述皮肤镜的基本术语和概念。例如,这里将向您介绍模式分析的基本原理和"两步法则",这将作为分析病变的基本方法,例如区分黑素细胞性和非黑素细胞性病变。第二章"全面的皮肤镜标准综述",可以说是本书最关键的部分。在这一章中,具有代表性的图像和详细的解释将帮助您学习皮肤镜检查的"语言"。虽然这项任务最初可能是艰巨的,但通过学习、实践和专攻,您将越过陡峭的学习曲线,掌握皮肤镜的技术和"语言"。

本书旨在介绍皮肤镜"语言"的关键原则。通过临床和皮肤镜图像,以及对图像详细的解释和诊断要点提示,让读者有机会在学习过程中自我评估知识和技能。在信息时代,我们力图使本书简洁明了,希望您能有一次轻松、愉快的阅读体验,并希望本书可以满足您的应用需求。本书中重要的皮肤镜原则被反复提及,以便它们更容易被记住。

我们纳入了 105 个在皮肤科实践中经常会遇到的病例。对于每一个病例,您会看到一段简短的病史、一张临床图像和一张未标记的皮肤镜图像。先研究未标记的图像并尝试识别整体和局部皮肤镜特征,然后在尽可能多地确定细节之后做出诊断。随后,翻到下一页,皮肤镜图像将再次出现,这次用圆圈、方框、箭头和(或)星号标记了每个病例的重要皮肤镜特征。在同一页中,您会看到皮损的诊断,以及详细的讨论、要点提示或关键点。我们的目标是充分展示每个病灶的整体和局部特征。皮肤镜的鉴别诊断至关重要并贯穿全书。

每个案例都讨论了病变的显著特征。这不是以冗长的段落来完成的,而是以大纲的形式来实现,以使信息更易于被消化。时间很珍贵,我们希望能使学习和记忆的过程尽可能简单、有效。

病例成组出现,依据皮损特定的皮肤镜特征分组。例如,以病变的主要特征如色素网,点和小球,退行性结构,粉色、蓝色或黑色,以及血管结构分组。或者以特定身体部位上某类皮损分组,如脸上的褐色斑点或躯干上的黑色病变。这是为了更好地模拟临床实际工作。在前一个病例中学习到的概念可能会为后续病例的分析提供信息。最后,根据我们多年来在门诊治疗患者的经验,每个病例都以皮肤镜应用和(或)临床要点提示作为结尾。

　　我们呈现了从头到脚的许多黑素瘤的特点,有典型的,也有具有挑战性的。我们纳入了100多个临床和皮肤镜图像,帮助您提高黑素瘤的诊断能力。此外,我们还加入了毛发和甲领域的亚专业知识,因此您会发现本书有甲病例和毛发镜章节。在这本书的结尾,您还会看到简明扼要的术语释义,含有术语名称和概念,一目了然。

　　总之,我们坚信在皮肤科实践中常规使用皮肤镜非常重要。作为一种无创的新兴技术,皮肤镜可以让我们对许多皮肤病的诊断有独到的见解,而且它确实是一种高效的诊断工具。本书囊括了一般的原则和具体的观点,这些原则和观点有时可能会引起争议,但却深深植根于我们的核心理念之中。每个医生都对患者的健康负有重大责任。欢迎您踏上学习皮肤镜技术和"语言"的旅程。

Dr. Robert H. Johr

Chapel Hill,North Carolina

Dr. Wilhelm Stolz

Munich,Germany

(刘孟国　译)

致 谢

我的旅程还在继续！在此我想向编写这本书的作者表示感谢。

致 Wilhelm Stolz 教授——一位皮肤镜领域的先驱，也是我忠诚的朋友和共事 25 年的同事。如果没有你的贡献，这本书是不可能完成的，感谢你提供了如此出色和丰富的病例。

致 James Ida 博士——我们的文字编辑和全能的文字专家。你的写作天赋对于一本清晰、简洁、易读的书来说是不可或缺的。我很感激你对每一个案例大量精辟的评论、对细节的关注以及积极的工作态度。

感谢 Antonella Tosti 博士和 Aimilios Lallas 博士，感谢他们慷慨的付出和贡献的真实、少见的病例，没有这些病例，我们的书就不完整。

感谢 McGraw-Hill 出版公司的高级编辑 Robert Pancotti 在整个出版过程中的编辑和监督，以及对细节的细致关注，感谢 Cenveo 出版方的高级项目经理 Revathi Viswanathan 协助出版本书。

也请允许我感谢 McGraw-Hill 出版公司的高级内容编辑 Karen Edmonson，感谢她对我们坚定不移的支持和信任，与 Karen 一起完成本书和多年来的所有项目都十分愉快。

最后，我要特别感激我的妻子 Irma，你是我一生中最好的朋友，感谢你一直以来明智的建议、鼓励和支持。

Dr. Robert H. Johr

非常感谢我的朋友和令人尊敬的同事 Robert Johr 博士，感谢他在本书的核心病例介绍方面的出色且极其热情的工作。

如果没有 James Ida 博士、Antonella Tosti 博士、Aimilios Lallas 博士、Robert Pancotti 博士、Revathi Viswanathan 博士的宝贵贡献，尤其是 Karen Edmonson，这本书是不可能完成的。

感谢我们门诊部的护士 Carolin Mertens、Delia Nagy、Antje Seehuber，以及 Vesna Davidovic，感谢她们对精美的图像采集做出的贡献，这是本书的基石。

对于我们诊所里帮助我进行皮肤镜检查和病例准备的医生们，Brigitte Coras-Stepanek 博士、Stefanie Guther 博士和 Ulrike Weigert 博士，我谨表示最诚挚的感谢。

还要特别感谢我的办公室助理 Leonie Rieger 女士，感谢她在患者管理和工作人员管理方面给予的支持。

然而，最重要的是，我要向我的妻子 Karola 表达我最深切的谢意，感谢她在过去 30 年里与我分享了许多皮肤镜领域的学术研究成果。

Dr. Wilhelm Stolz

（刘孟国　译）

目　录

第一章　皮肤镜基础知识　　　　　　　　　　　　　　　　　　1
　　　　　Dermoscopy From A to Z

第二章　全面的皮肤镜标准综述　　　　　　　　　　　　　　33
　　　　　Comprehensive Dermoscopy Criteria Review

第三章　良性和恶性黑素细胞性病变　　　　　　　　　　　　83
　　　　　Benign and Malignant Melanocytic Lesions

第四章　良性和恶性非黑素细胞性病变　　　　　　　　　　　201
　　　　　Benign and Malignant Nonmelanocytic Lesions

第五章　皮肤镜在非肿瘤性皮肤病的应用　　　　　　　　　　253
　　　　　Dermoscopy in General Dermatology

第六章　毛发镜/毛发　　　　　　　　　　　　　　　　　　277
　　　　　Trichoscopy/Hair

常用专业术语　　　　　　　　　　　　　　　　　　　　　305

第一章

皮肤镜基础知识
Dermoscopy From A to Z

同义词

- 皮肤镜(dermatoscopy)。
- 皮肤表面显微镜(skin surface microscopy)。
- 表面发光显微镜(epiluminescence microscopy, ELM)。
- 数字皮肤镜/数字表面发光显微镜(digital dermoscopy/digital ELM)。
- Auflichtmikroscopie(德语)。
- Dermoscopia/dermatoscopia(西班牙语)。
- Dermoscopy 和 dermatoscopy 经常被有经验的皮肤镜医师和文献互用。

定义

- 皮肤镜是一种在体使用、无创的技术,使用时将油或液体(如矿物油、凝胶、酒精、水)放置在病变部位上。
  - 液体消除了皮肤表面的光反射,能看清表皮、表真皮连接处和真皮乳头的颜色和结构。
  - 所观察到的颜色和结构不能用肉眼或临床医生使用的放大镜看到。
  - 偏振光和数字皮肤镜不需要液体。
- 偏振光皮肤镜。
  - 来自偏振光源的光穿透角质层散射更少。
  - 第二代偏振光皮肤镜屏蔽散射的表面光,能使医生看清深部结构。
  - 不需要与皮肤接触以及使用液体,使检查更迅速。
- 非接触式偏振光皮肤镜和接触式偏振光皮肤镜。
  - 凝胶可用于接触式偏振光皮肤镜,以更加清楚地看到血管或消除干性皮肤的影响。
- 接触式非偏振光皮肤镜。
  - 偏振光皮肤镜能更好地看清某些标准,如小血管和蓝白色。
  - 某些标准在非偏振光接触式皮肤镜可以更好地显示,如脂溢性角化病的粟粒样囊肿和黑素细胞性病变。

- 晶状体结构(又名亮白色结构)只能通过偏振光皮肤镜观察到。
- 皮肤镜诊断所需的所有标准可以通过使用各种类型皮肤镜制定。

皮肤镜的优点

- 有助于区分黑素细胞性和非黑素细胞性皮肤病变。
- 有助于区分良性和恶性皮肤病变。
- 皮肤镜检查对诊断黑素瘤的灵敏度为85%,而不使用该技术时的灵敏度为65%~80%。
- 提高早期黑素瘤的诊断水平。
- 提高无色素性黑素瘤和低色素性黑素瘤的诊断水平。
- 提高对难辨认性黑素瘤(临床假阴性黑素瘤)的诊断水平。
- 提高炎症性病变(如扁平苔藓、银屑病、脂溢性皮炎、玫瑰痤疮、盘状红斑狼疮、肉芽肿疾病)的诊断水平。
- 提高感染性病变(如疥疮、头虱、阴虱)的诊断水平。
- 提高脱发疾病(如雄激素性秃发、斑秃)和毛干疾病(如念珠状发、套叠性脆发病)的诊断水平。
- 有助于避免不必要的手术。
- 有助于制订手术计划。
- 有助于更好地与病理学家合作(不对称的高风险标准、碰撞瘤、皮肤镜-病理相关性)。
- 解除患者的顾虑。
- 允许对患者的单个或多个痣进行数字化图像长期随访。

皮肤镜数字化监测

- 有些色素性皮肤病变虽然不够高危,不需要立即进行组织病理学诊断,但是并非无关紧要。
- 那些临床上或皮肤镜检查似乎不是高风险的黑素瘤。

- 用皮肤镜做动态检测时，将初始图像与后续图像进行比较，才能做出诊断。
- 每 3 个月或 4 个月进行一次短期监测。
  - 随着时间的推移，皮肤病变的任何变化都可能是黑素瘤。
- 每 6 个月至每年进行一次长期监测。
  - 重要的变化包括不对称增大、出现高危判断标准、新的颜色或退行性结构。
- 可选择单个或多个可疑色素性皮肤病变部位进行数字化监测。

两步法则

- 对可疑的皮肤病变分析有两步：
  - 步骤 1：确定是黑素细胞性还是非黑素细胞性。
  - 步骤 2：如果符合黑素细胞性病变的标准，第 2 步是使用你选择的黑素细胞性法则来确定它是低、中、还是高风险。
- 模式分析是为此目的开发的第一个黑素细胞性法则，是经验丰富的皮肤镜医生最常用的。在模式分析的基础上发展出多种分析方法，包括：
  - 皮肤镜检查的 ABCD 法则（表 1-1）。
  - 11 分测评法（表 1-2）。
  - 7 分测评法（表 1-3）。
  - 3 分测评法（表 1-4）。

表 1-1　皮肤镜检查的 ABCD 法则：确定标准并评分以确定皮肤镜检查总分（TDS）

皮肤镜标准定义评分的权重因子

A 不对称：在垂直轴上（0分、1分、2分）；评估轮廓、颜色和结构（0～2分）
B 边缘：周围的色素突然中断模式（0～8分）
C 颜色：存在多达 6 种颜色（白色、红色、浅褐色、深褐色、蓝灰色、黑色）（1～6分）
D 皮肤镜结构：网、无结构（均质）区域、分支条纹、点和小球（1～5分）
TDS 计算公式：（A 分×1.3）+（B 分×0.1）+（C 分×0.5）+（D 分×0.5）=TDS。总分<4.75 为良性黑素细胞性病变；4.75～5.45 为可疑病变（建议密切随访或切除）；>5.45 高度怀疑黑素瘤

表 1-2　11 分测评法

皮肤镜标准
1. 对称模式（阴性特征）
2. 出现单一颜色（阴性特征）

阳性特征
3. 蓝白幕（颜色）
4. 多发性褐色点
5. 伪足（条纹）
6. 放射流（条纹）
7. 瘢痕样色素脱失（骨白色）
8. 周边黑点/小球
9. 多种颜色（5 种或 6 种）
10. 多个蓝/灰点
11. 增宽色素网（不规则色素网）

注：要诊断黑素瘤，必须缺乏阴性特征，而且要有 9 个阳性特征中的 1 个或 1 个以上。

表 1-3　7 分测评法

皮肤镜标准	分数
1. 不规则色素网（主要标准）	2
2. 蓝白幕［任何蓝色和（或）白色］	2
3. 多形性血管模式	2
4. 不规则条纹（次要标准）	1
5. 不规则点/小球	1
6. 不规则污斑	1
7. 退行性结构	1

注：将单项得分相加，诊断黑素瘤至少需要 3 分，而小于 3 分可能为非黑素瘤。

表 1-4　3 分测评法诊断高危病变（黑素瘤、基底细胞癌）

颜色和（或）结构不对称
不规则色素网
蓝和（或）白色
3 点里面达到 2 点或 3 点→切除

注：3 分测评法基于简化的模式分析，被非专业的皮肤镜医师作为筛查的方法。它用于诊断潜在恶性的黑素细胞和非黑素细胞病理。

步骤 1　鉴定标准

寻找黑素细胞性病变的相关标准。如果没有发现，则继续搜索脂溢性角化病、基底细胞癌、皮肤纤维瘤、血管病变等的相关标准（表 1-5）。

- 诊断时不需要满足所有的标准。
- 缺乏黑素细胞性病变、脂溢性角化病、基底细胞癌、皮肤纤维瘤或血管病变的诊断标准时，默认为黑素细胞性病变。

表 1-5 不同病变的标准
黑素细胞性病变的标准
色素网(躯干和四肢)
聚集性褐色小球
均质蓝色(蓝痣)
肢端平行模式
默认情况(当缺乏黑素细胞性病变、脂溢性角化病、基底细胞癌、血管瘤和皮肤纤维瘤的标准,该病变应被默认为黑素细胞性病变)
脂溢性角化病的标准
粟粒样囊肿
假性毛囊/粉刺样开口
裂/皮沟和皮嵴/胖手指样结构
发夹状血管
边缘清晰
基底细胞癌标准
色素网缺失
分支状血管/蛇形血管
色素沉着
溃疡
轮辐样结构
皮肤纤维瘤的诊断标准
中央白色斑片
外周色素网
血管病变的标准
称为腔隙的血管间隙
纤维间隔

- "默认类别"是诊断黑素细胞性病变的最后标准(图 1-1)。

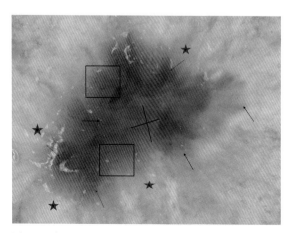

图 1-1 侵袭性黑素瘤。因为没有黑素细胞性病变、脂溢性角化病、基底细胞癌、皮肤纤维瘤或血管瘤的标准,所以默认为黑素细胞病变。颜色和结构不对称(十)、蓝白色(黑色箭头)、乳红色(红色箭头)伴多形性血管(方框)。血管呈点状、线状和逗号状。病变周围是骨白色的退行性结构(星号)

标准定义

黑素细胞性病变

色素网/网

- 在躯干和四肢。
- 黑色或褐色色调。
- 蜂窝样、网状、网络样线段(增长及色素沉着的表皮突),伴色素减少孔(真皮乳头)。

白色/负性色素网

- 骨白色网状结构。
- 不是诊断黑素细胞性病变的主要标准。
- 可见于粉红色/色素痣、Spitz 痣、黑素瘤和皮肤纤维瘤。

假性网/假性色素网

- 因为头部和颈部皮肤薄,表皮突变平,我们可以看到:
  - 附属器开口/附属器结构(皮脂腺、毛囊)。
  - 一致的白色或浅黄色圆形结构。
- 当它们出现在弥漫性色素沉着区域时,就会形成网状结构,称为假性网。
- 没有任何色素沉着的面部皮肤上经常可以看到单一形态的附属器开口。
- 它们不应与脂溢性角化病中的粟粒样囊肿相混淆。
- 并不总是能够做出区分。
- 结果可能是将恶性雀斑样痣误诊为脂溢性角化病。
- 这一标准可在非黑素细胞性病变(如日光性角化病、日光性黑子、扁平苔藓样角化病)中看到。
- 它不是诊断黑素细胞性病变的条件。

点和小球

- 圆形结构,区别仅在于它们的相对大小。
- 点(0.1mm)小于球(>0.1mm)。
- 黑色、褐色、灰色或是红色。
  - 黑色代表表皮内的不典型黑素细胞或经表皮排出的色素。
  - 规则的褐色点和小球(褐色是诊断黑素细胞性病变的主要颜色)代表真表皮交界处的黑素细胞巢。
  - 不规则的褐色点和小球代表真表皮交界处的不典型黑素细胞巢。

- 灰色点(胡椒粉样)代表真皮乳头内游离色素和(或)噬黑素细胞,可在退行中单独出现,或在良性病理中如扁平苔藓样角化病或创伤后出现。
- 红色小球(乳红色小球)可在黑素瘤(新生血管)中见到。
- 教科书写到聚集的褐色小球而没有提到更小的点能识别黑素细胞性病变。事实上,点和小球两者都定义了黑素细胞性病变(图1-2)。

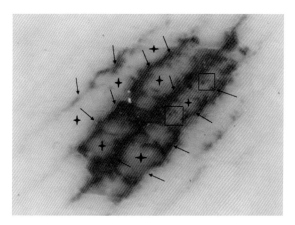

图1-4 肢端痣。肢端皮肤黑素细胞性病变具有良性皮沟平行模式。细的皮沟处有色素沉着(箭头)以及皮嵴(星号)处有小球(方框)(经允许引自 Johr RH and Stolz W. Dermoscopy: An Illustrated Self-Assessment Guide. 2nd ed. New York, NY: McGraw-Hill Education; 2015)

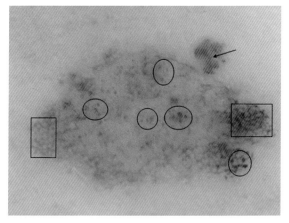

图1-2 获得性痣。黑素细胞性病变,有色素网(黑色方框)和聚集的褐色小球(圆圈)。有一个小的血管瘤(箭头)与痣相邻(经允许引自 Johr RH and Stolz W. Dermoscopy: An Illustrated Self-Assessment Guide. 2nd ed. New York, NY; McGraw-Hill Education; 2015)

均质蓝色色素沉着

- 无结构的蓝色,缺乏其他局部标准,如色素网、点或小球(图1-3)。

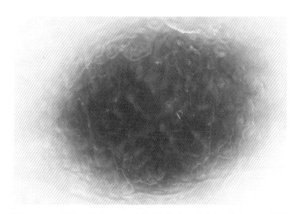

图1-3 蓝痣。蓝痣的经典均质蓝色(经允许引自 Johr RH and Stolz W. Dermoscopy: An Illustrated Self-Assessment Guide. 2nd ed. New York, NY; McGraw-Hill Education; 2015)

- 不同色度的均质蓝色通常代表蓝痣。
- 病史很重要,能帮助鉴别诊断,如普通的放射状纹身,也可能是如结节性或皮肤转移性黑素瘤这种恶性病变。

平行模式/肢端模式/掌跖

- 掌跖皮肤上的裂/皮沟和皮嵴(皮纹)。
- 可以表现为平行模式。
  - 所有无毛皮肤/黏膜表面也可见到平行模式(如唇、生殖器)。

皮沟平行模式(良性)

- 皮沟处的褐色平行细线(皮沟下的表皮突)。
- 变异型包括两条细线,伴或不伴点和小球(图1-4)。

网格样模式(良性)

- 皮沟处有细长的褐色平行线。
- 垂直于皮沟的细褐色平行线形成阶梯状(图1-5)。

纤维状模式(良性)

- 褐色细线。
- 倾斜方向。
- 压力可使网格样模式变为纤维状模式。

球状模式(良性)

- 无平行成分的褐色小球。

网状模式(良性)

- 只有色素网的病变。

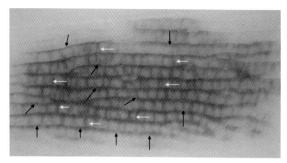

图1-5　肢端痣。褐色线在皮沟内(黑色箭头)且垂直皮沟分布(黄色箭头)形成网格样模式。足部压力可以将此改变为有斜线的纤维状模式(经允许引自 Johr RH and Stolz W. Dermoscopy：An Illustrated Self-Assessment Guide. 2nd ed. New York，NY：McGraw-Hill Education；2015)

均质模式(良性)

● 均质褐色。

皮嵴平行模式(浅表、早期黑素瘤)

● 色素沉着位于较厚的皮嵴(皮嵴下表皮突)(图1-6)。

● 有时皮嵴存在单一形态的白色圆形结构，代表汗腺导管的端口(汗孔)(串珠样)。

● 汗孔总是在皮嵴上。

● 色素沉着在皮沟还是在皮嵴是一很重要的标志：良性的在皮沟，恶性的在皮嵴。

● 皮嵴平行模式可见于具有多组分整体模式和黑素瘤特异性标准的晚期肢端黑素瘤(如退行性结构、不规则污斑、蓝色、多形性血管)。

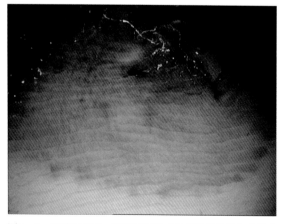

图1-6　肢端黑素瘤。皮嵴平行模式伴较宽的浅褐色皮嵴处有色素沉着。细白线是皮沟(经允许引自 Johr RH and Stolz W. Dermoscopy：An Illustrated Self-Assessment Guide. 2nd ed. New York，NY：McGraw-Hill Education；2015)

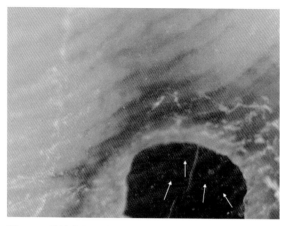

图1-7　肢端出血。出血导致的皮嵴平行模式(白色箭头)(经允许引自 Johr RH and Stolz W. Dermoscopy：An Illustrated Self-Assessment Guide. 2nd ed. New York，NY：McGraw-Hill Education；2015)

● 出血导致的皮嵴平行模式(黑趾、黑踵)(图1-7)。

● 深色皮肤人群的皮嵴平行模式(图1-8)。

● Peutz-Jeghers 综合征中所见到的斑疹。

● 这种模式不能百分百诊断黑素瘤。

弥漫性杂色模式(黑素瘤)

● 不规则的深色污斑。

● 黑色、褐色或灰色。

多组分模式(黑素瘤)

● 满足规则和不规则的标准。

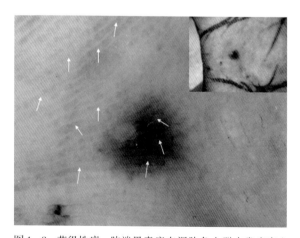

图1-8　获得性痣。肢端黑素瘤在深肤色人群中发病率上升。一位非洲裔美国人患者手掌色素痣没有变化，且显示良性皮嵴平行模式。色素沉着见于痣的皮嵴(黄色箭头)和整个手掌的嵴(白色箭头)(经允许引自 Johr RH and Stolz W. Dermoscopy：An Illustrated Self-Assessment Guide. 2nd ed. New York，NY：McGraw-Hill Education；2015)

- 多种颜色加上有肢端良性模式的区域(纤维状、平行沟模式)。

非特异模式(黑素瘤)

- 如果不能判断上述任何良性或恶性模式,必须特别注意。

要点

- 每个皮肤镜规则都有可能例外。
- 病变的病史和临床表现非常重要,不应被忽视。
- 阴性的直觉不应被忽视。
- 如果肢端病变迅速变化,即使仍是良性外观,依然可能会是黑素瘤。
- 假定的良性肢端模式出现了不规则的成分,可能有高风险。
- 肢端部位有出血(掌、跖、甲)可能和黑素瘤相关。
- 一旦有出血时,应仔细寻找有无其他高危标准。
- 如果有疑问,及时切除!

脂溢性角化病

粟粒样囊肿

- 各种大小的白色或黄色结构。
- 小的或大的,单个或多个。
- 可以是不透明的或明亮如夜空之星(表皮角质囊肿)。

假性毛囊开口/粉刺样开口

- 圆形结构,边界清晰。
- 有色素或无色素的。
- 形状各异,不仅是单个病变内,还包括同一个患者不同病变间。
- 若有色素,可以是褐黄色甚至是深褐色和黑色(表皮凹陷处充满了氧化的角质)。
- 色素性假性毛囊开口与黑素细胞性病变中的色素点和小球很难区分(图1-9)。

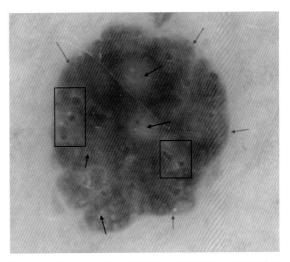

图1-9　脂溢性角化病。锐利的边界(红色箭头)、粟粒样囊肿(黑色箭头)和色素性假性毛囊开口(方框)是脂溢性角化病的特征(经允许引自 Johr RH and Stolz W. Dermoscopy: An Illustrated Self-Assessment Guide. 2nd ed. New York, NY: McGraw-Hill Education; 2015)

裂/皮沟和皮嵴

- 脂溢性角化病中的裂/皮沟和皮嵴可以形成多种模式。
- 大的不规则形状的充满角质的沟称为隐窝。
  - 裂/皮沟和皮嵴也可见于乳头瘤样黑素细胞病变中。
  - 脑回状是指类似于大脑皮质的矢状切面。
  - 各种大小的山形或均匀的圆形结构代表山脉(皮嵴),细的色素线代表山谷(皮沟)。
    - 可能把山谷模式与黑素细胞性病变中小球或鹅卵石样模式混淆。
  - 不应将色素线与不规则色素网混淆。
  - 色素减退和色素增加的嵴可以像指状的(直的、扭曲的、环状的或分支状的),被称为胖手指样结构。
  - 胖手指样结构可能是诊断脂溢性角化病的唯一线索。
- 所有这些模式都常见于这种最常见的良性皮肤病变(图1-10)。

指纹样模式

- 褐色细的平行线段,类似指纹。
  - 这些线可以呈拱形、漩涡状或看起来像分

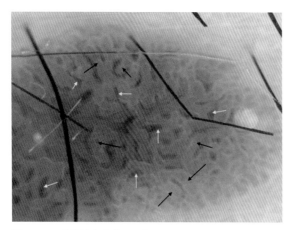

图 1-10 脂溢性角化病。显著的脑回状模式由色素增加的皮沟（黄色箭头）和色素减退的皮嵴（黑色箭头）组成。许多皮嵴看上去像胖手指样结构（经允许引自 Johr RH and Stolz W. Dermoscopy：An Illustrated Self-Assessment Guide. 2nd ed. New York，NY：McGraw-Hill Education；2015）

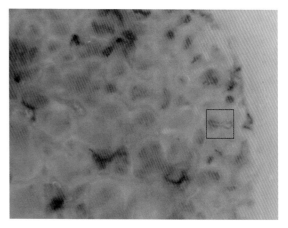

图 1-11 脂溢性角化病。一个特别完好的发夹样血管，见于脂溢性角化病（黑色方框）（经允许引自 Johr RH and Stolz W. Dermoscopy：An Illustrated Self-Assessment Guide. 2nd ed. New York，NY：McGraw-Hill Education；2015）

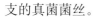支的真菌菌丝。

  - 这些线可以填充病变或被破坏。
- 不同于色素网中的线段呈蜂窝状或网状。
  - 在脂溢性角化病中可以看到类似网络样/假性网络样结构，由不伸长的裂/皮沟和皮嵴以及真性色素网中色素沉着的网状嵴组成。
- 指纹样模式可见于扁平脂溢性角化病或日光性黑子。
- 一些作者认为日光性黑子是扁平脂溢性角化病（见下文和图 1-23）。

发夹样血管
- 像发夹样的伸长的血管（毛细血管袢）（图 1-11）。
- 可以被或可以不被色素减退晕所包围。
- 光泽晕提示角化性肿瘤，可见于角化棘皮瘤。
- 黑素瘤中可见到不规则和粗大的发夹样血管。

虫蚀状边缘
- 扁平或稍隆起的褐色脂溢性角化病和日光性黑子。
- 轮廓分明的凹形边缘，像是虫蛀的外观。

边界清晰
- 大多数脂溢性角化病具有清晰边缘。

- 色素性病变并不总是提示黑素瘤（图 1-9）。

基底细胞癌
缺乏色素网
分支状血管
- 皮肤镜下最敏感和特异的血管结构之一。
- 并不是所有的基底细胞癌都含有分支状血管。
  - 红色分支状毛细血管扩张。
  - 因为位置表浅，清楚的粗线或细线聚集于病灶区。
- 分支状血管超出病灶区提示病变可能是黑素瘤。
  - 最常见的是，在单个病变中可见到不同粗细的血管。
- 也可见于：
  - 良性痣。
  - 皮脂腺增生。
  - 瘢痕。
  - 日光损伤皮肤。
  - 黑素瘤。
  - 结缔组织增生性黑素瘤。
  - Merkel 细胞癌。
- 蛇形血管。
  - 可能非常细或粗。
  - 不规则的线形红线。
  - 变异的线形血管。

■ 常见于无分支状血管的扁平病变。

■ 可能是提示诊断的唯一线索。

色素沉着

● 基底细胞癌可能含有色素,也可能不含有色素(真皮层中的基底细胞癌色素巢或岛),可包括:

■ 小点到大叶状结构(球根状延伸形成叶状模式)。

■ 蓝灰色卵圆形巢。

■ 多个蓝灰色的点和小球。

■ 可以看到的颜色:

    – 黑色。

    – 褐色。

    – 灰色。

    – 蓝色。

    – 红色。

    – 白色。

● 没有必要试图确定是否存在叶状结构(枫叶状区域),因为实际上这是很难的(图 1-12)。

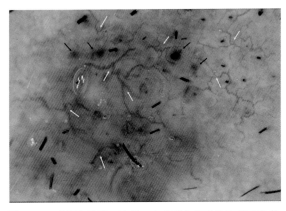

图 1-12 基底细胞癌。这是一个典型的色素性基底细胞癌,有粗的和细的分支状血管(黄色箭头)、蓝白色(红色星号)、黑白色、黑色(黑色箭头)和褐色色素沉着(红色箭头)(经允许引自 Johr RH and Stolz W. Dermoscopy: An Illustrated Self-Assessment Guide. 2nd ed. New York, NY: McGraw-Hill Education: 2015)

溃疡

● 单个或多个区域,表皮缺失,伴渗血或凝血块及结痂(图 1-13)。

● 多灶性溃疡与浅表基底细胞癌有关。

● 应无近期外伤史。

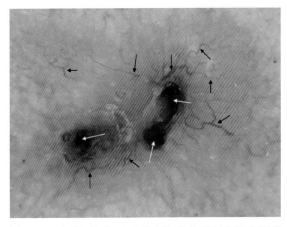

图 1-13 基底细胞癌。分支状血管(黑色箭头)和溃疡(黄色箭头)是无色素性基底细胞癌的特征(经允许引自 Johr RH and Stolz W. Dermoscopy: An Illustrated Self-Assessment Guide. 2nd ed. New York, NY: McGraw-Hill Education: 2015)

轮辐样结构

● 可见于高达 10% 的基底细胞癌。

● 基底细胞癌的诊断标准。

■ 可能与或者也可能不与其他诊断的标准相关。

● 清楚的有色素的放射状突起在较暗的中央小球/中心轴/枢纽汇合。

● 可以看见完整的结构或不完整的变异结构,经常要用想象力去识别。

● 条纹样结构称为假条纹,代表不完整的轮辐样结构,可能与真正的黑素细胞性病变条纹相混淆。

● 找到轮辐样结构可能是正确诊断的唯一线索。

> **要点**
>
> ■ 有时,人们不能区分黑素瘤和基底细胞癌。如果有任何形式的色素网存在,那么它不可能是基底细胞癌。

皮肤纤维瘤

中央白色斑片

● 这一标准最典型的表述是:

■ 位于中央的。

■ 瘢痕样。

■ 骨白色或乳白色。

- 均质区域(纤维组织细胞肿瘤中的瘢痕)。
- 一些变异,如白色网状结构(白色/负性网)也可见于 Spitz 痣和黑素瘤。
- 病变的任何位置都可能发现不同形状的毛细血管扩张(如针尖状血管)。
- 并不是所有的皮肤纤维瘤都有中央白色斑片。
- 皮疹坚实的触感可以帮助做出诊断。

色素网

- 皮肤纤维瘤是一种可有色素网的非黑素细胞性病变,日光性黑子也是。
  - 在大多数情况下,能看到一个细的周边色素网和褐色的细线。
  - 指环样结构,是色素网的一种(图 1 - 14)。
  - 并不是所有的皮肤纤维瘤都有色素网。
- 具有以下特征的非典型皮肤纤维瘤类似黑素瘤,需要进行组织病理学诊断:
  - 不规则色素网。
  - 不规则的点、小球、深色污斑。
  - 粉红色。
  - 不规则退行性结构的白色。
  - 高危血管结构、不同形状的多形性血管(图 1 - 15)。

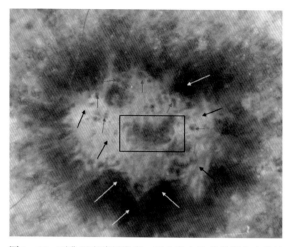

图 1 - 15　不典型皮肤纤维瘤。不典型皮肤纤维瘤在皮肤镜下需要与退行的黑素瘤相鉴别。颜色和结构不对称、多组分整体模式、不规则色素网(方框)、不规则小球(红色箭头)和不规则污斑(黄色箭头)、多种颜色。这种表现需要组织病理学诊断(经允许引自 Johr RH and Stolz W. Dermoscopy: An Illustrated Self-Assessment Guide. 2nd ed. New York, NY: McGraw-Hill Education; 2015)

血管病变

腔隙

- 边界清楚,明亮的红色到蓝色的圆形或椭圆形结构(真皮内扩张的血管)(图 1 - 16)。
  - 单个血管瘤可见到不同颜色。
  - 血管越深,颜色越深(深蓝色)。

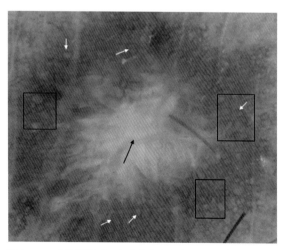

图 1 - 14　皮肤纤维瘤。经典的中央白色斑片(黑色箭头)和色素网(黑色方框)代表皮肤纤维瘤的特征。指环样模式(白色箭头)组成了色素网。指环样模式也可见于扁平脂溢性角化病(经允许引自 Johr RH and Stolz W. Dermoscopy: An Illustrated Self-Assessment Guide. 2nd ed. New York, NY: McGraw-Hill Education; 2015)

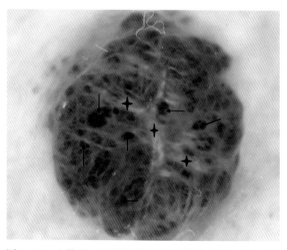

图 1 - 16　血管瘤。边缘清楚的深红色腔隙(箭头)和蓝白色(星号)代表了经典的血管瘤。线状的蓝白色代表了纤维分隔(经允许引自 Johr RH and Stolz W. Dermoscopy: An Illustrated Self-Assessment Guide. 2nd ed. New York, NY: McGraw-Hill Education; 2015)

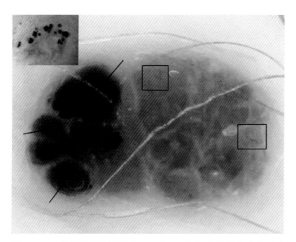

图 1-17　皮肤转移性黑素瘤。一位 27 岁白人男性全身广泛皮肤转移瘤，背部有 7 mm 黑素瘤病史。边缘清楚的腔隙区域（箭头）和不规则血管（方框）。乳红色填满了大部分病变。碰撞瘤、血管瘤和无色素性黑素瘤需在皮肤镜下鉴别诊断（经允许引自 Johr RH and Stolz W. Dermoscopy：An Illustrated Self-Assessment Guide. 2nd ed. New York，NY：McGraw-Hill Education；2015）

- 腔隙不应该被误认为是色素性黑素瘤和无色素性黑素瘤中可见到的乳红色小球，后者是一种模糊的红色球形结构。
- 黑色均质的无结构区域代表血栓。
- 血管角皮瘤中可看到明显的鳞屑或干燥（角化过度）。
- 血管瘤中可看到白色斑片或蓝白幕［蓝色和（或）白色］。
- 病变中可充满白色细线，代表纤维分割。
- 蓝色和（或）白色或纤维间隔不应与黑素瘤中的退行性结构相混淆。
- 皮肤转移性黑素瘤可能与血管瘤无法区别。
  - 既往黑素瘤病史可以帮助诊断（图 1-17）。

要点

- 皮肤镜检查有一个重要的学习曲线。学习标准和模式的定义以及能够认识经典的例子是非常重要的，因为在日常实践中会看到无数的变异。这对于想要掌握这门可以拯救生命的无创技术的人来说是个薄弱环节。人们不会潜移默化地学会皮肤镜，也看不到他本来就不知道的东西。

步骤 2　黑素细胞性病变分析

模式分析法

　　在病变中尽可能寻找到所有的标准，然后看它们是否与如下变异型的已知模式相符合：

- 黑素细胞痣。
  - 先天性痣。
  - 获得性痣。
  - 复发痣。
  - 晕痣。
  - 混合痣。
  - 蓝痣。
  - 发育不良痣。
  - Spitz 痣。
- 黑素瘤。
  - 原位黑素瘤。
  - 浅表扩散性黑素瘤。
  - 结节性黑素瘤。
  - 色素减退和无色素性黑素瘤。
  - 甲附属器黑素瘤。
  - 肢端黑素瘤。
- 尽管模式分析被认为是一种黑素细胞性法则，但是相同的原则可用于诊断所有可以通过该方法识别的病变。
  - 黑素细胞性。
  - 非黑素细胞性。
  - 良性。
  - 恶性。
  - 炎症性。

要点

- 不要在检查所有标准之前只关注 1 个或 2 个标准并做出诊断。你可能会误入歧途。
- 在一个病变中尝试发现所有标准。
  - 高危标准不是很容易找到。要小心！

模式分析法

第 1 步

- 使用镜像技术确定颜色和(或)结构的对称或不对称。
  - 病变轮廓在法则中不重要。
  - 病灶被呈 90°的两条线一分为二。
  - 线条应该尽量创造出最对称的效果,而且能被看出来。
  - 皮疹的左半部分的颜色和(或)结构是右半部分的镜像吗?
- 重复分析病变的上半部分和下半部分。
- 颜色和结构的完美对称并不常见,即使在有经验的皮肤镜专家中,观察者之间的一致性也并不理想。
- 也可以通过病灶中心的任何轴线确定对称或不对称。
- 颜色和(或)结构的明显不对称是一个非常重要的线索,藉此可以考虑存在高风险的组织病理学表现。
- 特别注意:进一步集中注意力观察其他的问题。

第 2 步

- 确定病变的整体模式。整个病变的主要标准如下:
  - 网状。
  - 球状。
  - 鹅卵石。
  - 均质性。
  - 平行。
  - 星爆状。
  - 多组分。
  - 非特异性。
  - 在单个病变中可以有不同的组合,如网状和均质、网状和球状。
  - 网状均质模式或网状球状模式。

第 3 步

- 确定病变的局部标准:
  - 色素网。

- 点和小球。
- 条纹(也称为伪足和放射流)。
- 污斑。
- 蓝白幕。
- 退行性结构。
- 颜色。
- 血管结构。

第 4 步

- 确定标准是否为:
  - 规则或不规则。
  - 好或坏。
  - 低、中、高风险。
- 黑素瘤特异性标准是指在良性和恶性病变中可以看到的标准,但对于高风险病理的病例更具特异性,例如:
  - 发育不良痣。
  - Spitz 痣样。
  - 黑素瘤。
- 所有高风险的标准都可以在良性病理看到,因此,切不可告知患者百分百患有黑素瘤。
- 由于以下部位的皮肤特征不同,标准也不同:
  - 头部和颈部。
  - 躯干和四肢。
  - 手掌、足底、生殖器黏膜。
- 头部和颈部皮肤比躯干与四肢更薄,掌跖皮肤更厚,有皮沟和皮嵴。
- 头部、颈部、手掌、足底、生殖器黏膜具有部位特异性标准。

总体模式

网状

- 色素网占据大部分病变。

球状

- 点和小球占据大部分病灶。

鹅卵石

- 较大的成角的球,类似于街道上的鹅卵石,占据了大部分病变(图 1-18)。

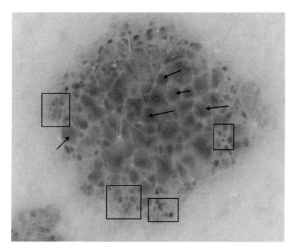

图 1-18　后天获得性痣。小的褐色点、小球(方框)和较大的成角褐色球(箭头)是良性痣的特征。皮肤镜下可见鹅卵石征。脂溢性角化病在皮肤镜下的山谷模式在鉴别诊断中有重要价值。柔软的痣可随皮肤镜左右移动,即摆动征阳性,而脂溢性角化病不发生移动,有助于两者的鉴别(经允许引自 Johr RH and Stolz W. Dermoscopy: An Illustrated Self-Assessment Guide. 2nd ed. New York, NY: McGraw-Hill Education; 2015)

均质
- 在缺乏局部标准(如色素网、点和小球)的情况下出现弥漫性色素沉着。

星爆样(Spitz 痣样)
- 病灶周围的条纹和(或)点和小球(在 Spitz 痣中发现的 6 种模式中最常见)。

多组分
- 病灶内有 3 个或更多不同区域。
- 每个区域可由单个或多个标准组成。

非特异性
- 以上这些整体模式无一可被认定。

局部模式
规则色素网
- 各种深浅不一的褐色。
- 蜂窝状(网样、网状)线段。
- 均匀一致的颜色、粗细和孔。
- 在线段之间看到的较浅的孔代表真皮乳头。

不规则色素网
- 黑色或褐色。
- 增粗、分支和破碎的线段(扩大、不规则的融合表皮突)。

- 可能存在弥漫性或局灶性不规则色素网。

规则点和小球
- 褐色圆形结构:
  - 通常呈聚集性。
  - 点(0.1mm)小于球(>0.1mm)。
  - 大小、形状和颜色相似,病灶内分布均匀(真皮-表皮交界处的黑素细胞巢)。
- 仅在周边发现的点和(或)小球,可在 Spitz 痣或活跃变化的痣中看到。
- 活跃改变意味着如果采用数字化图像跟踪,痣在短时间内会不断扩大。
- 具良性病理改变的年轻患者通常可见外周性点和球。
- 在成人新获得性痣中的这种模式应当心。

不规则的点和小球
- 黑色、褐色、灰色或红色圆形结构。
  - 尺寸、形状和颜色深浅不同。
  - 通常但非总是在病变内不对称分布。

规则条纹
- 黑色或褐色线状的色素突起,可以独立存在。
- 可能与色素网或深色规则污斑有关。
- 在沿着病变边缘的所有点上。
- 伪足和放射流是临床和组织病理学上相似的结构(肿瘤细胞聚集平行于表皮),可见于 Spitz 痣或放射状生长期黑素瘤,二者难以鉴别。
- 为了简化识别,术语"条纹"目前已被许多有经验的皮肤镜医师采用,以涵盖该标准的所有变化。
- 线状突起的形状并不决定它们是规则的还是不规则的,而是决定于它们在病变周围的分布。

不规则条纹
- 黑色或褐色线状突起。
- 可单独存在或与色素网或深色污斑相关。
- 不规则分布在病变周围。
- 局灶性条纹,位于病变边缘。

规则污斑

- 黑色或褐色。
- 无结构(即无网、点或小球)的有色区域。
- 大于点和小球。
- 均匀的形状和颜色对称地位于病变部位[黑素聚集于表皮和(或)真皮]。

不规则污斑

- 黑色、褐色或灰色。
- 大小和形状不规则,在病变部位不对称。

蓝白幕

- 融合性蓝色的不规则无结构区域。
- 不会占据整个病变。
- 上覆白色毛玻璃样外观。
  - 正角化。
  - 棘层肥厚。
  - 颗粒层增厚。
- 代表真皮中重度色素性肿瘤细胞。
- 在讲座、出版物和书籍中,蓝白幕一词的使用较为宽泛,通常不符合标准的定义。任何蓝色和(或)白色都被称为"幕"。

退行性结构

- 骨白色或乳白色瘢痕样色素脱失(纤维化)。
- 有或没有灰色或蓝色胡椒粉状颗粒(胡椒粉样)。
- 在退行性结构中,灰色比蓝色更常见。
- 灰色不规则污斑可能与胡椒粉样变有关。
- 胡椒粉样变代表真皮中的游离黑素和(或)噬黑素细胞。
- 白色应比周围皮肤浅。
- 退行性结构本身是一个独立的潜在高风险标准。
- 退行性结构越明显,病变为黑素瘤的可能性越大。

蓝白色

- 鉴别经典退行性变和经典蓝白幕并非易事。
- 任何程度、形状或分布的蓝色和(或)白色。
- 应特别注意。

晶状体结构

- 也称为亮白条纹。
- 白色、闪亮的线状结构。
- 仅在偏振光皮肤镜下可见。
- 代表皮肤纤维化/纤维增生。
- 见于黑素细胞性、非黑素细胞性、良性、恶性和炎症病变中。
- 基底细胞癌、黑素瘤、Spitz 痣、皮肤纤维瘤、扁平苔藓。
- 如果在黑素细胞性病变中发现,则有利于黑素瘤的诊断。

色素减退

- 在所有类型的良性和恶性黑素细胞性病变中常见的浅褐色无特征区域。
- 多灶性色素减退是发育不良痣的常见特征。
- 黑素瘤周边可见非对称性不规则色素减退。
- 经验不足的皮肤镜人员很难区分色素减退和退行性结构的白色。
- 鉴别的一个重要线索是色素减退没有任何灰色或胡椒粉样。

皮肤镜检查的颜色

- 真黑色素呈褐色。
- 它在皮肤中的位置将决定在皮肤镜下看到的颜色(丁达尔效应)。
- 黑色表示黑素位于表皮浅层(即角质层)。
- 结节性病变中的黑色通常代表侵袭性黑素瘤。
- 黑色并不总是一种不祥的颜色,它可以在良性病变,亦可在黑素瘤中看到。
- 浅褐色和深褐色表示色素位于真皮-表皮交界处。
- 真皮乳头中的灰色代表游离黑素和噬黑素细胞(胡椒粉样)。
- 当色素进入更深的真皮时,它看起来是蓝色的。
- 炎症或新生血管可产生红色和(或)粉红色。
- 皮脂物质和角化过度可呈黄色。
- 看到的颜色越多,就越可能有高风险的病理表现(图 1-19、图 1-20 和图 1-21)。

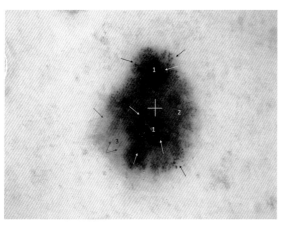

图1-19 侵袭性黑素瘤。褐色点和小球可以诊断黑素细胞性病变。颜色和结构的不对称性（＋）加上多组分整体模式（1、2、3）。局部标准包括不规则的褐色点和小球（黑色箭头）、不规则的黑色污斑（黄色箭头）、乳红色均匀颜色和一些线状血管（红色箭头）加上4种颜色。所有的标准都符合不规则分布，因此被认为是高风险的、符合黑素瘤的特征

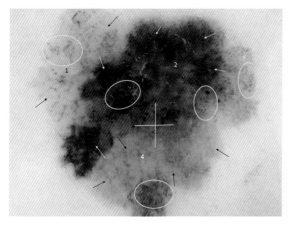

图1-20 侵袭性黑素瘤。褐色的点和小球可以诊断黑素细胞性病变。有不对称的颜色和结构（＋）加上多组分整体模式（1、2、3、4）。局部标准包括不规则的褐色点和小球状物（圆圈）、不规则的深褐色斑点（黄色箭头）和蓝白色（星号）。经典的蓝白幕是看不到的。大面积色素减退（黑色箭头）加上5种颜色使黑素瘤特异性高风险标准更加完善

多形性血管模式/多形性血管

● 三种或更多不同形状的毛细血管扩张。

● 可在黑素瘤中看到的毛细血管扩张是非特异性的；它们也常见于其他病变，包括：良性、恶性、炎症性病变。

● 识别时，特别注意以下几点：

 ▪ 点/针尖状（类似于针头的点）。

 ▪ 线状（规则和不规则）。

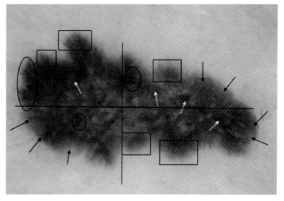

图1-21 黑素瘤。这是一个黑素细胞性病变，因为有聚集的褐色球（圆圈）。有一个不规则的星爆状整体模式（Spitz痣样），边缘有局灶性条纹（方框）。局部标准包括：不规则点和小球（圆圈）、不规则条纹（方框）和退行性结构。白色和灰色污斑（黄色箭头）构成了退行性结构。黑色箭头指出没有条纹的地方。包括红色在内的五种颜色使黑素瘤的特异性标准更加完善（经允许引自 Johr RH and Stolz W. Dermoscopy: An Illustrated Self-Assessment Guide. 2nd ed. New York, NY: McGraw-Hill Education; 2015）

 ▪ 分支状。

 ▪ 蛇形。

 ▪ 肾小球状。

 ▪ 不规则扭曲/螺旋状（不规则、粗、卷曲）。

 ▪ 不规则发夹（不规则且粗的发夹形状）。

 ▪ 可以看到许多尚未描述的形状。

 ▪ 必须集中注意力辨认出这些小血管的形状。

乳红色区域

● 局限性或弥漫性（见于色素性、低色素或无色素性黑素瘤）粉白色区。

● 乳红色或粉红色区可以出现在良性、黑素细胞和非黑素细胞性病变（如痣、急性扁平苔藓样角化病）。

● 带或不带红色和（或）蓝色模糊球状结构（新生血管）。

● 不要与血管瘤内清楚的腔隙混淆。

肾小球状血管

● 弥漫性或成簇的细的卷曲血管，可见于：

 ▪ Bowen病（图1-22）。

 ▪ 黑素瘤。

 ▪ 急性粉红色扁平苔藓样角化病。

 ▪ 淤滞性皮炎。

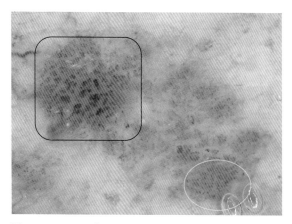

图 1-22　Bowen 病。卷曲的肾小球状血管（黑色方框）和较小的点状血管（圆圈）局灶分布可诊断为典型的 Bowen 病。银屑病斑块可能出现相同的具有针尖状血管和（或）肾小球状血管的临床表现。通常情况下，这些血管均匀分布于银屑病皮损

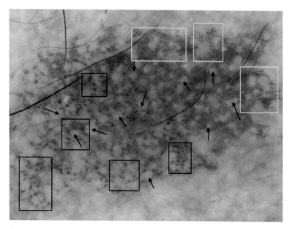

图 1-23　扁平苔藓样角化病。日光性黑子中残留的具有褐色平行线的指纹模式（黄色方框）作为线索提示这并非恶性雀斑样痣。毛囊开口（箭头）周围可见灰色环状-颗粒状模式（黑色方框）。灰点代表真皮乳头中的噬黑素细胞和游离黑素，而不是不典型黑素细胞。扁平苔藓样角化病亚型代表发生了免疫反应的扁平脂溢性角化或日光性黑子（经允许引自 Johr RH and Stolz W. Dermoscopy: An Illustrated Self-Assessment Guide. 2nd ed. New York, NY: McGraw-Hill Education; 2015）

- ■ 银屑病。
- ● 针尖样和较大的肾小球状血管代表了同一标准的变异型。

毛囊开口周围的不对称性色素沉着

- ● 仅见于面部、鼻部和耳部。
- ● 圆形毛囊开口部分不规则褐色轮廓。
- ● 颜色没有完全包围毛囊开口（不典型黑素细胞的早期增殖）。

环状-颗粒状模式/结构

- ● 仅见于面部、鼻部和耳部。
- ● 围绕毛囊开口的褐色或灰色小点［噬黑素细胞和（或）不典型黑素细胞］。
  - ■ 这一标准见于：
    - 恶性雀斑样痣、恶性雀斑痣样黑素瘤。
    - 色素性日光性角化病。
    - 创伤后。
    - 晚期扁平苔藓样角化病（图 1-23）。

菱形结构

- ● 仅见于面部、鼻部和耳部。
- ● 菱形是一个平行四边形，有两对平行线，其中对边等长，有钝角。
- ● 完全围绕毛囊开口的黑色、褐色或灰色增厚。
- ● 事实上，很少形成真正的菱形。
- ● 毛囊开口周围的任何色素加深都是令人担忧的。

环中环

- ● 对面部、鼻部和耳部黑素瘤相关的标准研究尚不充分。
- ● 中心毛干（内环）。
- ● 灰色外圈（外环）。
- ● 灰色可代表不典型黑素细胞和（或）噬黑素细胞。

要点

- ■ 老年人面部常见的褐色大斑片不能全部切除进行组织病理学诊断。通常，根据日光性黑子、日光性角化病、黑素瘤的相关皮肤镜特征，对该区域和（或）具有不典型特征的区域进行切取活检。例如，对不对称性毛囊性色素沉着或环中环的病灶进行活检。
- ■ 如果您认为病变是恶性雀斑样痣，但病理报告不能做出诊断，应寻求其他组织病理学意见或对病变的另一部位做活检。
- ■ 重视临床-皮肤镜-病理之间的相关性（图 1-24）。

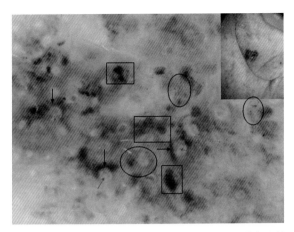

图 1-24　恶性雀斑样痣(耳垂)。这个患者表现出经典标准的变化。病变可疑，需要与包括脂溢性角化病鉴别。未出现脂溢性角化病的皮肤镜标准。有颜色和结构不对称、毛囊开口周围(红色箭头)不对称色素沉着(黑色箭头)、环状-颗粒状结构(圆圈)和不规则深色污斑(方框)。医生心中应该有一个这种特定部位的黑素瘤特异性标准，因为它们并不总是容易被发现和识别。"一个人看不到他不知道的东西"(经允许引自 Johr RH and Stolz W. Dermoscopy: An Illustrated Self-Assessment Guide. 2nd ed. New York, NY: McGraw-Hill Education; 2015)

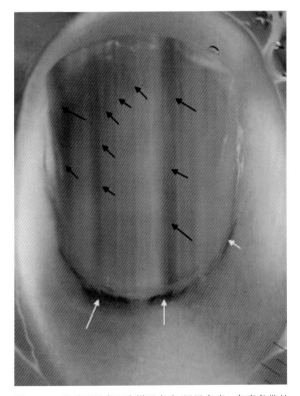

图 1-25　肢端恶性雀斑痣样黑素瘤/甲黑素瘤。色素条带的颜色和粗细不均匀(黑色箭头)，缺乏平行性(断开的线段)。平行性的缺失是由不规则产生色素的不典型黑素细胞引起的。还可见哈钦森征(黄色箭头)(经允许引自 Johr RH and Stolz W. Dermoscopy: An Illustrated Self-Assessment Guide. 2nd ed. New York, NY: McGraw-Hill Education; 2015)

良性甲色素性条带(甲黑色条纹)

- 单个或多个指甲出现褐色纵向平行线。
- 颜色、间距和粗细均匀。
- 各种弥漫性褐色背景。
- 在浅肤色人身上发现的单一条带仍然令人担忧，可能代表组织发育不良或原位黑素瘤。

恶性甲色素性条带(不典型甲黑色条纹)

- 具有褐色、黑色或灰色平行线但缺乏平行现象的色素性条带(断开的线段)，显示颜色深浅不同、间距和粗细不规则(图 1-25)。
- 成人此部位的高危皮肤镜标准在儿童身上则通常与高危病理并无关联。
- 可以避免损伤甲基质的活检。
- 任何快速变化的情况，无论患者年龄大小，都需要进行组织病理学诊断。

要点

■ 数字监测有助于监控甲中的色素沉着。

真菌性黑甲(图 1-26)

- 相对罕见。
- 21 种以上在细胞壁产生黑素或向细胞外分泌黑素的暗色真菌。
- 8 种非暗色真菌。
- 暗色真菌双间柱顶孢和皮肤癣菌红色毛癣菌是真菌性黑甲最常见的致病菌。
- 波及整个指甲的弥漫性黑甲或呈条状色素带。
- 色素带远端较宽，近端逐渐变细。和远端到近端的感染扩散一致。
- 带的成分可在近端变圆。

微哈钦森征(哈钦森征)

- 甲小皮色素沉着，只有通过皮肤镜才能清楚地看到。
- 一种非特异性的皮肤镜发现，通常但并非总是与甲黑素瘤相关。
- 甲小皮色素沉着无需皮肤镜检查即可看到。

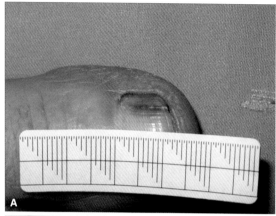

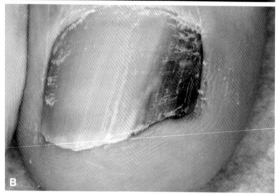

图 1-26 由产黑色素的暗色真菌形成的真菌性黑甲（经允许引自 Johr RH and Stolz W. Dermoscopy：An Illustrated Self-Assessment Guide. 2nd ed. New York，NY：McGraw-Hill Education；2015）

非黑素细胞性甲条带

- 病史很重要。
- 妊娠。
- PUVA。
- 职业暴露。
- 医疗（化疗药物，多个甲）。
- 种族性纵行黑甲（多个甲）。
- 甲创伤或炎症（咬甲、摩擦、甲沟炎）。
- 接触外源性色素（色甲症）、烟草、灰尘、高锰酸钾、焦油、碘、硝酸银（通常容易刮去）。

均匀浅灰色条纹/条带

- 可见于：
  - 黑子。
  - 种族性色素沉着。
  - 药物引起的色素沉着。

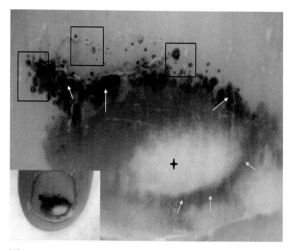

图 1-27 甲下血肿。不同的颜色加上紫色的鹅卵石征（方框）是这个创伤后病变的特征。白色（星号）继发于创伤，而不是退行性结构。褐色污斑（红色箭头）和紫色污斑（白色箭头）是血液分解的结果。未见黑素瘤特异性标准（经允许引自 Johr RH and Stolz W. Dermoscopy：An Illustrated Self-Assessment Guide. 2nd ed. New York，NY：McGraw-Hill Education；2015）

  - 炎症后。
  - Laugier-Hunziker 综合征。
- 表现为上皮色素沉着过度，不伴黑素细胞性增生。

甲出血/甲下血肿

- 甲中血液的颜色取决于血液所处时间。
- 新鲜血液呈红色或紫色。
- 陈旧性血液呈黄褐色或黑色。
- 边界清楚的均质区域，远侧边缘有平行线和球状出血点、鹅卵石（图 1-27）。
- 数字皮肤镜检查有助于跟踪甲下出血在几个月内缓慢向远端移动。

要点

- 有出血并不能排除黑素瘤。
- 仔细观察可能存在的高风险标准。
- 邻近甲周皮肤上发现哈钦森征和恶性皮嵴平行模式有助于甲黑素瘤诊断。
- 经验丰富的外科医生和皮肤病理学家加上位置精准的活检标本对于正确诊断甲色素沉着至关重要。

常见的皮肤镜检查模式

先天性痣

- 弥漫性均质化褐色。
- 斑片状或弥漫性色素网(靶形网可能表现或不表现为网络孔,每个孔都有一个小的位于中心的褐色点或针尖样血管)。
- 球状和(或)鹅卵石模式(靶小球可能表现或不表现为具有较小中心点或血管的球)。
- 正常皮肤岛和标准岛,如网、点和小球。
- 具有 3 个或更多不同区域标准的多组分模式。
- 有或无周围色素减退(毛囊周围色素减退)的深色粗终毛(图 1 - 28)。
- 粟粒样囊肿和假性毛囊开口最常见于脂溢性角化病。

获得性痣

- 浅褐色、深褐色或粉红色。
- 病变处有规则的色素网。
- 边界清楚。
- 球状或鹅卵石状整体模式(儿童中最常见的模式)。
- 颜色和结构对称。
- 逗号状血管。
- 色素减退。

- 可以看到粟粒样囊肿、假毛囊开口、裂和嵴。
- 粉红色痣可能无特征或特征差,并有白色/负性网。
- 单发性扁平粉红色病变比多发性柔软可压缩的粉红色病变更令人担忧。

要点

- 皮肤镜可能无助于诊断粉红色斑疹和丘疹,它们可以是黑素细胞性、非黑素细胞性、良性、恶性或炎症病变(图 1 - 29)。

蓝痣

- 蓝色、蓝灰色或蓝黑色的均匀颜色(图 1 - 3)。
- 数量不等的淡蓝色球状结构。
- 常见白色或灰色区域的退行性结构。
- 临床和皮肤镜下鉴别诊断包括放射状文身、结节性和皮肤转移性黑素瘤。
- 病史对于帮助做出正确诊断至关重要。

复合痣

- 浅褐色、深褐色均质颜色＋/－其他局部标准(普通痣)和中央蓝色污斑(蓝痣),临床表现为"荷包蛋"样。

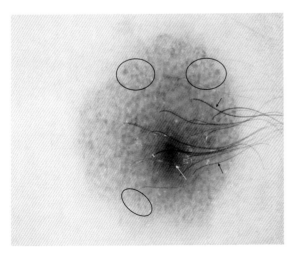

图 1 - 28　先天性黑素细胞痣。轮廓不清的规则褐色点和小球形成球状整体模式(圆圈)填充病变,再加上一团终毛(黑色箭头)是这一普通的小的先天性黑素细胞痣的特征。规则的蓝色污斑(黄色箭头)代表真皮深层的色素沉着

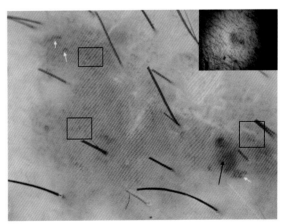

图 1 - 29　急性粉红色扁平苔藓样角化病。完全皮肤检查后才发现的小丘疹。有不同深浅的粉红色、针尖状血管(方框)、逗号状血管(黄色箭头)以及乳红色区域(黑色箭头)。临床和皮肤镜下鉴别诊断包括无黑素性黑素瘤和 Merkel 细胞癌(经允许引自 Johr RH and Stolz W. Dermoscopy: An Illustrated Self-Assessment Guide. 2nd ed. New York, NY: McGraw-Hill Education; 2015)

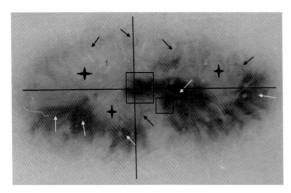

图 1-30　复发性痣。颜色和结构的不对称性（＋），多组分整体模式（1、2、3），不规则的褐色小球（方框），不规则的深色污斑（黄色箭头）和带有分支状血管（黑色箭头）的瘢痕组织（星号）是这种复发性痣的特征。皮肤镜下需要与退行性黑素瘤鉴别。回顾原始病理报告，可以确认该病变的良性性质（经允许引自 Johr RH and Stolz W. Dermoscopy：An Illustrated Self-Assessment Guide. 2nd ed. New York，NY：McGraw-Hill Education；2015）

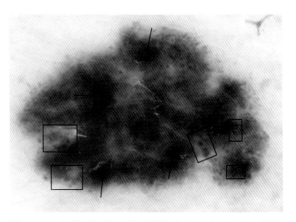

图 1-31　发育不良痣。不规则褐色点和小球（方框）、不规则的深色污斑（黑色箭头）和多灶性色素减退（红色箭头）。可能很难区分色素减退和退行性结构（经允许引自 Johr RH and Stolz W. Dermoscopy：An Illustrated Self-Assessment Guide. 2nd ed. New York，NY：McGraw-Hill Education；2015）

- 弥漫均匀褐色，带蓝色边界。
- 弥漫均匀蓝色，带褐色边界。
- 蓝色和褐色的不同组合。

复发性痣/假性黑素瘤

- 鲜明的边界。
- 不规则的色素网，不规则的条纹。
- 不规则的点和小球。
- 带有分支状血管的白色瘢痕样区域。
- 可以看到标准的任何组合。
- 位于瘢痕中央的色素沉着。如果色素沉着超出瘢痕范围，排除黑素瘤。
- 既往手术史和组织病理很重要（图 1-30）。

发育不良痣

- 具有 ABCD/ABCDE 的临床病变，在皮肤镜检查时可能看起来正常或高风险。
- 与黑素瘤无法区分。
- 演变/改变（E）可能是判断病变高风险的唯一线索。
- 颜色和结构不对称。
- 不规则的色素网。
- 不规则污斑。
- 不规则的点和小球。
- 多灶性色素减退（图 1-31）。

- 退行性结构、蓝白色/蓝白幕、多形性血管和条纹并不常见。
- 可能看起来更像是恶性的，但不一定是恶性。
- 多发性发育不良痣的患者通常不会有很多不典型的皮肤镜表现。
- 根据临床表现和（或）皮肤镜，对"丑小鸭"征考虑皮肤活检或数字化图像随访。
- 粉红色发育不良痣可表现为特征不明显或无特征性，低或高的病理分级。

Spitz 痣

- Spitz 痣有 6 种模式：
  - 星爆状。
  - 球状。
  - 均质。
  - 粉色。
  - 黑色色素网。
  - 不典型性。
- 当看到 6 种不同模式中的任何一种时使用"Spitz 痣样"的术语。
- 星爆是最常见的模式（图 1-32）。
  - 周边有条纹和（或）点和小球。
  - 中央为浅褐色、深褐色、黑色或蓝色。
  - 病灶内可见白色/负性网。
  - 规则或不规则模式取决于条纹的位置。

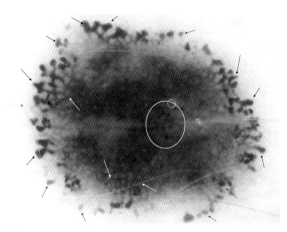

图 1-32 Spitz 痣。这是典型的对称星爆/Spitz 痣样模式,条纹(黑色箭头)以伪足和褐色小球(红色箭头)的形式出现在所有的边缘点。有局灶规则的色素网(白色箭头)加上一个病灶或不规则的褐色点和小球(黄色圆圈)

- 规则的星爆模式在病灶周围有对称性条纹。
- 不规则的星爆模式在外围有条纹灶。
- 在黑素瘤中可以看到对称和不对称的星爆模式。
- 球状是第二种常见的 Spitz 痣样模式。
  - 充满规则或不规则的褐色圆点和(或)小球状物。
  - 蓝色提示病变可能是 Spitz 痣。
- 均质模式。
  - 无特征的褐色。
- 粉红色模式。
  - 无特征的粉红色丘疹。
    - 可以有多形性血管。
    - 不要误认为无色素性黑素瘤。
    - 不要误认为化脓性肉芽肿。
- 黑色网络模式。
  - 病变完全由明显的黑色色素网组成。
  - 鉴别诊断包括墨汁斑点黑子和黑素瘤。
- 不典型模式。
  - 这可以有类似于浅表扩散性黑素瘤的任何黑素瘤特异性标准的组合。
  - 病理诊断通常令人震惊。
- 有时可以见到白色网/负性网。
  - 这是提示病变为 Spitz 痣样的一个重要线索。

要点

- 任何 Spitz 痣样模式都需要组织病理学诊断,尤其是成人。用数字皮肤镜监测这些病变已经有报道,但这是鲁莽的,并将患者的生命置于危险之中(如漏诊 Spitz 痣样黑素瘤)!

原位黑素瘤(躯干和四肢)

- 可能出现或不出现临床 ABCD 标准。
- 扁平或轻微隆起的病变。
- 颜色和结构不对称。
- 黑色和(或)深褐色不规则色素网。
- 不规则的点和小球。
- 不规则深色污斑。
- 色素减退。
- 缺乏深部黑素瘤的标准(粉红色、红色、灰色或蓝色,多形性血管或退行性结构)。
- 可能看起来恶性多于良性,但不一定是恶性的(图 1-33)。

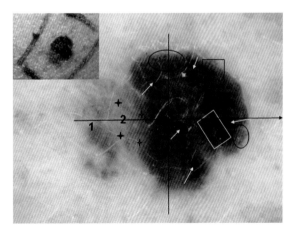

图 1-33 原位黑素瘤。这是一个黑素细胞性皮损,显示有色素网(黑色方框)和聚集的褐色小球(圆圈)。颜色和结构不对称(+)、多组分整体模式(1、2、3)、不规则色素网(黑色方框)、不规则褐色点和小球(圆圈)、不规则深色污斑(黄色箭号)和白色网(白色方框)。色素减退区域(黑色星号)不应与退行性结构相混淆。有弥漫性红斑(红色星号)和 3 种其他颜色(经允许引自 Johr RH and Stolz W. Dermoscopy: An Illustrated Self-Assessment Guide. 2nd ed. New York, NY: McGraw-Hill Education; 2015)

浅表扩散性黑素瘤

- 出现在现有痣或新发痣。
- 出现临床 ABCD 标准。
- 包含在躯干和四肢发现的不同数量的黑素瘤特异性标准(图 1-19、图 1-20 和图 1-21)。

结节性黑素瘤

- 出现在现有痣或新发痣。
- 可能或者可能不会快速增长。
- 色素沉着、黑素减少或无色素性。
- 可以有对称的色素沉着和外形。
- 在临床上可能被误诊为普通痣(尤其是在儿童群体中)或鳞状细胞癌。
- 通常缺乏 ABCD 的评判标准。
- 由于缺乏放射状生长阶段,缺乏局部评价标准(网、小球、条纹)。
- 病灶周围可能存在或不存在一些残存的局部标准。
- 大而不规则的深黑色污斑。
- 可见多种皮肤深层颜色如蓝色、白色(退行性结构)、粉红色(炎症)、乳红色(新生血管)。
- 多形性血管。

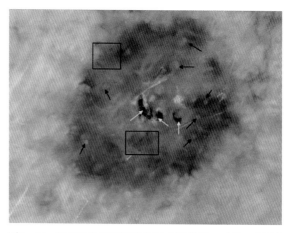

图 1-34　无色素性黑素瘤(特征较少黑素瘤)。这是一种黑素细胞性病变,因为它有聚集的褐色小球(黑色方框)。面部缺乏黑素瘤的特殊标准,有不同色调的粉红色和褐色以及溃疡(黄色箭头)。毛囊开口(黑色箭头)不应与脂溢性角化病的粟粒样开口混淆(经允许引自 Johr RH and Stolz W. Dermoscopy: An Illustrated Self-Assessment Guide. 2nd ed. New York, NY: McGraw-Hill Education; 2015)

> **要点**
>
> - 病变的临床表现(扁平、可触及或结节,存在或不存在 ABCD 评价标准)加上皮肤镜检查所见的颜色和结构,有助于判断您是在处理薄的、中等的还是厚的黑素瘤。
> - 扁平黑素瘤通常为原位或早期侵袭性黑素瘤,颜色为黑色和(或)褐色,局部区域有成熟的符合评价标准的表现。
> - 较厚的黑素瘤倾向于隆起或结节状,缺乏局部标准的表现,如色素网、点和小球、蓝白幕、退行性结构、多种其他颜色和多形性血管。

无色素性黑素瘤

- 扁平、可触及或结节状。
- 部分色素沉着、色素减退、粉红色或红色。
- 可能有或没有色素性黑素瘤中常见的黑素瘤特异性表现。
- 深浅不一的粉红色和多形性血管。
- 乳红色区域是正确诊断的重要线索。
- 儿童患者无色素性黑素瘤的比例很高(图 1-34)。
- 无色素性黑素瘤应注意与 Merkel 细胞癌、化脓性肉芽肿或粉红色 Spitz 痣相鉴别。

促结缔组织增生性黑素瘤

- 罕见的皮肤黑素瘤变异型。
- 诊断经常延迟。
- 最常见的临床表现是曝光部位皮肤上可触及和(或)质地较硬的病变。
- 组织病理学可为单纯促结缔组织增生性黑素瘤(desmoplastic melanoma,DM)或混合型 DM(伴有另一种黑素瘤亚型,如恶性雀斑痣样黑素瘤)。
- 皮肤镜检查,可以发现一个或多个黑素瘤特异性的标准。
- 退行性结构、白色瘢痕样区域、胡椒粉样、灰色。
- 多种颜色。
- 多形性血管。

- 乳红色区域,有或没有乳红色小球。
- 粉红色/血管潮红。
- 晶状体结构。

> **要点**
>
> ■ 怀疑指标多以及皮肤镜线索可以提高对促结缔组织增生性黑素瘤的临床诊断。

儿童黑素瘤

- 儿童黑素瘤很少见,但发病率每年稳步上升。
- 皮肤镜下表现为浅表扩散、色素结节或无色素性黑素瘤。
- 相当一部分患者并没有 ABCD 临床特征。
- 在许多情况下,传统的 ABCD 标准并不适合儿童。
- 常见无黑素沉着、对称、边界规则、直径小于 6 mm、出血、色度均匀、直径可变和出生即有。

> **要点**
>
> ■ 除了 ABCD 检测标准外,诊断要点还包括无色素性、出血肿块、色度均匀、出生即有和直径大小。
>
> ■ 在任何年龄,演变(E)或任何变化都是有意义的,无论病变看起来如何。

皮肤转移性黑素瘤

- 皮肤镜检查可能没有黑素瘤切除史那样有助于做出诊断。
- 单个或多个。
- 同一患者可出现色素和(或)非色素斑疹、丘疹,以及溃疡或非溃疡结节。
- 可以看到诊断指标的任何组合。
- 良性模式,如血管瘤样皮肤转移性黑素瘤(图 1-17)。

特征较少的黑素瘤

- 没有明确的黑素瘤特异性标准(图 1-34)。
- 难辨认黑素瘤、假阴性黑素瘤。

- 临床上,病变不像黑素瘤。
- 皮肤镜检查可能有助于做出诊断。
- 帮助诊断的线索:
  - 皮肤镜检查随时间变化而改变的病史。
  - 临床上看起来不像 Spitz 痣样病变的 Spitz 痣模式。
  - 作为主要高风险标准的退行性结构。
  - 粉红色病变中的多形性血管。
- "小红帽征"是指皮损在远处看起来是良性的,但在皮肤镜下则不像。

> **要点**
>
> ■ 如果要诊断难辨认黑素瘤,不应仅依靠皮肤镜检查。

无特征性黑素瘤

- 完全没有皮肤镜检查标准的黑素瘤。
- 通常为粉红色或色素减退病变。

文身相关的痣/黑素瘤

- 最好不要用装饰性文身覆盖黑素细胞性病变。
- 恶性变化可能被掩盖。
- 文身色素渗入黑素细胞性病变可模糊皮肤镜特征,使准确的皮肤镜诊断变得困难。
- 据报道,用激光去除黑素细胞性病变上的文身与侵袭性黑素瘤有关。
- 目前尚不清楚激光是否有可能将良性痣变为黑素瘤。
- 激光治疗后,文身上的黑色色素可以在局部淋巴结中发现,这使得转移性黑素瘤的诊断变得不容易。

> **要点**
>
> ■ 在有科学的证据表明其安全性之前,避免用文身覆盖黑素细胞性病变。
>
> ■ 拟用文身覆盖之前,应先切除区域内黑素细胞性病变。

Merkel 细胞癌

- 相对罕见的肿瘤。
- 非特异性临床表现。
- 皮肤镜的观察较少。
- 死亡率高。
- 由于可疑指标少诊断经常被延误。
- 临床和皮肤镜下都要和无色素性肿瘤进行鉴别（如基底细胞癌、无色素性黑素瘤、Bowen 病、急性扁平苔藓样角化病和其他良性病变）。
- 多种血管模式。
- 乳红色区域，有或没有乳红色小球。
- 多形性血管（几种不同形状）。
- 分支状血管（类似于基底细胞癌）。
- 针尖样和肾小球状血管（类似于 Bowen 病）。

> **要点**
>
> - 无色素性肿瘤在临床和皮肤镜下是非特异性的，可以是黑素细胞性、非黑素细胞性、良性、恶性或炎症性。然而，这组疾病的临床和皮肤镜特征应该引起关注，并尽早行组织病理学检查。在鉴别诊断时应考虑有无 Merkel 细胞癌的可能。

甲黑素瘤

- 无色素性，弥漫发红、无色素性肿瘤。
- 弥漫的黑甲，可有不同程度的黑色、褐色或灰色区域。
- 不规则色素带（例如，不同颜色、不规则间距、厚度、不互相平行）(图 1-25)。
- 单一的均匀条带并不能排除黑素瘤。
- 不规则的点和小球。
- 可以发现出血伴存于一些诊断标准。
- 进展期伴有甲板破坏。
- 有或无哈钦森征。
- 邻近皮肤可见恶性皮嵴平行样改变。

墨汁斑点黑子

- 曝光部位有黑斑。

- 显著增粗的黑色色素网。
- 通常临床和皮肤镜下是非常容易诊断的。
- 临床和皮肤镜下要与黑素瘤鉴别诊断。
- 墨汁斑点黑子中不应出现黑素瘤特异性的诊断标准。

日光性黑子

- 斑疹和（或）斑片。
- 不同色调的均质褐色。
- 虫蚀样凹陷边缘。
- 具有波浪状平行线段的指纹样模式，可形成拱形、漩涡状、菌丝状。

日光性角化病

- 无色素日光性角化病：
  - 鳞屑性表面。
  - 粉红色假性网和圆形白色小球（毛囊开口）。
  - 粉红色的假性网和圆白色的结构被描述为具有"草莓状"的外观。
- 色素性日光性角化病：
  - 类似恶性雀斑样痣。
  - 不对称性毛囊性色素沉着。
  - 环状-颗粒状结构。
  - 菱形结构。

> **要点**
>
> - 多发鳞屑性皮损（邻居征）更倾向日光性角化病的诊断，而不是恶性雀斑样痣（单一病灶）。两者都有色素和非色素变异型。
> - 在同一病变中可发现日光性黑子、光化性角化病和黑素瘤的皮肤镜特征。
> - 可能需要多次活检才能做出正确诊断。
> - 在做切除活检时，利用黑素瘤的不典型表现。

Bowen 病（原位鳞状细胞癌）

- 通常为孤立的粉红色或红色鳞屑性斑疹、丘疹、结节、斑片、斑块。
- 发生于老年患者的曝光区域。

- 针尖样和(或)肾小球状血管。
- 血管呈簇状和(或)弥漫分布于整个病变处。
- 有或没有均质性褐色和(或)黑色点、小球(色素性 Bowen 病)。

> **要点**
>
> - 临床和皮肤镜下,粉红色鳞屑性皮损伴针尖样和(或)肾小球状血管不能诊断为 Bowen 病。
> - 鉴别诊断包括无色素性黑素瘤、急性扁平苔藓样角化病、银屑病和瘀滞性改变。
> - 据统计,在曝光皮肤上有这种血管模式的粉红色病变通常是 Bowen 病。

透明细胞棘皮瘤

- 罕见的肿瘤,很少被研究。
- 粉红色斑片或丘疹。
- 1~2 cm 带鳞屑的红色潮湿结节。
- 位于躯干和下肢。
- 有诊断意义的皮肤镜检查结果:
  - 线性和(或)曲线肾小球状和(或)针尖样血管。
  - 串珠样圆形排列的肾小球状和(或)针尖样血管。

角化棘皮瘤/侵袭性鳞状细胞癌

- 位于中心的淡黄色角质物(中心角质物)。
- 白色无结构区域。
- 白色环。
- 边缘不规则发夹状、盘绕和(或)线性血管。

皮脂腺增生

- 临床上可见淡黄色丘疹。
- 多个聚集的白色或黄色小球。
- 基底细胞癌样分支状血管。
- 这些血管被称为皇冠样血管或花环样血管。
- 血管应该永远不会到达病灶的中心。
- 这个是误称,因为实际上血管很少符合这个标准,并且可以在病变的任何地方出现。

> **要点**
>
> - 小球是皮肤镜下皮脂腺增生与基底细胞癌鉴别的主要特征。
> - 血管通常很粗。如果有细小的树枝状和蛇形血管,即使有典型的彩色小球,也应考虑基底细胞癌。
> - 如果有疑问,就直接切除!

碰撞瘤

- 两种不同病理的皮肤镜病变。
- 虽然少见,但是依然可以发现有三种不同病理的三重碰撞病变。
- 碰撞瘤本身是常见的。
- 诊断时肿瘤可以是并排出现,也可以是一个在另一个里面。
- 例如:
  - 脂溢性角化病、基底细胞癌。
  - 脂溢性角化病、原位或侵袭性鳞状细胞癌。
  - 脂溢性角化病、黑素瘤或色素性黑素瘤。
  - 脂溢性角化病、小汗腺汗孔癌。
  - 基底细胞癌、脂溢性角化病、透明细胞棘皮瘤。
  - 任何组合都有可能(图 1-35)。

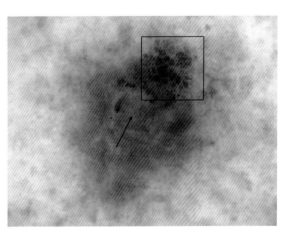

图 1-35 碰撞瘤:皮肤鳞状细胞癌和脂溢性角化病。一个快速生长的结节(箭头)代表一个鳞状细胞癌和脂溢性角化病的山谷模式(黑色方框)。在皮肤镜下要和呈鹅卵石样表现的痣鉴别(经允许引自 Johr RH 和 Stolz W. Dermoscopy: An Illustrated Self-Assessment Guide. 2nd ed. New York, NY: McGraw-Hill Education;2015)

其他皮肤镜诊断

疥疮

- 隧道呈现为离散的线性/S 形或锯齿形白色鳞屑区域。
- 螨虫可呈一个小的三角形、灰色三角形结构或带有尾迹的喷气机形状,对应其身体前部、嘴(咬合器)和腿。
- 更高的放大倍数和油/凝胶增加了对螨虫、粪便和虫卵的可见度。

扁平苔藓

- 胡椒粉样外观。
- 褐色污斑。
- 白色网状区域(Wickham 纹)。
- 偏振光皮肤镜下可以看到晶状体结构(Wickham 纹)。
- 白色网在皮肤镜下需要与 Wickham 纹鉴别。

疣

- 红点和(或)黑点(毛细血管血栓)。
- 有或没有白晕。

银屑病

- 红色鳞屑性斑片/斑块。
- 肾小球状和(或)针尖样血管弥漫分布,与 Bowen 病中类似血管的片状分布不同。
- 皮损的分布有助于区分银屑病和 Bowen 病。
- 两者都可以有单个或多个病变。

甲皱襞

- 正常毛细血管祥呈发夹状,垂直于甲小皮。

硬皮病模式

- 三联征:
  - 稀少的毛细血管(<6 个祥/mm)。
  - 细祥、巨毛细血管。
  - 珍珠般闪亮的硬化棉球征。

皮肌炎

- 超大(扩大)、扭曲、分支的祥,有微出血。

红斑狼疮

- 较多的祥、分支、扭曲的伴有微出血的血管(图 1-36)。

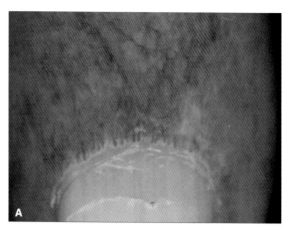

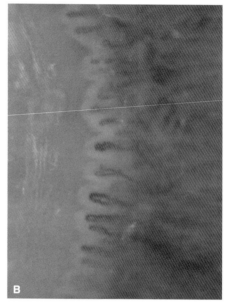

图 1-36　皮肤狼疮的甲皱襞毛细血管。不规则的发夹形毛细血管祥被大的(巨型的)不规则形状的毛细血管祥所取代,这些毛细血管祥仍然是发夹形的。周围皮肤萎缩,有弥漫性的毛细血管扩张(经允许引自 Johr RH 和 Stolz W. Dermoscopy: An Illustrated Self-Assessment Guide. 2nd ed. New York, NY: McGraw-Hill Education; 2015)

感染

头虱

- 寄生物和虱子可直接看到。
- 可以看到虱子是饱满的(活的虱子)还是空的,这有助于决定治疗的成败与否。

阴虱病

- 很容易看到寄生虫附着在邻近的阴毛或其他部位的毛发上(如睫毛)。

毛发镜

- 使用皮肤镜检查评估头皮皮肤和毛囊。
- 可以使用多种形式的皮肤镜检查[偏振(非偏振)、接触(不接触)、有(无)浸润液]。
  - 可见的结构包括:
    - 毛干。
    - 毛囊开口。
    - 毛囊周围表皮。
    - 皮肤微血管。

毛发镜检查标准

- 毛发直径差异:毛发直径差异大于20%。
- 黑点征(枯萎发):毛囊开口内的黑点代表离断的毛干。
- 褐色晕(毛周征):头皮毛干周围(毛囊口)围绕着褐色斑,往往继发于炎症。
- 圆圈状发:细而短的毳毛形成圆圈状。
- 卷曲发:休止期/退行期断裂的毛发呈卷曲状。
- 逗号样发:短的C形断裂的发干,有毛发外癣菌寄生。
- 螺旋形发:短的螺旋形断裂的发干。
- 弯管发:正常长度的毛发,近端有一窄柄。
- 空毛囊:没有毛发的肤色小凹陷。
- 感叹号发:锥形的休止期毛发,在皮肤水平毛干近端变细变浅。
- 毛囊角栓:阻塞毛囊开口的角质团块。
- 毛囊红点:毛囊开口及其周围的红色同心结构,代表扩张的血管和渗出的血液。
- 簇状发:多根毛发(6根)从同一毛囊开口处冒出。
- 蜂窝状网络样结构:由均质的褐色环构成;由拉长和色素沉着的表皮突组成,不是真正的色素网。
- 摩斯码样发(又名条形码样发):不规则的、断裂的、弯曲的或成角度的毛发。头发弯曲处有白斑。
- 毛周管型:鳞屑聚集包围着新生的发干。
- 毛周征:炎症引起毛囊开口周围有褐色晕。

- 毛周白晕:毛囊开口周围有纤维化形成的灰白色晕。
- 扭曲状红色血管袢:低倍镜下多个红点($\times 10$、$\times 20$)和高倍镜下多形串珠线($\times 40$),代表真皮乳头处的毛细血管。
- 针尖样白点征:毛囊间汗腺开口和毛囊开口。
- 白斑:在无毛囊开口的瘢痕性脱发中可见界限清楚的不规则白斑。
- 黄点征:圆形或多环黄色至黄粉色的点,对应毛囊漏斗部的皮脂和角栓堵塞。可能没有毛发或含有微型化、萎缩或营养不良的毛发。

获得性毛发/头皮疾病

脂溢性皮炎与银屑病

- 血管模式有助于诊断。
- 银屑病具有与皮肤斑块相似的针尖样或肾小球状血管。
- 脂溢性皮炎缺乏针尖样或肾小球状血管,但有树枝状和多形性血管。

头癣

- 斑片状脱发、红斑、鳞屑、颈/耳后/枕部淋巴结肿大。
- 逗号样发。
- 摩斯码/条形码样发。
- 螺旋状发:在非洲裔美国儿童中更常见。
- 黑点征。
- 断裂的和营养不良性毛发。

毛孢子菌病(毛结节病)

- 毛干浅部真菌病:
  - 白毛结节病(白吉利毛孢子菌、皮瘤毛孢子菌)。
  - 包覆有黄色至米色鞘套的发干。
  - 远端梭形结节。
  - 黑毛结节病(何德毛结节菌)。
  - 发干上有深色结节。

头部毛菌病

- 棒状杆菌种。
- 头皮、腋下、阴毛。

- 毛干上附着的黄色鞘套。

雄激素性秃发

- 毛发直径差异。
- 褐色晕(毛周征)。
- 黄点征。
- 蜂窝状色素网。
- 白点征。
- 环状毳毛。
- 空毛囊。

斑秃

- 黄点征。
- 黑点征(枯萎发)。
- 圆圈状发。
- 惊叹号样发(主要沿着脱发斑的边缘)。
- 弯管发。
- 簇状毳毛。
- 假念珠状发,以发干缩窄为特征。
- 多个凹陷的毛囊口。
- 病期长者伴有纤维化的白点征。
- 难辨认斑秃:
  - 快速发展的弥漫性脱发的斑秃亚型。
  - 表现类似休止期脱发。
  - 弥漫分布的黄点。
  - 大量短发(2~4 mm)。

拔毛癖

- 卷曲发(在斑秃中不可见)。
- 不同长度的断发。
- 黑点征。
- 黄点征。
- 没有斑秃特有的惊叹号样发。

牵拉性秃发

- 边缘脱发。
- 因做发型引起的牵拉。
- 在非洲裔美国人中常见。
- 发际部位的管型发。

结节性脆发征

- 机械性、化学性、热损伤。

- 发干上有白色结节。
- 断发,末端呈刷子状外观。

泡沫状发

- 做发型时温度过高。
- 气体的形成会产生毛干内气泡,气泡呈白色椭圆形,外观像瑞士奶酪。

纵裂发(头发分叉)

- 发干远端纵向分裂。
- 两个或多个不同长度的断端。

瘢痕性脱发

- 原发性和继发性类型(如毛发扁平苔藓、前额纤维性秃发、盘状红斑狼疮、秃发性毛囊炎)。
- 头发密度降低。
- 针尖状白点征(毛囊和汗管开口)。
- 毛囊开口消失。
- 瘢痕性白斑。

先天性发干异常

念珠状发

- 发干呈串珠状。
- 椭圆形结节(正常发干直径)。
- 结节间缩窄(营养不良性毛发)。
- 椭圆形结节被规律分布结节间缩窄分开。
- 规则的弯带征。
- 发干在不同方向的多个位置有规律地弯曲。
- 套叠性脆发症应呈紫色,与上面的念珠状发一样(竹节样发):
  - 见于 Netherton 综合征(常染色体隐性遗传、鱼鳞病样红皮病、特应性体质、套叠性脆发症)。
  - 发干的远侧部分向近侧部分内陷,形成杯中球状外观。
  - 竹节样、高尔夫球座样、火柴样发。

环纹发

- 临床上可见交替的亮带和暗带。
- 亮带代表充满空气的腔隙。

扭曲发

- 发干扁平。

- 不规则的扭曲。

三角及沟槽状发

- 蓬发、干燥、凌乱的头发。
- 三角形或肾形发干。
- 扁平的头发,有纵向的小凹槽。

叉状发与多生发

- 同一毛囊开口长出多根毛发。
- 从一根发端裂开。
- 双尖端(叉状毛)。
- 多个尖端(多生毛)。

问题

1. 哪个标准可以用来诊断黑素细胞性病变?
   - a. 粟粒样囊肿和色素性假性毛囊开口
   - b. 分支状血管、溃疡、色素沉着
   - c. 中央白色斑片加上外围细的色素网
   - d. 腔隙和黑色均质污斑
   - e. 色素网、褐色小球、均质蓝色或平行模式

2. 诊断黑素细胞性皮损意味着:
   - a. 在病变周围有很难确定的高风险标准
   - b. 有脂溢性角化病或基底细胞癌相关的色素网和褐色小球相关的标准
   - c. 缺乏诊断黑素细胞性病变、脂溢性角化病、皮肤纤维瘤、化脓性肉芽肿或墨汁斑点黑子的标准,因此病变应视为黑素细胞性皮损
   - d. 缺乏诊断黑素细胞性病变、脂溢性角化病、基底细胞癌、皮肤纤维瘤或血管瘤的标准,因此病变应视为黑素细胞性皮损
   - e. 以上都不是

3. 用哪个标准诊断脂溢性角化病?
   - a. 乳红色区域、不规则条纹和色素性毛囊开口
   - b. 条纹、不规则污斑和退行性结构
   - c. 沟、嵴、锐利的边界、粟粒样囊肿、假毛囊开口、胖手指和发夹样血管
   - d. 有菱形结构和(或)环中环结构
   - e. 弥漫性褐色、肾小球状血管和粟粒样囊肿

4. 哪个标准可以用来诊断基底细胞癌?
   - a. 色素网和分支状血管
   - b. 树枝状和针尖状血管加多灶性色素减退
   - c. 没有色素网、分支状血管、色素沉着、溃疡、轮辐结构
   - d. 肾小球状血管、溃疡和蓝色卵圆形巢色素沉着
   - e. 岛状黑色污斑、分支状血管、虫蚀样边界

5. 血管病变可包含以下标准:
   - a. 模糊的腔隙样小球
   - b. 数目不等的、红色的、界限分明的血管腔,称为腔隙和纤维间隔
   - c. 10~20 个大小不一的腔隙和血栓
   - d. 最少 2 个发育成熟的肾小球状血管
   - e. 纤维间隔、胡椒粉样和蓝黑色的腔隙

6. 皮肤纤维瘤可与以下标准相关:
   - a. 色素网、分支状血管和中央白色斑片
   - b. 中央的白色斑片,从不位于外周
   - c. 中央白色斑片和周围色素网
   - d. 完全没有血管,有一些粟粒样囊肿
   - e. 多灶性色素减退、分支状血管、中央蓝白幕

7. 躯干和四肢的黑素瘤特异性标准可包含以下标准组合:
   - a. 颜色和结构的不对称、鹅卵石整体模式和规则的小球或污斑
   - b. 一个多组分整体模式、颜色和结构对称、规则网、规则小球和退行性结构

c. 多形性血管、分支状血管、2 种颜色和规则条纹

d. 不规则网、不规则小球、不规则污斑和退行性结构

e. 菱形结构与皮嵴平行模式

8. **典型发育不良痣通常有以下标准组合：**

a. 颜色和结构对称，无黑素瘤特异性标准

b. 颜色和结构不对称、不规则网、规则污斑和规则条纹

c. 多灶性退行性结构、胡椒粉样、规则色素网、规则的点和小球

d. 针尖样、树枝状、肾小球状血管加上一些黑素瘤的特异性标准

e. 颜色和结构的不对称性加上一些黑素瘤的特异性标准

9. **关于 Spitz 痣，以下哪项说法是正确的？**

a. 可以有 10 种不同的模式

b. Spitz 痣样病变仅指星爆模式或粉红色模式

c. 黑素瘤不在规则星爆模式的鉴别诊断中

d. 在成人身上，大多数 Spitz 痣样病变不需要切除

e. 在黑素瘤中可以看到对称和不对称的星爆模式

10. **以下哪项陈述最符合浅表扩散性黑素瘤的诊断标准？**

a. 不会出现良性色素痣的相关标准

b. 它们包含了一些成熟的黑素瘤特异性标志，如颜色和结构的对称性、一种突出的颜色

c. 通常它们有一些成熟的黑素瘤的特异性标志，如颜色和结构的不对称性、多组分整体模式、规则网、规则小球和规则条纹。

d. 它们包含一系列黑素瘤特异性标准，如颜色和结构的不对称性、多组分整体模式、不规则的局部标准，5 种或 6 种颜色，多形性血管。

e. 它们通常缺乏特征或无特征。

答案

1. **E**。诊断黑素细胞性病变的标准包括任何形式的色素网［规则和（或）不规则］，多个褐色点和（或）小球，蓝痣的均匀蓝色，肢端皮肤上可见平行模式。默认分类是诊断黑素细胞性病变的最后一种方法。粟粒样囊肿和毛囊开口可见于黑素细胞性病变，但不是诊断的主要标准。答案 A、B 和 C 诊断为基底细胞癌、皮肤纤维瘤和血管瘤。

2. **D**。默认诊断黑素细胞性病变意味着没有黑素细胞性病变、脂溢性角化病、基底细胞癌、皮肤纤维瘤或血管瘤的标准。默认没有标准。人们必须记住每个特定潜在诊断的所有标准，才能诊断黑素细胞性病变。皮肤镜检查不能通过潜移默化来掌握。在日常生活中经常学习和练习这项技术是必要的。该方法不能鉴别墨汁斑点黑子和化脓性肉芽肿。

3. **C**。所有用于诊断脂溢性角化病的标准在日常实践中都很常见。黑素瘤的特异性标准也见于不典型脂溢性角化病。小心脂溢性角化病样黑素瘤。乳红色区域、不规则条纹、退行性结构、菱形结构和环中环都是黑素瘤特异性标准，这些标准对黑素瘤更敏感和特异，但在脂溢性角化病中也可以出现。肾小球状血管是诊断 Bowen 病的主要标准，在脂溢性角化病中不可见。

4. **C**。基底细胞癌通常是临床诊断，皮肤镜检查用来确认（现场做皮肤镜可以提供第

二意见）。根据定义，如果看到色素网，病变不可能是基底细胞癌。部分黑素瘤与具有色素沉着和分支状血管的基底细胞癌无法区分。可以看到针尖样血管和肾小球状血管，但可能被分支状血管掩盖。如果没有，可能是基底细胞癌样黑素瘤。虫蚀状边缘见于黑子和扁平脂溢性角化病，在基底细胞癌中不出现。

5. **B**。血管病变的特征是腔隙，有界限清晰的血管腔。诊断不需要一定数量的腔隙。有时人们不得不用自己的想象力来决定边缘是否符合血管腔的标准，不同程度的红色、蓝色，甚至黑色是典型的表现。均匀的黑色通常代表血栓形成。不存在主要和次要腔隙。典型的血管瘤通常可见纤维状白色隔膜和（或）蓝白色。有时不可能将血管瘤的腔隙和红色与乳红色区域区分开来，乳红色区域可能含有在黑素瘤中看到的模糊的红色小球。

6. **C**。皮肤纤维瘤是一种常见的良性肿瘤，在大多数情况下不需要皮肤镜检查来做出诊断。中央白斑和色素网是诊断的主要标准，不过可能存在也可能不存在。如果出现了黑素瘤特异性表现，就无法区分不典型皮肤纤维瘤和黑素瘤。中央白斑可以以多种方式出现，在大部分情况下，它并不位于中心。多形性毛细血管扩张是常见的，但出现了基底细胞癌样树枝状血管就不太可能诊断为皮肤纤维瘤。

7. **D**。黑素瘤的特异性表现应该是不规则的。黑素瘤特异性标准可见于良性和恶性病理中，但对黑素瘤更为敏感和特异。没有一个单一的黑素瘤特异性标准是黑素瘤特定的。应该学习定义并尽可能多地学习

经典教科书中的例子。菱形结构有助于诊断面部黑素瘤，肢端黑素瘤可见皮嵴平行模式。

8. **E**。发育不良痣普遍存在于浅肤色人群中，在临床和皮肤镜下与黑素瘤难以区分。在皮肤镜下，它们通常看起来更像良性而不是恶性；然而，也有黑素瘤没有成熟的黑素瘤特异性标准。除了缺乏粉红色特征的发育不良痣，任何类型的血管都不典型。它们可以有很多黑素瘤特异性标准［例如，不规则色素网、不规则的点和（或）小球、不规则污斑］，不过不像黑素瘤那样表现典型。条纹、退行性结构和多种颜色并不常见，应特别注意皮损可能是黑素瘤。

9. **E**。Spitz 痣样病变是一个值得关注的危险信号。在黑素瘤中甚至可以看到对称的模式。只有 6 种模式：星爆、球状、均质、粉色、黑色网、不典型。人们常常要发挥想象来诊断 Spitz 痣样病变。因为在黑素瘤中可以发现对称和不对称的 Spitz 痣样模式，在儿童和成人身上都应该被切除。擅长黑素细胞性病变的皮肤病理学家很好，但能精通 Spitz 痣样病变更好。即使是经验丰富的皮肤病理学家也难以区分不典型 Spitz 痣样病变和黑素瘤，不典型 Spitz 痣样病变有可能转移到局部淋巴结并导致患者死亡。

10. **D**。浅表扩散性黑素瘤可以拥有所有的黑素瘤特异性标准。这些标准可能很成熟，也可能很难确定。与良性黑素细胞性病变相关的标准也可见到。病变中确定的高危标准越多，患黑素瘤的可能性就越大。结节性和无色素性黑素瘤更可能少特征性或无特征。

（刘孟国 王上上 王轶伦 译）
（慕彰磊 徐 峰 审校）

第二章

全面的皮肤镜标准综述
Comprehensive Dermoscopy Criteria Review

对称性与不对称性

镜像技术

- 用两条相互垂直的直线将病变平分。
- 线条是通过目测想象出来的,无需在病变上有形地画线。
- 线条的放置应该尽可能体现对称性。
- 病变左半部的颜色和(或)结构,是否与病变右半部互成镜像?
- 对病变的上半部和下半部重复上述分析。

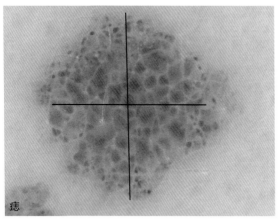

痣

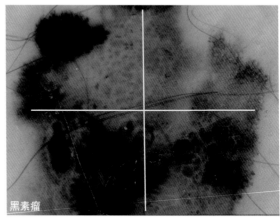

黑素瘤

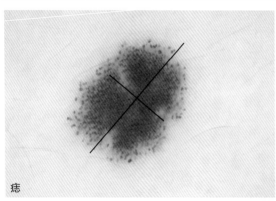

痣

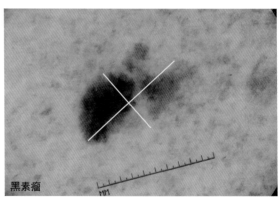

黑素瘤

整体模式:整体模式是皮损的总体皮肤镜图像
网状
色素网占据了大部分皮损
球状
点和小球填充了大部分皮损
鹅卵石状
较大的多角形球状结构,类似街道上的鹅卵石,填充了大部分皮损
均质
弥漫性色素沉着,皮损局部缺乏色素网、点、小球
星爆样(Spitz 痣样)
皮损周围呈条纹和(或)点、小球
多组分
皮损内有 3 个以上不同区域,每个区域由单个或多个诊断标准组成

网状整体模式

- 色素网填充了大部分皮损。

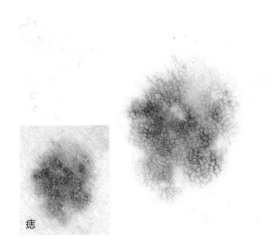

痣

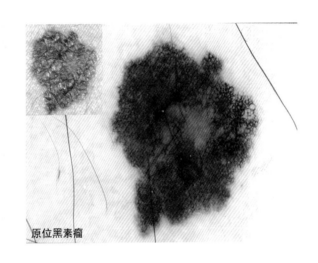

原位黑素瘤

球形整体模式

- 点和小球填充了大部分皮损。

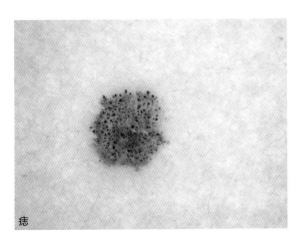

痣

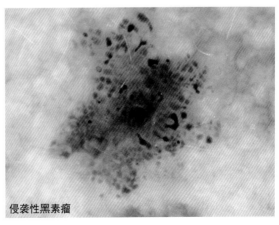

侵袭性黑素瘤

鹅卵石样整体模式

- 较大的多角形球状结构,类似街道上的鹅卵石,填充了大部分皮损。

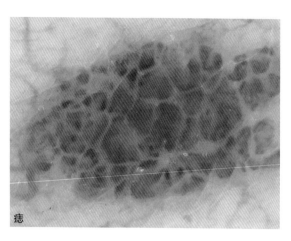

痣

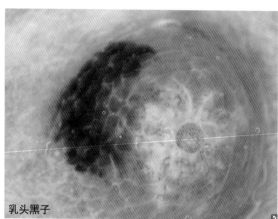

乳头黑子

均质整体模式

- 弥漫性色素沉着,皮损局部缺乏色素网、点、小球。

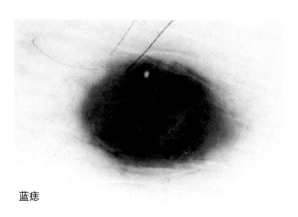

蓝痣

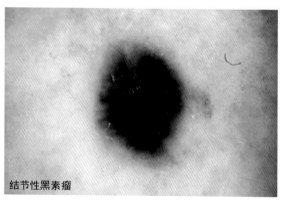

结节性黑素瘤

星爆样(Spitz 痣样)模式

- 皮损周围呈条纹(黑色箭头)和(或)点状、球
  状结构(红色箭头)。

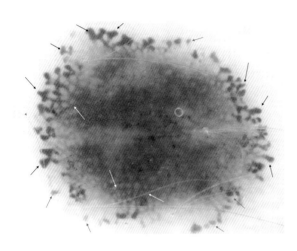

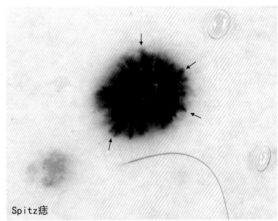

Spitz痣

多组分整体模式

- 皮损内有 3 个以上不同区域。
- 每个区域由单个或者多个标准组成。

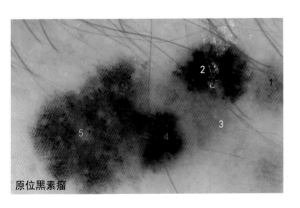

原位黑素瘤

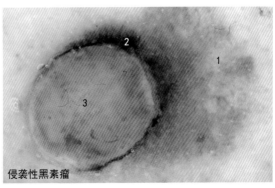

侵袭性黑素瘤

规则色素网

- 位于躯干和四肢。
- 褐色蜂巢状网络线条（细长的色素增加的表皮突）与色素减少"孔"（真皮乳头）。
- 颜色、线条粗细、孔径均匀一致。

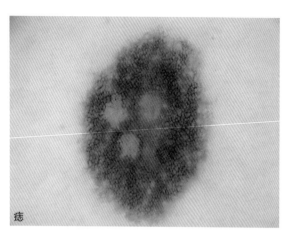

痣

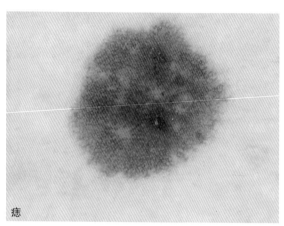

痣

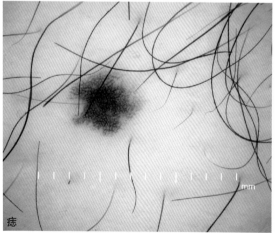

痣

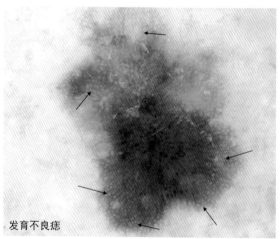

发育不良痣

不规则色素网

- 深浅不一的褐色。
- 网络线条增粗、分支和破碎（扩大融合的表皮突）。
- 可有弥漫性或局灶分布的不规则色素网。

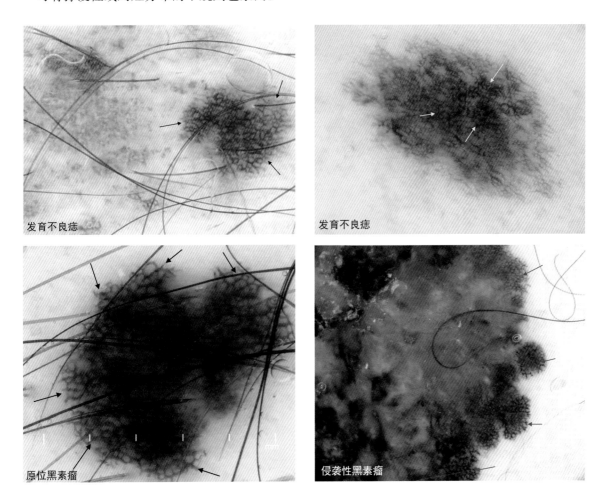

发育不良痣

发育不良痣

原位黑素瘤

侵袭性黑素瘤

靶形网

- 在色素网的"孔"内可见褐色小球或点状血管（真皮乳头内的黑素细胞巢或毛细血管）。

- 通常每个真皮乳头内可见单个褐色小球或单个血管。
- 靶形网可见于整个皮损，也可以呈斑点状。
- 靶形网被认为是先天性痣的一个特征。

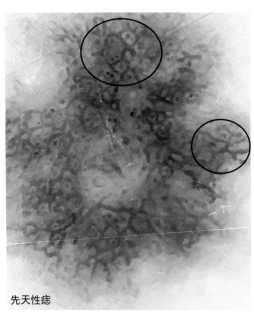

先天性痣

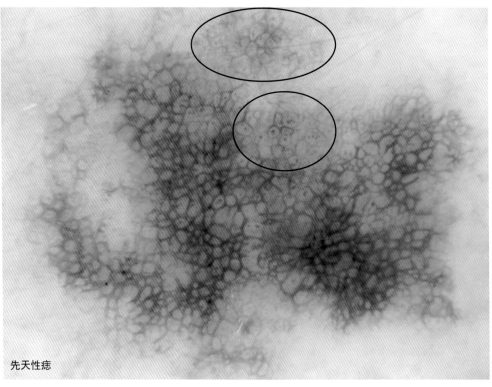

先天性痣

假性网/假性色素网

- 面部、鼻子和耳朵的皮肤很薄，没有成熟的表皮突。
- 附属器（皮脂腺、毛囊）开口或结构，呈均匀的白色或淡黄色圆形结构。
- 当其穿通到弥漫性色素沉着区域，形成网状结构，称为假性网。
- 不要与躯干和四肢的色素网混淆。

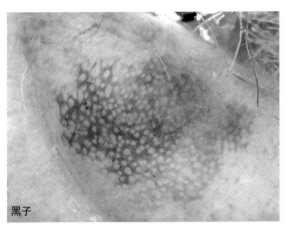
黑子

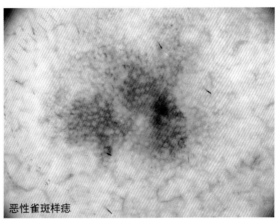
恶性雀斑样痣

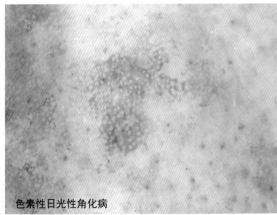
色素性日光性角化病

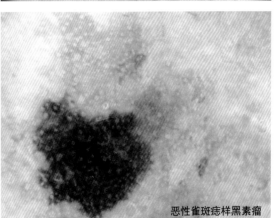
恶性雀斑痣样黑素瘤

白色网/负性色素网

- 骨白色/乳白色网状结构(颗粒层增厚,表皮突细长而浅淡,可以伴有大而黑的黑素细胞巢)。
- 与褐色的色素网相反。
- 可以是局灶的/不对称的,或者是弥漫的。

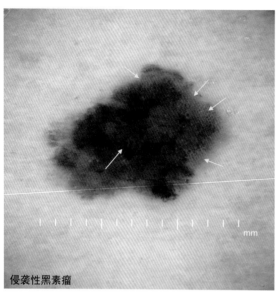

侵袭性黑素瘤

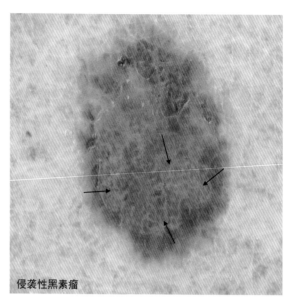

侵袭性黑素瘤

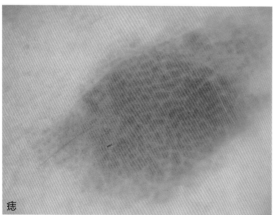

痣

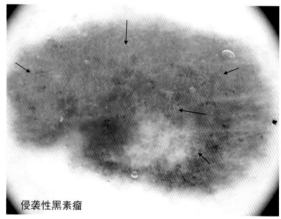

侵袭性黑素瘤

规则的褐色点和小球

- 褐色圆形结构（真表皮交界处的黑素细胞巢）。
- 大小、形状、颜色均相似。

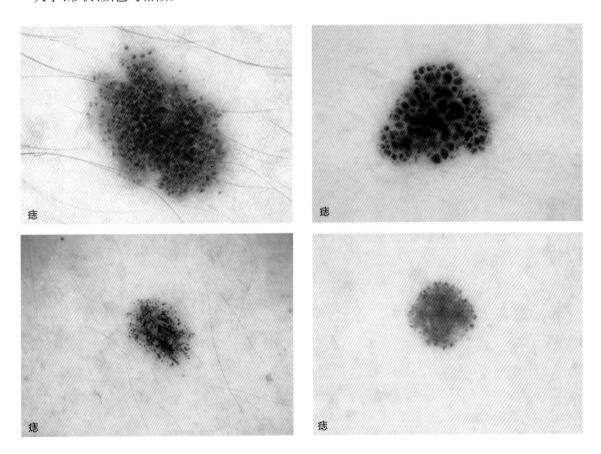

不规则的褐色点和小球

- 褐色圆形结构。
- 大小、形状、褐色深浅不规则。
- 皮损区域内分布不规则（真表皮交界处存在
  不规则的不典型黑素细胞巢）。

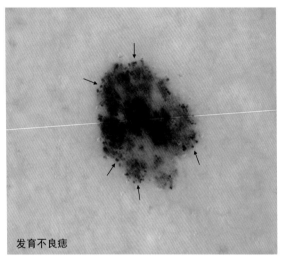

发育不良痣

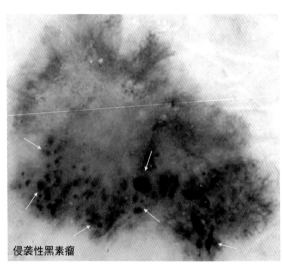

侵袭性黑素瘤

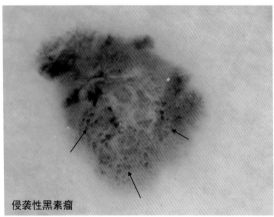

侵袭性黑素瘤

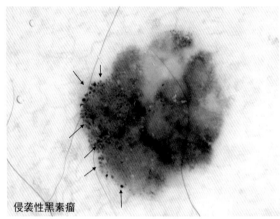

侵袭性黑素瘤

规则污斑

- 深黑色或褐色。
- 颜色区域无结构（缺少网、点、小球）。
- 比点和小球大。
- 形状和颜色均匀对称地分布在皮损部位（黑素颗粒遍布皮肤全层）。
- 亮黑色可对应色素性角化不全（黑色板层）。

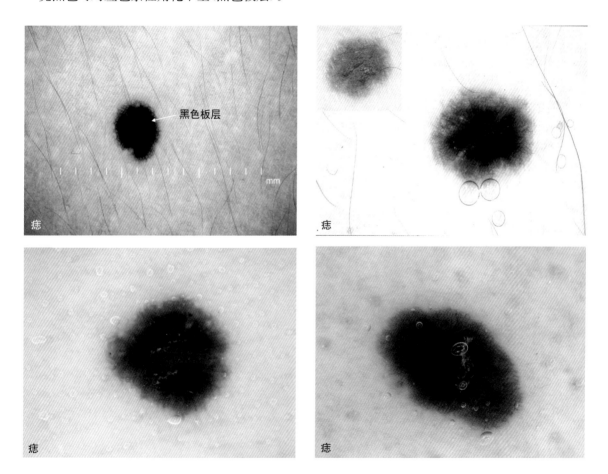

不规则污斑

- 黑色、褐色或灰色的深色无结构区域。
- 大小和形状不规则［表皮和（或）真皮中不典型黑素细胞致密聚集］。
- 在皮损中分布不对称。

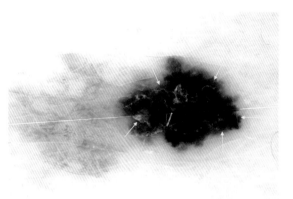

侵袭性黑素瘤

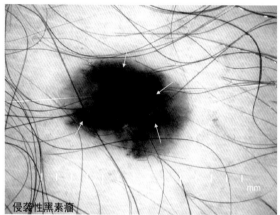

侵袭性黑素瘤

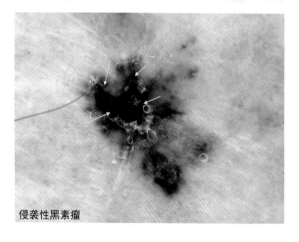

侵袭性黑素瘤

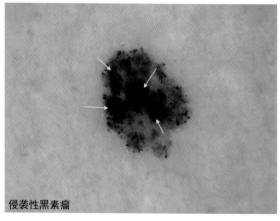

侵袭性黑素瘤

规则条纹

- 黑色或褐色的线状色素性突起。
- 在病变边缘的所有点上。
- 形状并不决定条纹是否规则。
- 可以是孤立的,或与色素网或深色污斑相关
  (融合性交界性黑素细胞巢和表皮相平行)。

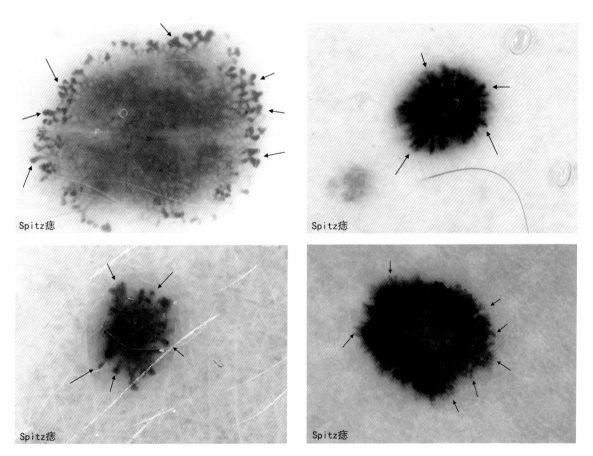

不规则条纹

- 黑色或褐色的线状色素突起（黑素瘤的放射
  状生长期）。
- 不规则分布在病变周围。
- 部分边缘有"局灶性条纹"。
- 形状并不决定条纹是否规则。

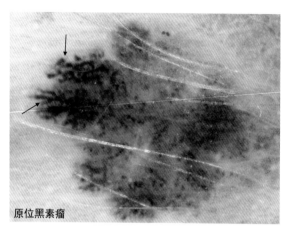

原位黑素瘤

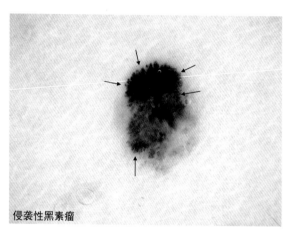

侵袭性黑素瘤

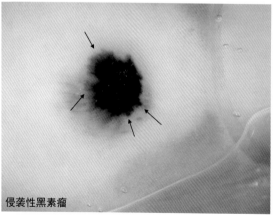

侵袭性黑素瘤

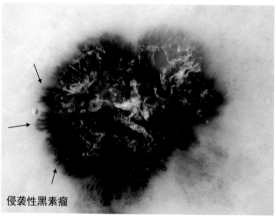

侵袭性黑素瘤

退行性结构

- 骨白色/乳白色不规则瘢痕样色素脱失(纤维化)。
- 有或无蓝色颗粒/点(黑变病),或灰色胡椒粉状颗粒的胡椒粉样结构(真皮内游离黑色素或者噬黑素细胞)。
- 白色比周围肤色浅。
- 退行区域可见乳红色/粉红色。

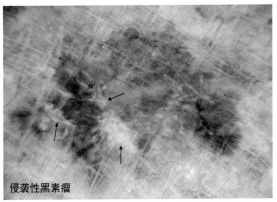

侵袭性黑素瘤

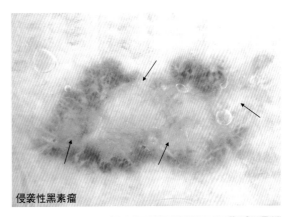

侵袭性黑素瘤

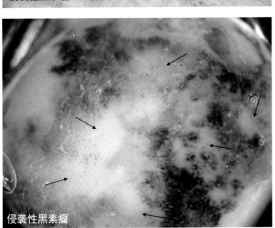

侵袭性黑素瘤

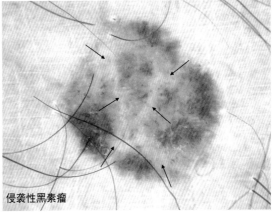

侵袭性黑素瘤

胡椒粉样

- 灰色胡椒粉状颗粒的胡椒粉样结构[真皮内游离黑色素和(或)噬黑素细胞]。
- 可能与退行性变或炎症有关。

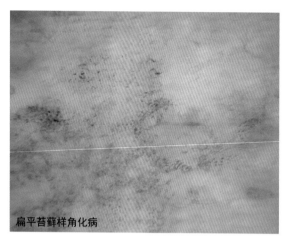

扁平苔藓样角化病

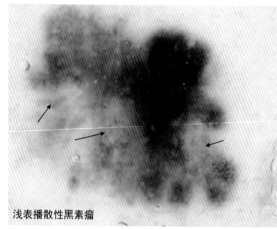

浅表播散性黑素瘤

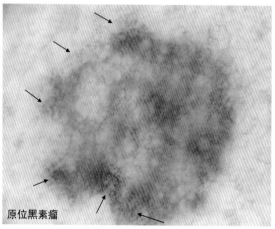

原位黑素瘤

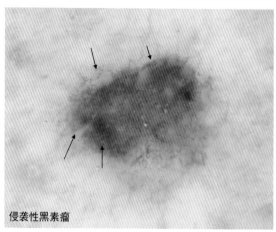

侵袭性黑素瘤

色素减退

- 退行性结构的骨白色应与黄褐色色素减退/浅褐色区分。
- 色素减退可能包含或不含局部特征(色素网、点和小球)。

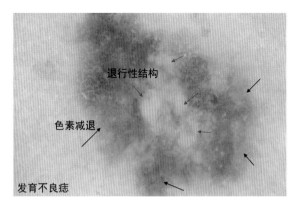

发育不良痣

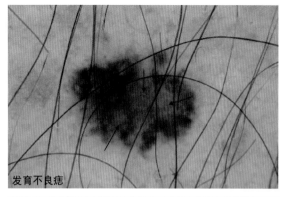

发育不良痣

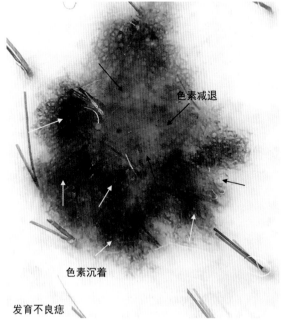

发育不良痣

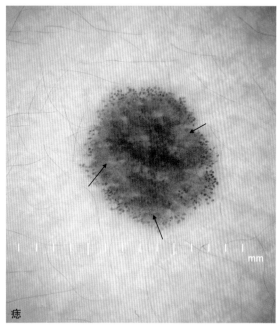

痣

晶状体结构/亮白色条纹

- 胶原束具有双折射特性，导致偏振光的快速随机化，这解释了胶原在偏振光皮肤镜下更明显的原因。

- 胶原增多的皮损（纤维增生）通常会出现亮白色线性条纹和（或）白色斑点，称为晶状体结构。
- 这些结构在非偏振光皮肤镜下不可见。

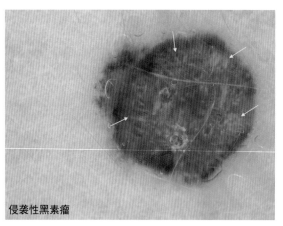

侵袭性黑素瘤

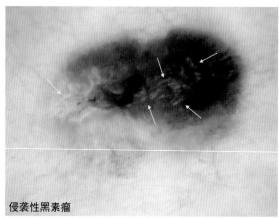

侵袭性黑素瘤

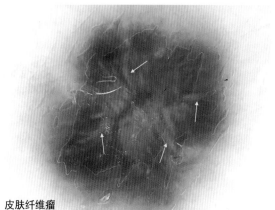

皮肤纤维瘤

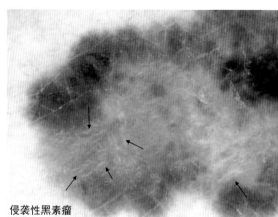

侵袭性黑素瘤

蓝白幕

幕

- 融合的蓝色不规则无结构区域,局灶分布。

- 上覆白色毛玻璃样外观(正角化的棘层肥厚、颗粒层增厚)。
- 可代表真皮内重度的色素性肿瘤细胞。

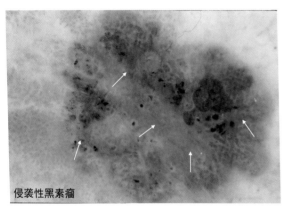

侵袭性黑素瘤

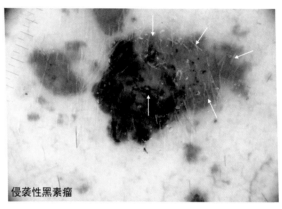

侵袭性黑素瘤

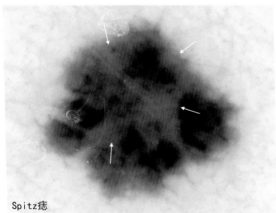

Spitz痣

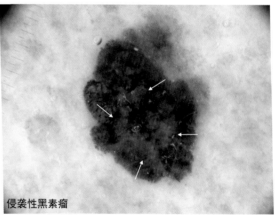

侵袭性黑素瘤

不对称性毛囊性色素沉着

- 仅见于面部、鼻子和耳朵(部位特异性)。
- 不规则的褐色圆圈,围绕毛囊开口。
- 色素未完全包绕开口(不典型黑素细胞的增殖早期)。

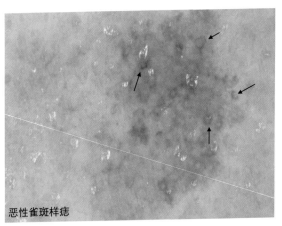

恶性雀斑样痣

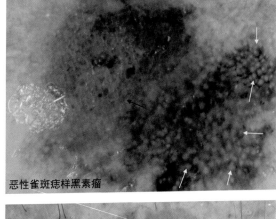

恶性雀斑痣样黑素瘤

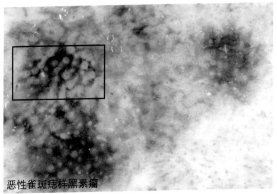

恶性雀斑痣样黑素瘤

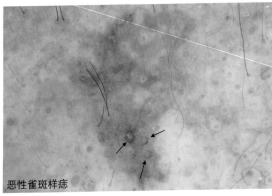

恶性雀斑样痣

菱形结构

- 仅见于面部、鼻子和耳朵(部位特异性)。
- 菱形是角度和宽度不等的平行四边形。
- 黑色或褐色色素沉着围绕整个毛囊开口。
- 实际上,真正的菱形结构并非规则的。

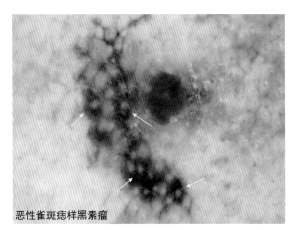

恶性雀斑痣样黑素瘤

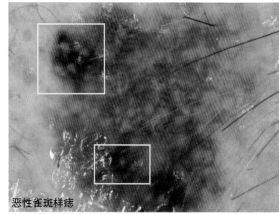

恶性雀斑样痣

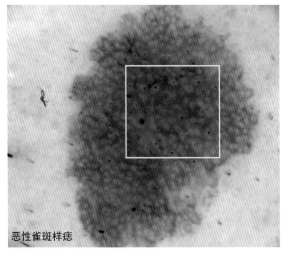

恶性雀斑样痣

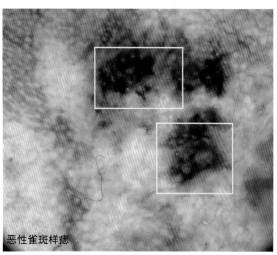

恶性雀斑样痣

环状-颗粒状结构

- 仅见于面部、鼻子和耳朵（部位特异性）。
- 褐色或灰色小点围绕毛囊开口［噬黑素细胞和（或）不典型黑素细胞］。

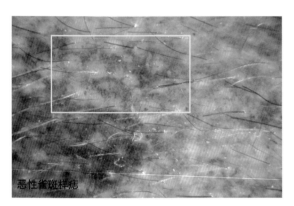

恶性雀斑样痣

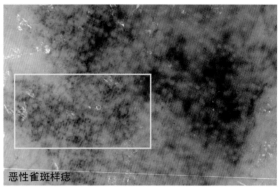

恶性雀斑样痣

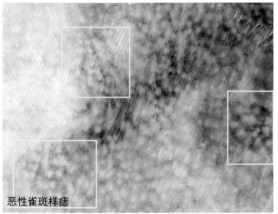

恶性雀斑样痣

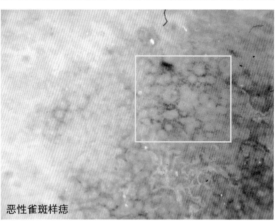

恶性雀斑样痣

环中环

- 仅见于面部、鼻子和耳朵(部位特异性)。
- 一种少见的结构,由中央毛干(内圈)和围绕毛发的灰色色素沉着[不典型黑素细胞和(或)胡椒粉样](外圈)组成。

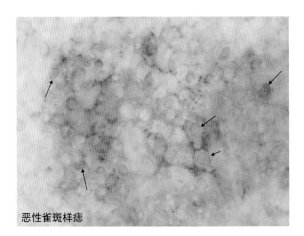

恶性雀斑样痣

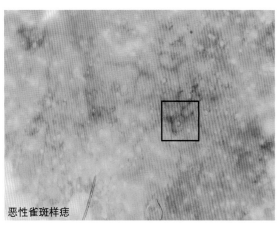

恶性雀斑样痣

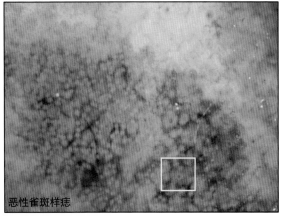

恶性雀斑样痣

指纹模式

- 褐色纤细的平行线段（色素性棘层肥厚性表皮突），形似指纹。
- 可呈旋涡状、螺旋状或拱形。
- 灶性/碎片状或充满皮损区域。
- 与色素网不同，后者线段呈蜂窝状或网状。

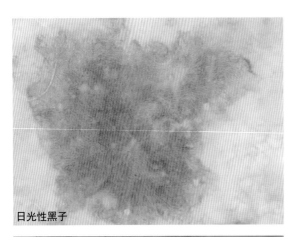

日光性黑子

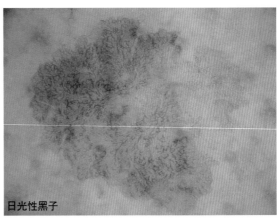

日光性黑子

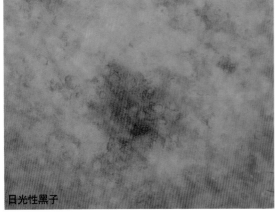

日光性黑子

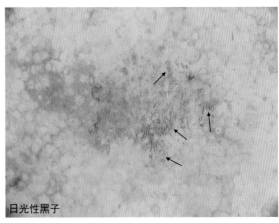

日光性黑子

虫蚀状边缘

- 边界清晰、凹陷的边缘类似虫蚀状外观。

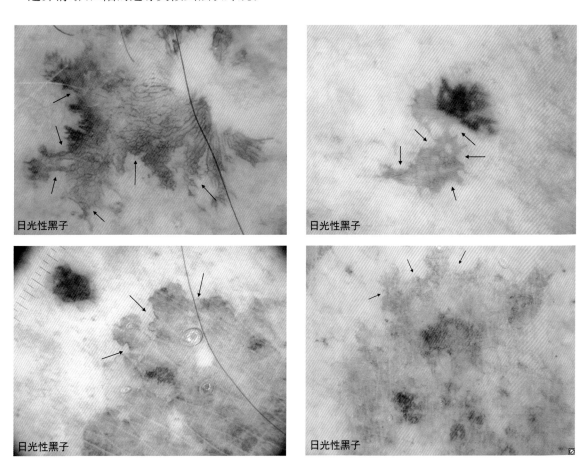

日光性黑子　　日光性黑子

日光性黑子　　日光性黑子

肢端汗管

串珠样

- 仅见于肢端部位(部位特异性)。

- 有时可见到皮嵴处形态单一的圆形白色结构。
- 对应表皮内汗管段。
- 形似串珠样。
- 总见于皮嵴处而非皮沟处。

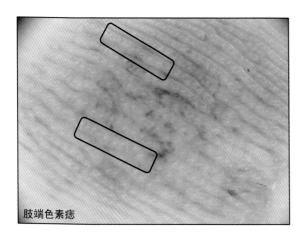

肢端色素痣

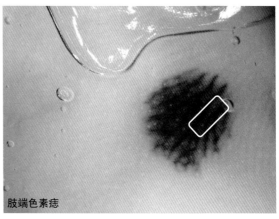

肢端色素痣

皮沟平行模式

- 仅见于肢端部位(部位特异性)。
- 最常见的良性肢端模式。

- 皮沟单条细或粗的褐色平行线(皮沟下表皮突)。
- 变异型包括色素减退的皮沟两侧的两条褐色线伴或不伴褐色点和小球。

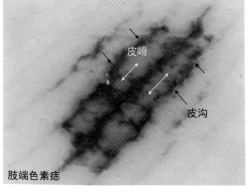

肢端色素痣

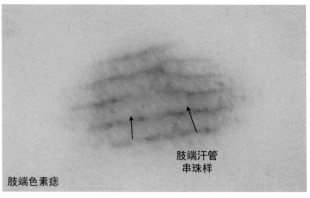

肢端汗管
串珠样

肢端色素痣

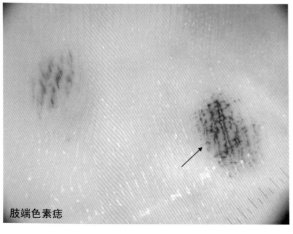

肢端色素痣

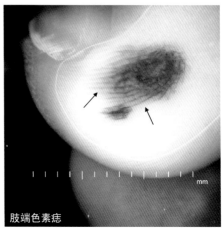

肢端色素痣

网格样模式

- 仅见于肢端部位（部位特异性）。

- 良性模式。
- 皮沟褐色平行线条。
- 垂直于皮沟的褐色线条形成阶梯样图形。

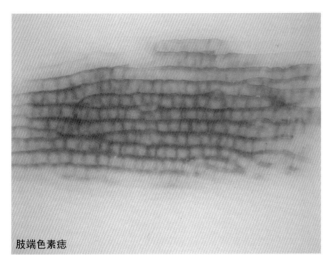

肢端色素痣

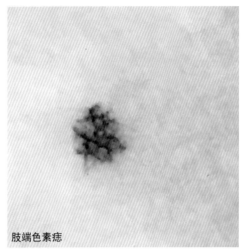

肢端色素痣

纤维样模式

- 仅见于肢端部位（部位特异性）。
- 良性模式。
- 均匀一致的褐色斜线。

肢端色素痣

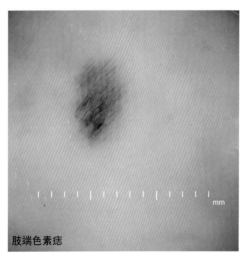

肢端色素痣

皮嵴平行模式

- 仅见于肢端部位(部位特异性)。
- 恶性模式。

- 不仅见于黑素瘤。
- 色素沉着位于增厚的皮嵴部位(皮嵴下表皮突)。
- 肢端汗管总位于皮嵴,可提示色素位置。

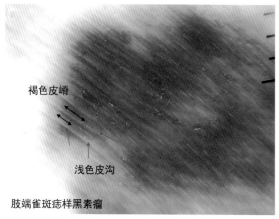

褐色皮嵴

浅色皮沟

肢端雀斑痣样黑素瘤

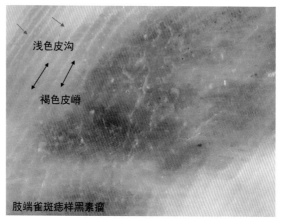

浅色皮沟

褐色皮嵴

肢端雀斑痣样黑素瘤

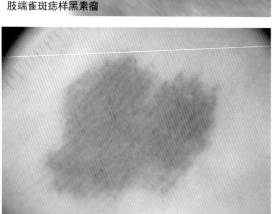

血管瘤

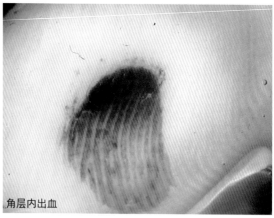

角层内出血

甲黑线
良性模式
● 褐色或灰色纵向平行线条,累及单个或多个甲
● 均一颜色、间距和宽度
● 伴或不伴弥漫性褐色背景
恶性模式
● 褐色、黑色或灰色平行线条
● 颜色深浅不同,间距和宽度不规则
● 平行结构缺失(恶性黑素瘤产生不规则色素沉着导致线条断裂)
● 色素扩散到周围皮肤形成哈钦森征

甲黑线

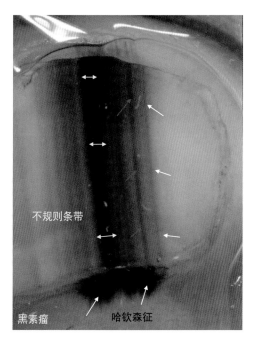

不规则条带

黑素瘤 哈钦森征

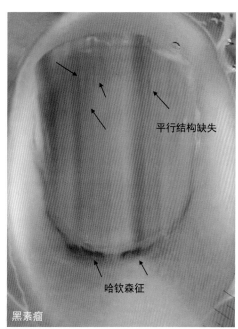

平行结构缺失

黑素瘤 哈钦森征

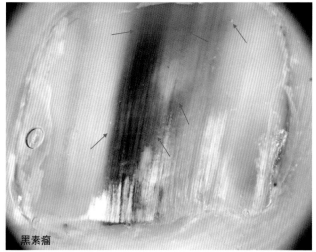

黑素瘤

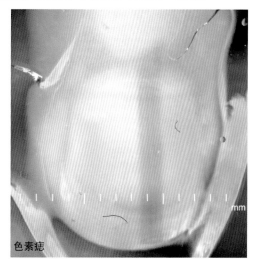

色素痣

甲下出血

- 典型表现为均匀但不规则的紫色。
- 也可为均匀的黑色、蓝白色或其他血红素氧化的颜色（如绿色、黄色）。
- 侧面和近端边界清晰。
- 远端边界呈紫色丝状。
- 出血点/血斑呈不规则的紫色点和小球。

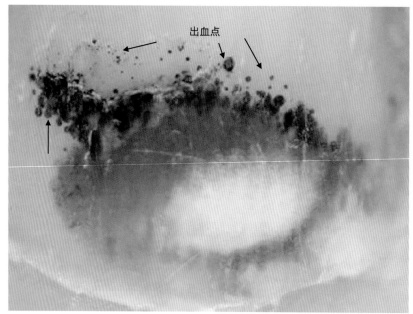

出血点

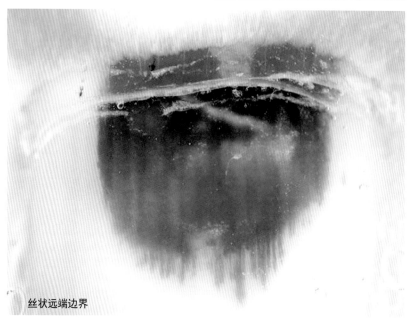

丝状远端边界

粟粒样囊肿

- 大小不等的白色或黄色结构。
- 小或大,单个或多个。
- 不透明或明亮如夜空之星(表皮角囊肿)。
- 粟粒样囊肿不仅见于脂溢性角化病,还可见于其他良性或恶性黑素细胞性皮损。

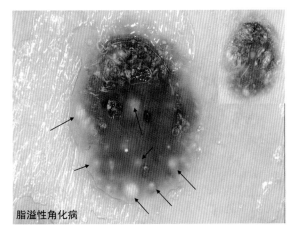

脂溢性角化病

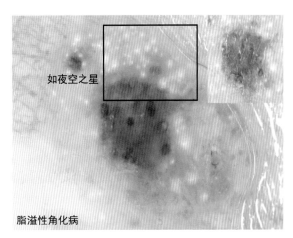

如夜空之星

脂溢性角化病

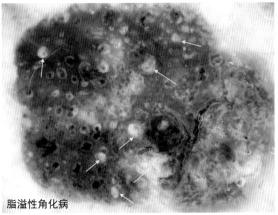

脂溢性角化病

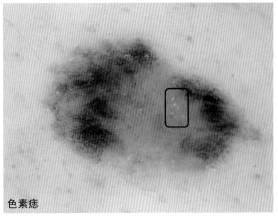

色素痣

假性毛囊开口/粉刺样开口

- 边界清晰的类圆形结构（角蛋白填充表皮凹陷）。
- 色素性或非色素性。
- 色素性可呈黄褐色甚至暗褐色或黑色。

- 形状和大小不同。
- 由角蛋白填充的较大且形态不规则的开口，也称为隐窝。
- 假性毛囊开口不仅见于脂溢性角化病，也可见于其他良性或恶性黑素细胞性皮损。

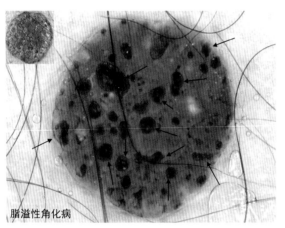

脂溢性角化病

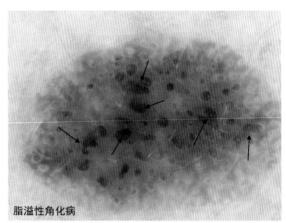

脂溢性角化病

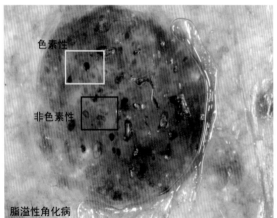

色素性

非色素性

脂溢性角化病

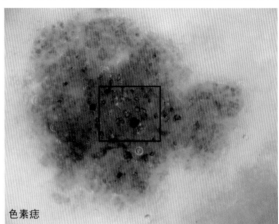

色素痣

皮沟和皮嵴

- 裂/皮沟(表皮凹陷)和皮嵴(脑回状)构成不同模式。
- 脑回状,类似于大脑皮质的矢状切面。

- 色素减退和色素沉着的皮嵴呈手指样(直的、弯曲的、环形的或分支状的),故也称为"胖手指征"。
- 皮沟和皮嵴不仅可见于脂溢性角化病,也可见于其他良性或恶性黑素细胞性病变。

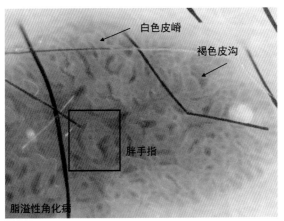

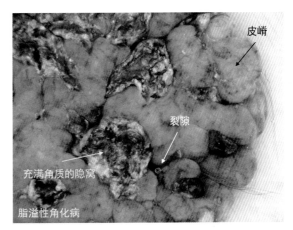

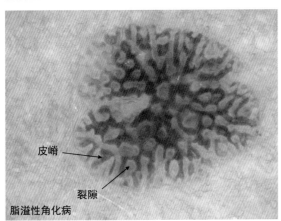

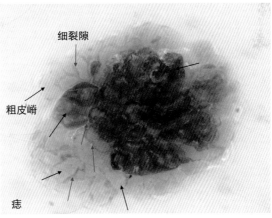

溃疡

- 单个或多个不规则区域。
- 明显渗血或伴有凝血/血痂。

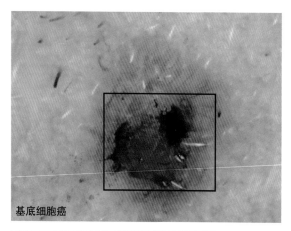

基底细胞癌

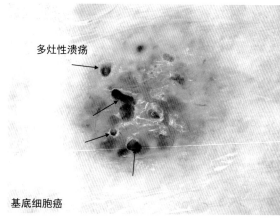

多灶性溃疡

基底细胞癌

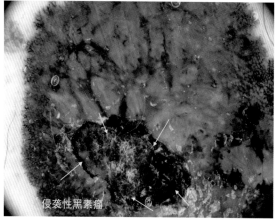

侵袭性黑素瘤

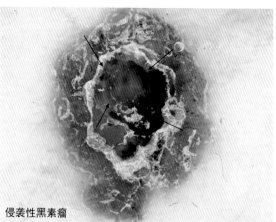

侵袭性黑素瘤

中央白斑

- 最典型的表现是位于中央均质的骨白色瘢痕样区域（纤维组织增生）。
- 变异型如白色网状结构（负性网）。
- 形态可很不规则，难以与黑素瘤中瘢痕/退行性结构相鉴别。

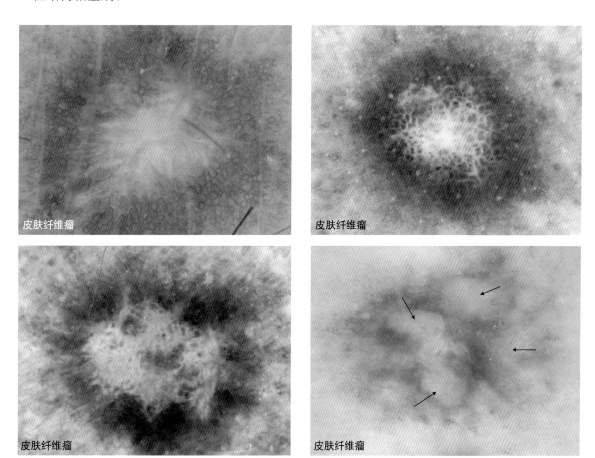

皮肤纤维瘤

皮肤纤维瘤

皮肤纤维瘤

皮肤纤维瘤

轮辐状结构

- 边界清晰的放射状色素性突起汇集于中央暗色小球（即表皮下层的基底细胞癌巢）。

- 可见到该结构完全或不完全的变异型。
- 识别需要想象。
- 基底细胞癌诊断要点。

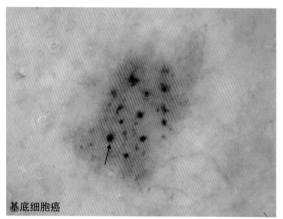

基底细胞癌

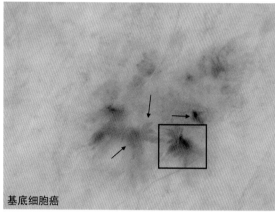

基底细胞癌

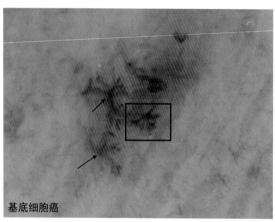

基底细胞癌

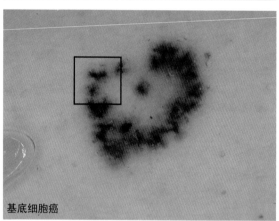

基底细胞癌

血管结构
● 腔隙
● 发夹状
● 逗号样
● 分支状
● 匍行状
● 线状
● 点状（针尖样）
● 肾小球状
● 串珠样
● 螺旋状
● 多形性
● 乳红色区域/粉红色（伴或不伴小球）

腔隙

- 边界清晰的亮红色至蓝色圆形/卵圆形结构（真皮内扩张的血管）。

- 常见白色或蓝白色斑片（纤维间隔）。
- 黑色均质无结构区域代表血栓形成。
- 勿与黑素瘤中模糊的乳红色小球相混淆。

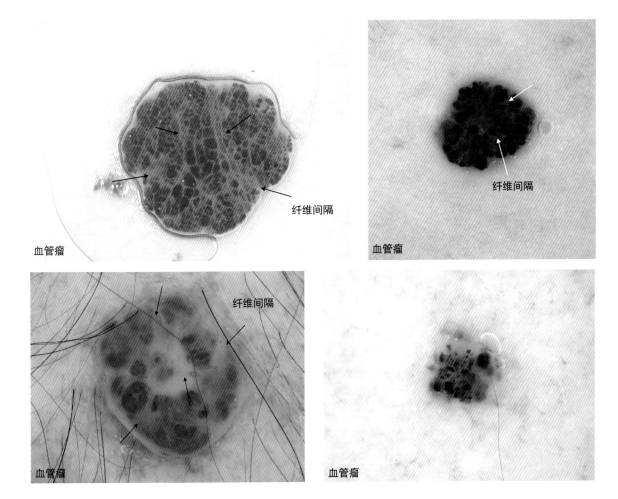

血管瘤

纤维间隔

血管瘤

纤维间隔

血管瘤

纤维间隔

血管瘤

发夹状血管

- 细长扩张的毛细血管（毛细血管袢）形似发夹。
- 周围可伴或不伴色素减退晕。
- 鳞状细胞癌和黑素瘤中可见不规则、粗大的发夹状血管。

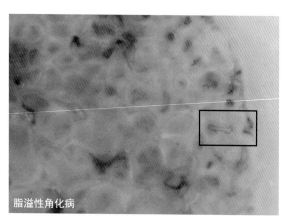

脂溢性角化病

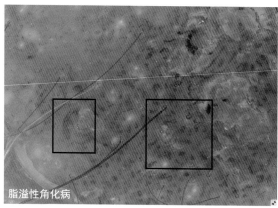

脂溢性角化病

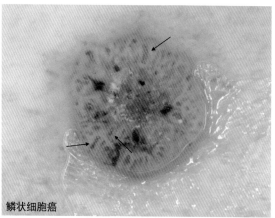

鳞状细胞癌

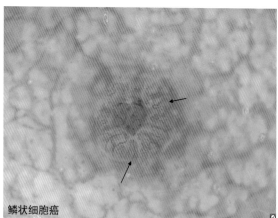

鳞状细胞癌

逗号样血管

● 形似逗号。

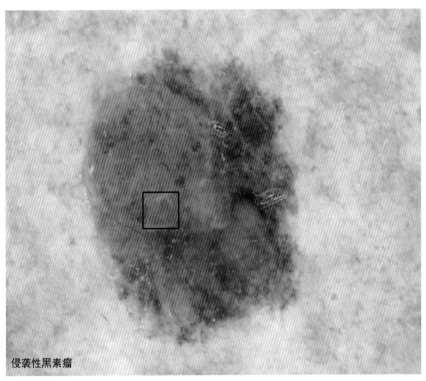

侵袭性黑素瘤

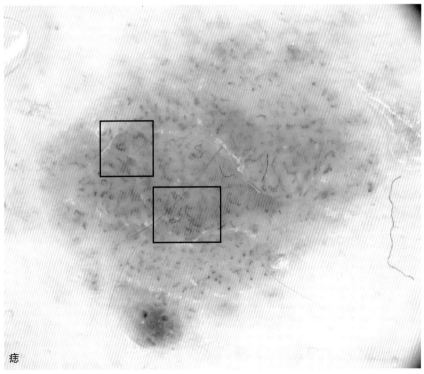

痣

分支状血管

- 红色树状分支的、扩张的毛细血管。
- 血管位于皮损表面，故形态清晰。
- 粗或细。
- 最常见单个皮损中有不同直径的分支状
  血管。

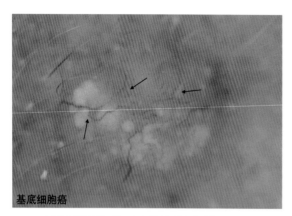

基底细胞癌

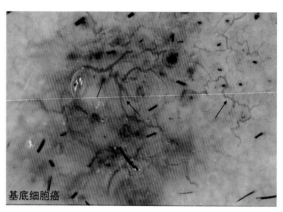

基底细胞癌

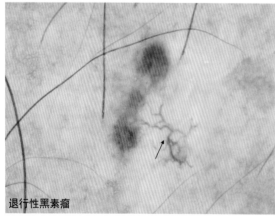

退行性黑素瘤

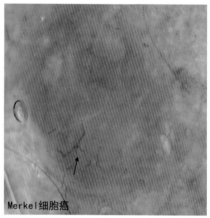

Merkel细胞癌

匍行状血管

- 可极细或粗。
- 不规则红色线条。
- 线状血管的变异型。

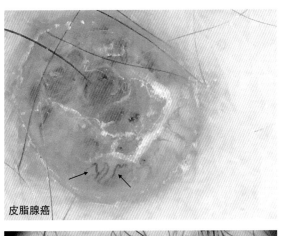

皮脂腺癌

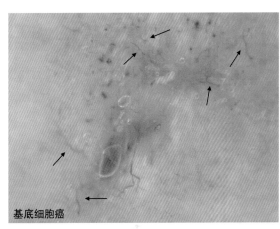

基底细胞癌

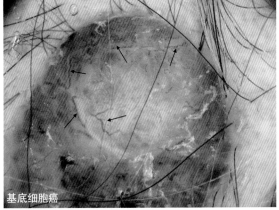

基底细胞癌

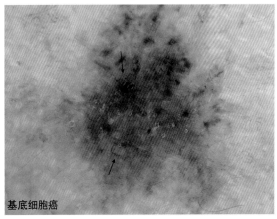

基底细胞癌

线状血管

- 细/粗红色直线状。
- 不像匍行状血管那样的卷曲形。

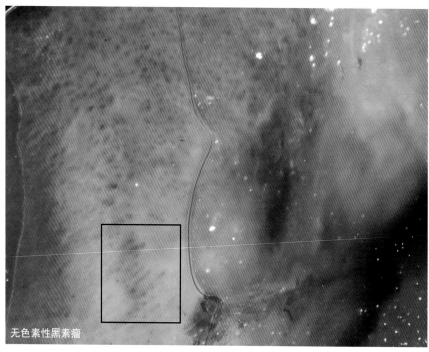

无色素性黑素瘤

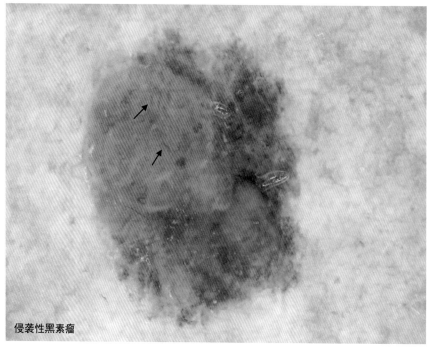

侵袭性黑素瘤

点状/针尖状血管

- 小的、扩张的毛细血管，呈细点状。
- 可呈弥漫性、群集性或孤立性分布。

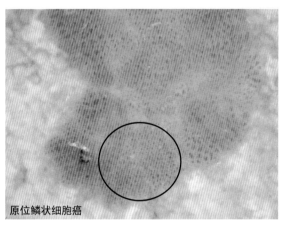

原位鳞状细胞癌

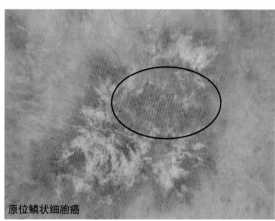

原位鳞状细胞癌

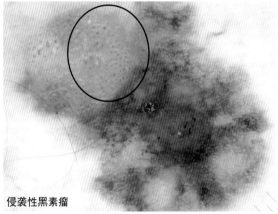

侵袭性黑素瘤

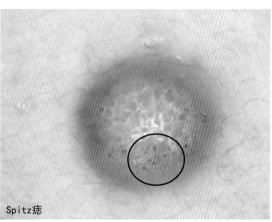

Spitz痣

肾小球状血管

- 弥漫性或群集性分布的纤细、卷曲、扩张的毛细血管。

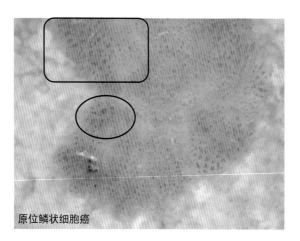

原位鳞状细胞癌

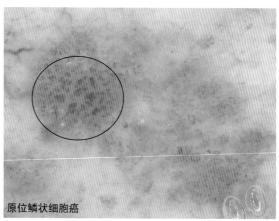

原位鳞状细胞癌

串珠样血管

- 针尖状和（或）肾小球状血管。
- 呈直线状、曲线状、匍行状或项链状分布。
- 透明细胞棘皮瘤诊断要点。

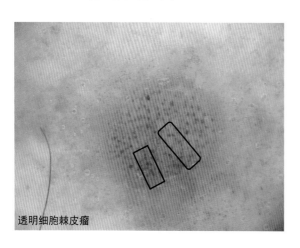

透明细胞棘皮瘤

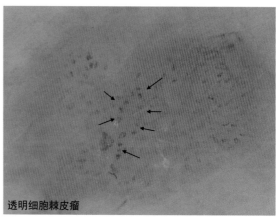

透明细胞棘皮瘤

螺旋状血管

- 不规则粗卷曲状血管。

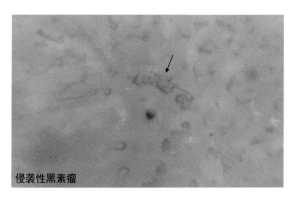

侵袭性黑素瘤

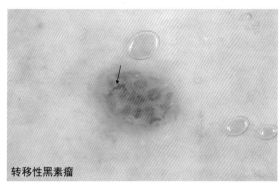

转移性黑素瘤

多形性血管

- 3种以上不同血管形态。
- 血管形态的任意组合：分支状、点状、肾小球状、线状、匍行状、发夹状、逗号样或螺旋状。

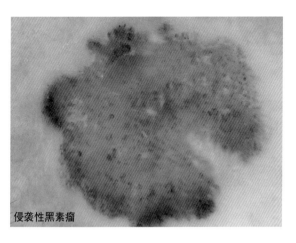

侵袭性黑素瘤

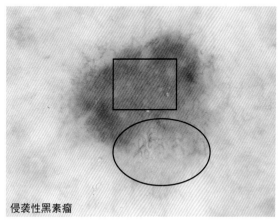

侵袭性黑素瘤

乳红色区域

- 局限性或弥漫性粉红白色。
- 伴或不伴有红色和（或）蓝色的、模糊的球状结构（新生血管）。
- 勿与血管瘤中清晰的腔隙相混淆。

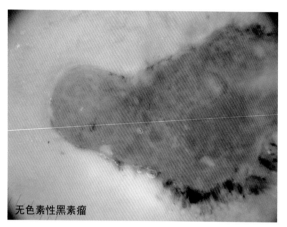

无色素性黑素瘤

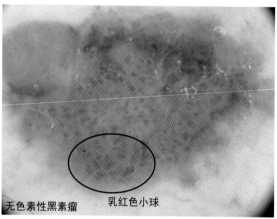

无色素性黑素瘤   乳红色小球

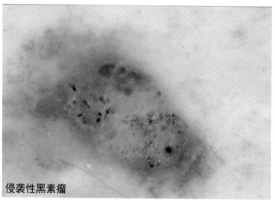

侵袭性黑素瘤

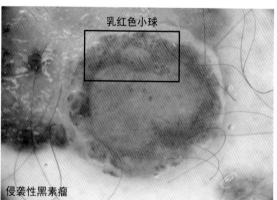

乳红色小球

侵袭性黑素瘤

基底细胞癌色素模式

- 可见多色：黑色、褐色、灰色、蓝色、红色和白色（真皮内色素性恶性基底细胞巢）。
- 小点至大叶状结构（球形延伸形成叶状模式）。

- 无需判断叶状结构是否存在，这实际上难以辨别。
- 蓝灰色卵圆形巢。
- 多个蓝灰色小球。

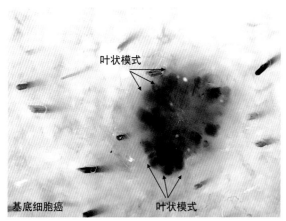

叶状模式

叶状模式

基底细胞癌

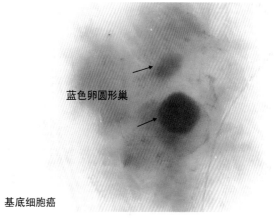

蓝色卵圆形巢

基底细胞癌

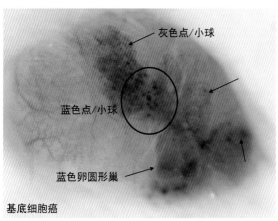

灰色点/小球

蓝色点/小球

蓝色卵圆形巢

基底细胞癌

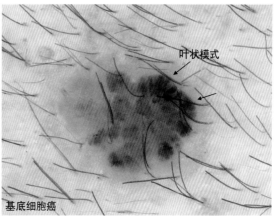

叶状模式

基底细胞癌

黑素瘤特异性标准(头颈部)
<ul><li>不对称性毛囊性色素沉着</li><li>菱形结构</li><li>环状-颗粒状结构</li><li>环中环结构</li></ul>

黑素瘤特异性标准(躯干及四肢)
<ul><li>不对称性颜色和结构</li><li>多组分整体模式</li><li>不规则色素网</li><li>不规则点和小球</li><li>不规则污斑</li><li>不规则条纹</li><li>退行性结构</li><li>亮白色条纹</li><li>多形性血管</li><li>乳红色区域</li><li>5~6种颜色</li></ul>

黑素瘤特异性标准(掌跖部位)
<ul><li>皮嵴平行模式</li><li>多组分模式</li><li>多色模式</li></ul>

（李　乔　胡瑞铭　译）
（慕彰磊　徐　峰　审校）

第三章

良性和恶性黑素细胞性病变
Benign and Malignant Melanocytic Lesions

一般说明

- 每份病例均有一个简短的病史,并附有一张临床图片和未标记的皮肤镜图像。
- 研究无标记的皮肤镜图像,尝试识别其整体和局部的皮肤镜特征。
- 做出你的诊断。
- 接下来翻页,所有显著的皮肤镜表现均被标记并再次呈现皮肤镜图片。
- 在同一页面上,你还可以找到本病的诊断、详细讨论和一些要点以供参考。

病例 1

病史

患者女性,88 岁,深色斑块下方有一处经活检证实的基底细胞癌。从临床角度看,这两个病变似乎是有关联的。

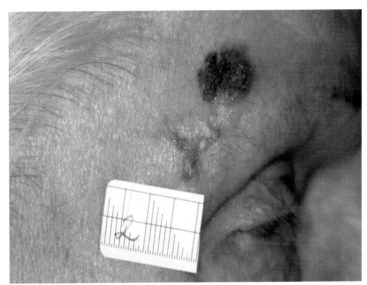

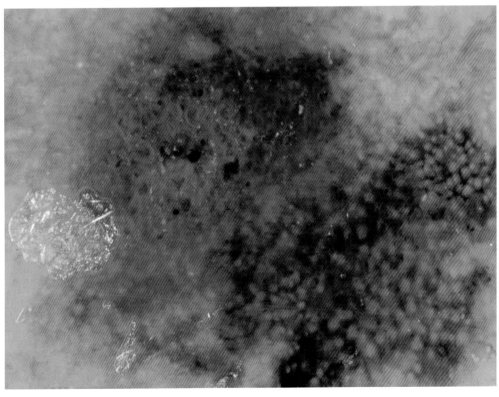

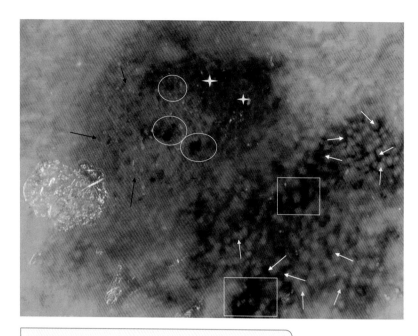

皮肤镜标准

- 圆形毛囊开口（黄色箭头）
- 不对称性毛囊色素沉着（白色箭头）
- 菱形结构（黄色方框）
- 有毛囊开口的不规则污斑（白色方框）
- 无毛囊开口的不规则污斑（星号）
- 不规则点和小球（黄色圆圈）
- 乳红色区域（黑色箭头）

诊断

恶性雀斑痣样黑素瘤

讨 论

- 不对称性毛囊色素沉着、菱形结构、环状-颗粒状结构及环中环是与面部黑素瘤相关的主要标准。
- 不对称性毛囊色素沉着也可见于色素性日光性角化病及色素性 Bowen 病。
- 面部黑素瘤进展的第一步是不对称性毛囊色素沉着。
- 毛囊开口不应该与脂溢性角化病中所见到的粟粒样囊肿相混淆。
- 面部黑素瘤进展的下一步是菱形结构的形成。
- 真正的菱形形态（边长和夹角不等的平行四边形）是不需要识别的。
- 完全围绕毛囊开口的任何色素性增粗均应被认为是菱形结构。
- 有毛囊开口的不规则黑色污斑是真皮侵袭的首要迹象（恶性雀斑痣样黑素瘤）。
- 无毛囊开口的不规则黑色污斑代表毛囊开口的完全消失，表明真皮的进一步受侵。

要 点

- 这是一个碰撞瘤，表现为基底细胞癌和黑素瘤。
- 面部黑素瘤的诊断并不总是这么容易。
- 必须了解与面部黑素瘤相关的 4 个主要标准的定义，并能够识别它们。
- 皮肤镜检查对于大多数早期恶性雀斑样痣病例的诊断是至关重要的，可为患者提供最佳的生存机会。

病例 2

病史

该皮损多年来没有被重视。患者因为瘙痒最终去看了家庭医生，并被推荐到皮肤科进行评估。

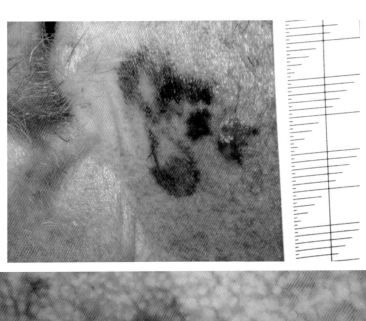

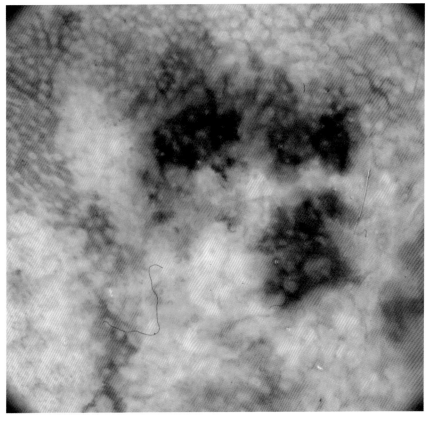

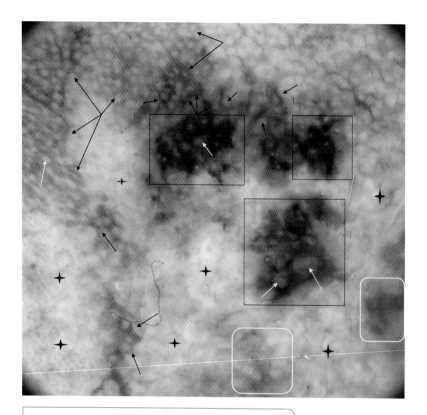

皮肤镜标准

- 毛囊开口（黄色箭头）
- 不对称性毛囊色素沉着（黑色箭头）
- 菱形结构（黑色方框）
- 退行性结构（星号）
- 胡椒粉样结构（黄色方框）

诊断

恶性雀斑痣样黑素瘤

讨 论

- 通过临床和皮肤镜检查，该黑素瘤应该很容易诊断。
- 黑素瘤的特异性标准典型并容易识别。
- 有融合的、不对称性毛囊色素沉着区域。
- 病变中央可见三个融合的菱形结构区域（完全围绕毛囊开口的色素沉着）。
- 菱形结构也可以被描述为毛囊开口未受累的不规则污斑。
- 暗色污斑代表了侵袭区域，支持恶性雀斑痣样黑素瘤的诊断。
- 骨白色确定为退行性结构，与临床所见相关。
- 有两处胡椒粉样病灶，亦与退行性结构相关。

要 点

- 这是一个代表性病例，可以在头颈部黑素瘤诊断识别高风险标准时作为参考。
- 应在符合黑素瘤特异性标准的确切位置（如不对称性毛囊开口）进行手术活检。

病例 3

病史

患者女性,79 岁,面部出现一处边界不清、异常变色的皮损,5 年来发展缓慢。

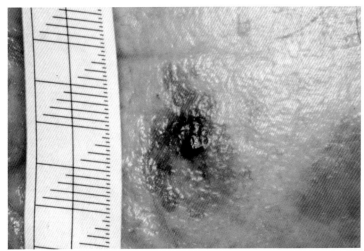

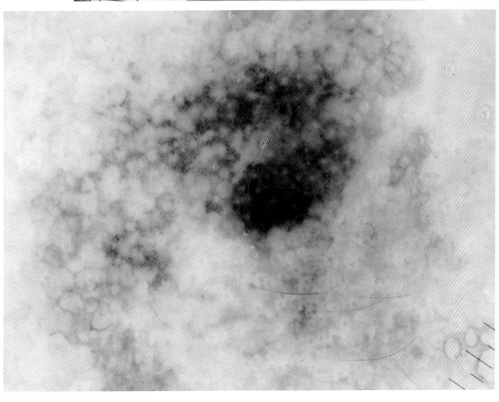

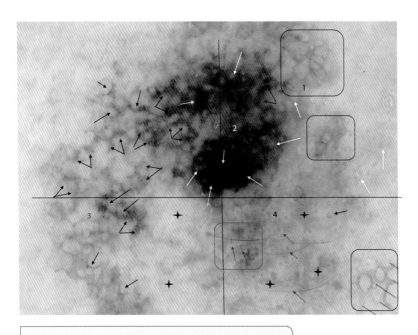

诊断

恶性雀斑痣样黑素瘤

讨 论

■ 这个病变中发现的三种黑素瘤特异性标准可以在身体的任何部位出现，并非部位特异性。

■ 颜色和结构不对称（病变的左、右侧不呈镜像，上、下半部分不呈镜像）。

■ 具有 3 种不同标准区域的多组分整体模式。

■ 6 种颜色。

■ 部位特异性黑素瘤的特异性标准是典型的。

■ 不对称性毛囊色素沉着是由灰点（环状-颗粒状结构）和均质的深褐色构成。

■ 环状-颗粒状结构和不对称性毛囊色素沉着与恶性雀斑样痣相关。

■ 不规则暗色污斑和退行性结构倾向侵袭性黑素瘤（恶性雀斑痣样黑素瘤）的诊断。

■ 退行性结构区域由 3 种颜色组成：白色（瘢痕样）、蓝色（黑素沉着）和灰色（胡椒粉样）。

■ 值得注意的是，蓝色表明了皮肤中更深层的色素沉着（称为丁达尔现象）。

■ 蓝色区域内有毛囊开口和稀疏的毛发，这是两个常见标准的不寻常表现。

要 点

■ 如果手术活检选在退行性结构区域内，可能会误诊。

■ 从暗色污斑范围内取材将最有可能诊断出此类侵袭性黑素瘤。

病例 4

病史

患者女性,48 岁。此为常规皮肤检查发现的,面部出现的几个棕褐色斑点之一。

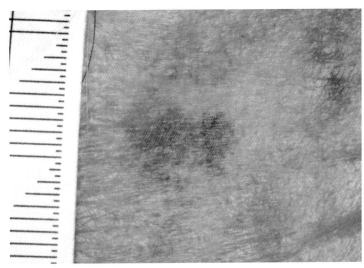

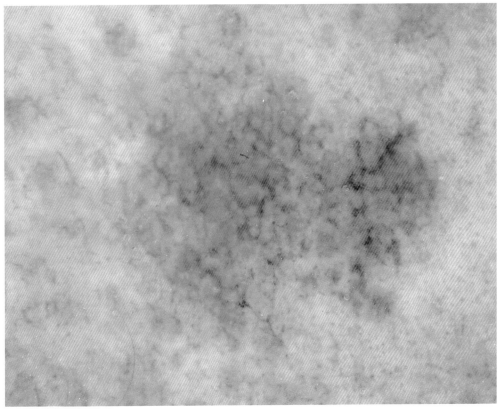

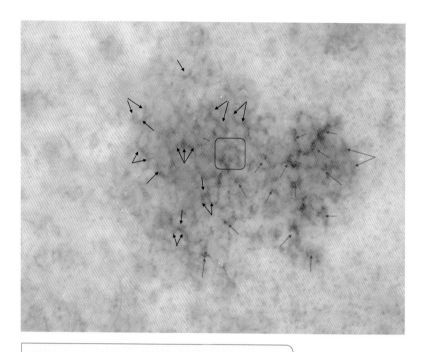

诊断

恶性雀斑样痣

讨 论

- 临床初诊时，该棕褐色斑看上去似乎是低风险的。然而，皮肤镜检查清楚地显示出黑素瘤的特征。
- 病变左侧有不对称性毛囊色素沉着区域。
- 无须清楚地看到毛囊开口，也可以做出不对称性毛囊色素沉着的诊断。
- 毛囊开口可能成熟或不成熟、易于识别或不易识别。在本病例中，毛囊开口不成熟。
- 病变右侧有环状-颗粒状结构的病灶。
- 有时很难区分环状-颗粒状结构和在退行性结构区域中见到的胡椒粉样结构。
- 缺乏退行性结构的骨白色。

- 缺少与日光性黑子相关的标准（虫蚀状边缘、指纹样模式）。
- 值得注意的是，色素性日光性角化病可以具有相同的皮肤镜特征。

要 点

- 在用皮肤镜观察这个看似平常的色素性皮损前，你应该自己先思考："我会看到与日光性黑子或恶性雀斑样痣相关的标准吗？"
- 使用皮肤镜不仅仅是为了观察不典型色素性皮损。
- 你可不想错过"难辨认"黑素瘤（无黑素瘤临床特征的黑素瘤）。

病例 5

病史

患者有多发性脂溢性角化病,分布于曝光部位。在临床上,这个病变和其他病变相比并无特殊之处。

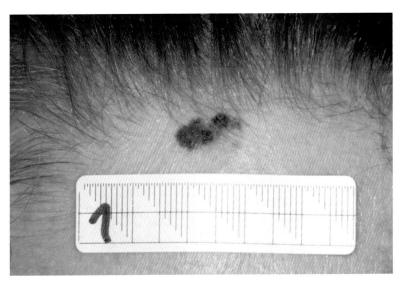

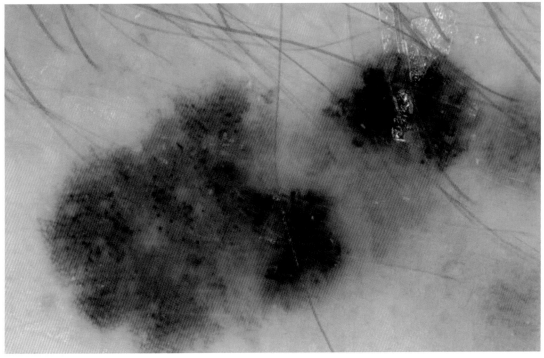

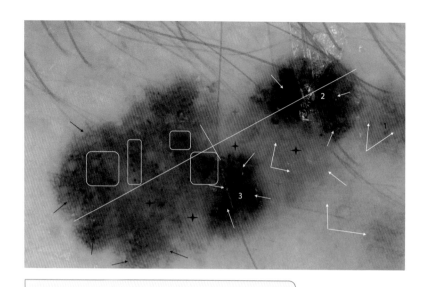

皮肤镜标准

- 颜色和结构不对称（+）
- 多组分整体模式（1、2、3、4）
- 规则色素网（黑色箭头）
- 不规则点和小球（黄色方框）
- 不规则污斑（黄色箭头）
- 色素减退（白色箭头）
- 蓝白色（黑色星号）
- 病变内的正常皮肤（红色星号）

诊断

原位黑素瘤

讨 论

- 不对称性毛囊色素沉着、环状－颗粒状结构、菱形结构及环中环，这些黑素瘤的所有典型特征，在头颈部的黑素瘤中并非总是存在。
- 黑素瘤的所有亚型均可以在头颈部出现。
- 这里发现的点和小球有助于我们诊断黑素细胞性病变。
- 粟粒样囊肿、假性毛囊开口、裂和皮嵴、胖手指征及发夹样血管的缺乏让我们不考虑脂溢性角化病的诊断。
- 颜色和结构不对称（皮损的长轴应被用来当作等分线来进行判断）。
- 多组分整体模式具有 3 种或更多种看上去不同的部分，这些部分具有单个标准和（或）多个标准。
- 规则色素网（均匀的线段和孔隙）。
- 不规则点和小球（不同的大小和形状、分散在病变各处）。
- 不规则黑色污斑（不同的大小和形状、在病变

区域内的位置不对称）。

- 这种蓝白色并不符合侵袭性黑素瘤中常见的"幕"的定义。
- 退行性结构的白色应该比周围的皮肤颜色更白（浅）。
- 在良性和恶性皮肤病变中看到正常皮肤并不罕见。
- 病变周围的大面积色素减退考虑是黑素瘤中可见的高风险标准。

要 点

- 仅仅识别病变范围内的标准是不够的。
- 始终判断它们是规则的还是不规则的，是低风险的还是高风险的，是"好的"还是"不好的"。
- 任何形式的蓝色和（或）白色都应该是一个危险信号。
- 需要注意的是，黑素瘤可以有脂溢性角化病的临床和（或）皮肤镜下特征。

病例 6

病史

患者女性，49岁，对本皮损未予重视。尽管如此，还是建议活检。

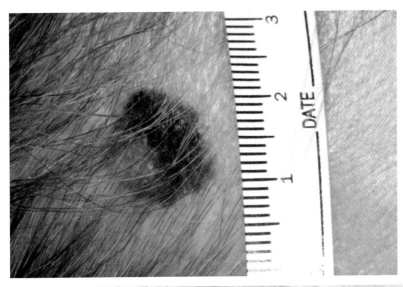

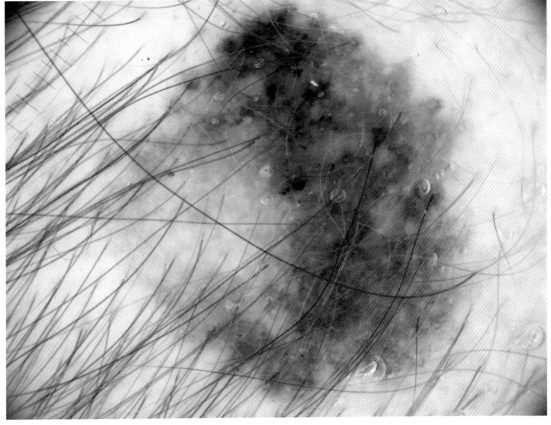

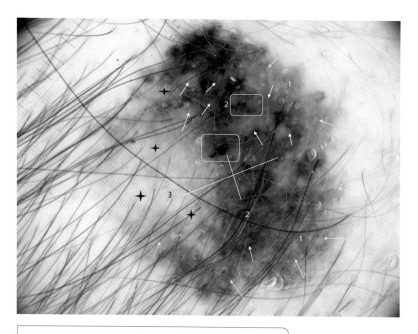

皮肤镜标准

- 颜色和结构不对称（＋）
- 多组分整体模式（1、2、3）
- 不规则点和小球（黄色方框）
- 不规则污斑（红色箭头）
- 退行性结构具有骨白色（黑色星号）
- 退行性结构具有胡椒粉样结构（黄色箭头）
- 6 种颜色（黑色、浅褐色、深褐色、灰色、蓝色、白色）

诊断

浅表扩散性黑素瘤

讨 论

- 从临床而非皮肤镜检查来看，这个病变与病例 5 类似。我们应该迅速判断这是一个黑素细胞性病变还是非黑素细胞性病变。
- 大面积的白色区域是一个重要线索，提示这可能是一个退化的黑素瘤。
- 病灶内有一些不规则褐色点和小球，可确定为黑素细胞性病变。
- 颜色和结构的显著不对称加上多组分整体模式是高风险标准，表明该黑素细胞性病变可能是黑素瘤。
- 两种不同形式的退行性结构充满了整个皮损。
- 左侧为骨白色（瘢痕样），右侧为弥漫的灰色（胡椒粉样）。
- 皮损中央有一个不规则黑色污斑和蓝白色的混合结构。

- 然而没有发现经典的"幕"结构。
- 其最高风险标准为 6 种颜色的存在：黑色、浅褐色、深褐色、灰色、蓝色和白色。
- 退行性结构的白色和（或）灰色是一个独立的高风险标准。
- 病变中退行性结构越多，皮损为黑素瘤的可能性就越大。
- 退行性结构亦可见于良性黑素细胞性病变和非黑素细胞性病变。

要 点

- 不要忘记用以下警句来协助记忆两项重要的皮肤镜总则：
  - **"如果有蓝色，可能在警告"**。
  - **"如果有白色，或许很严重"**。
- 任何形式的蓝或白色都应该是一个需要关注的危险信号。

病例 7

病史

患者男性,76 岁,以糖皮质激素局部外用清除头皮上严重的脂溢性皮炎后发现本皮损。

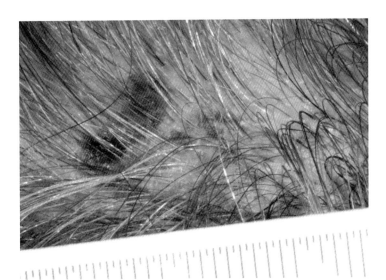

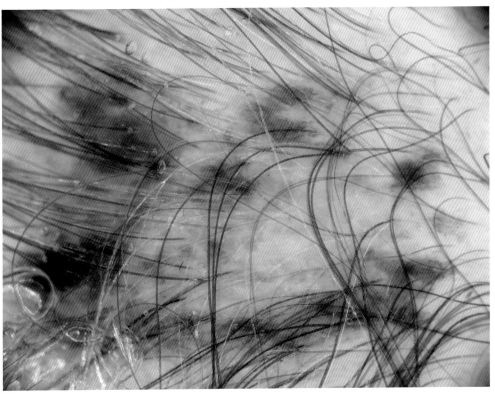

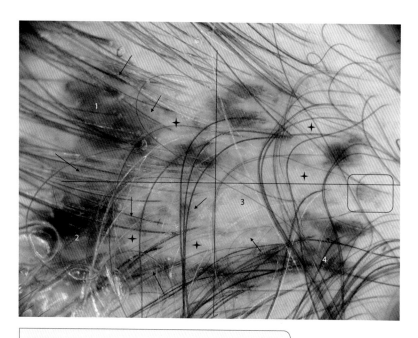

皮肤镜标准

- 颜色和结构不对称（＋）
- 多组分整体模式（1、2、3、4）
- 规则色素网（黑色方框）
- 退行性结构具有骨白色和粉红色（黑色星号）
- 退行性结构具有胡椒粉样结构（黑色箭头）
- 5 种颜（浅褐色、深褐色、灰色、白色、粉红色）

诊断

浅表扩散性黑素瘤

讨 论

- 有一处可疑的色素网病灶，可以将其定义为黑素细胞性病变。
- 这也可以默认为黑素细胞性病变。
- 由于缺乏诊断黑素细胞性病变、脂溢性角化病、基底细胞癌、皮肤纤维瘤或血管瘤的标准，默认情况下应考虑为黑素细胞性病变。
- "如果有白色，可能不太好"。
- 由于大部分病变都充满了退行性结构，表明这是一个黑素瘤，除非有组织病理学诊断另行证明。
- 黑素瘤特异性标准包括多组分整体模式、颜色和结构不对称、大片退行性结构及 5 种颜色的存在。
- 退行性结构区域由骨白色（瘢痕样）和灰色病灶（由真皮中的游离黑素和噬黑素细胞构成，呈胡椒粉样）组成。
- 还有关于乳红色/粉色的一个建议。
- "如果有粉色，停下多思考！"
- 任何形式的乳红色/粉色（代表炎症或新生血管）都应该是一个需要关注的危险信号。
- 乳红色/粉色常见于侵袭性黑素瘤。
- 均质的浅褐色和深褐色不规则病灶常见于发育不良痣和黑素瘤。

要 点

- 标准可以是典型的，也可以是不典型的；或者病变可以被认为是无特征的。
- 在诊断低风险病变之前，确保你没有错过一个高风险标准病灶。
- 无色素性黑素瘤通常特征不明显或无特征。

病例 8

病史

患者女性,29 岁,这是在面部、头皮和颈部的多发的、外观寻常的色素痣之一。

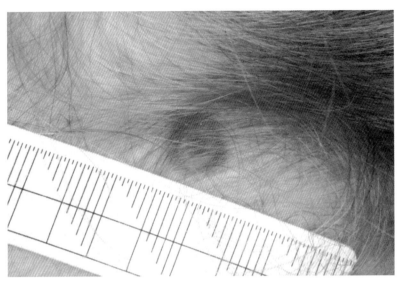

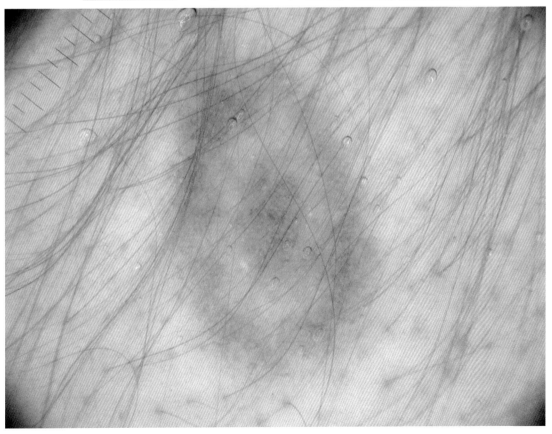

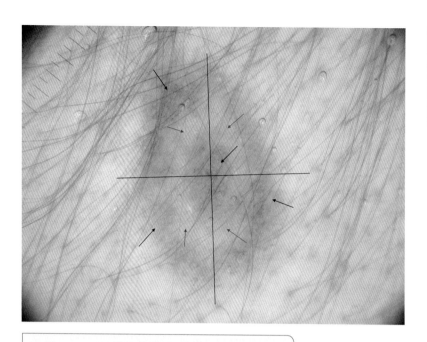

诊断

痣

讨 论

- 这是一个完全对称的病变。
- 病变外周可见非常纤细、规则的色素网,将黑素细胞性病变放在鉴别诊断列表的首位。
- 值得注意的是,色素网亦可见于日光性黑子和皮肤纤维瘤。
- 有一个均匀的中央岛,由非常纤细规则的色素网组成,与病变外周所见类似。
- 充满病变内部的白色不是骨白色,因此不能反映退行性结构中见到的瘢痕样结构。
- 有时可能很难区分病变范围内正常皮肤的浅色、退行性结构中的瘢痕样结构或色素减退。
- 在本病例中,中央的浅色与周围皮肤的颜色是相同的。
- 这种整体模式被称为靶样痣。
- 类似地,外周有规则的色素网环且有浅色结构的病变,称为荆棘冠痣,它是良性的。
- 典型色素网比本病例中的更为成熟。
- 荆棘冠模式最常见于儿童的头皮。可在成人躯干部位发生,但比较少见。

要 点

- 发生于儿童头皮部位的痣,预期可以看到一个均匀的球状模式或荆棘冠模式。
- 任何其他模式都应该是一个需要关注的危险信号。
- 头皮是儿童发育不良痣最常见的部位。

病例 9

病史

患者男性,48 岁,注意到下肢腿皮损的颜色发生改变。

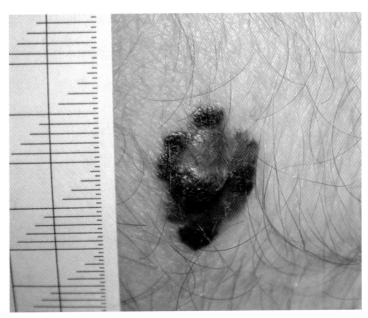

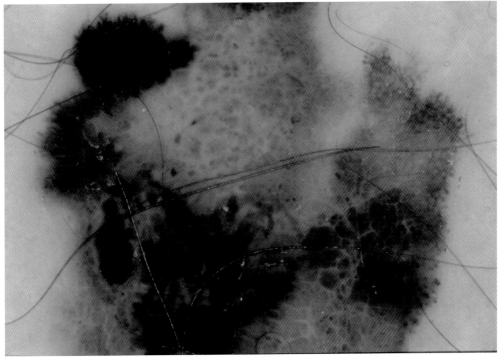

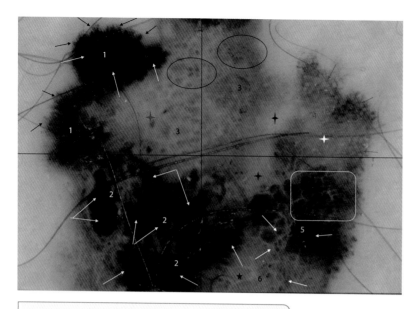

皮肤镜标准

- 颜色和结构不对称（＋）
- 多组分整体模式（1、2、3、4、5、6）
- 不规则色素网（红色箭头）
- 不规则点和小球（黄色方框）
- 不规则污斑（黄色箭头）
- 不规则条纹（黑色箭头）
- 白色网（白色箭头）
- 蓝白色和乳红色（红色星号）
- 乳红色小球（圆圈）
- 退行性结构的骨白色（黑色星号）
- 色素减退（白色星号）
- 6种颜色（黑色、浅褐色、深褐色、蓝色、白色、粉红色）

诊断

浅表扩散性黑素瘤

讨 论

- 这例侵袭性黑素瘤具有所有标准。
- 黑素瘤的特异性标准是典型的且非常容易识别。
- 颜色和结构不对称很显著。
- 多组分整体模式有6个不同的区域，具有不同的标准组合。
- 色素网病灶仅有少量不规则表现。
- 白色网很容易识别。
- 不同大小和形状的不规则点、小球，分布不对称。
- 具有不同大小和形状的多个不规则黑色污斑，分布不对称。
- 可以识别出不规则条纹病灶（由于不是对称地位于病变周围，被定义为不规则的）。
- 可以识别出充满乳红色小球的大片蓝白色（黑色素沉着）和淡粉色区域（代表新生血管）。
- 病灶中心骨白色退行性结构以及6种鲜艳颜色完全符合侵袭性黑素瘤诊断的高风险标准。

要 点

- 这是一个学习所有黑素瘤特异性标准的非常好的病例。
- 花点时间来研究这个病变，并在脑海中巩固不规则标准的表现。
- 诊断黑素瘤可能并不总是这么容易。

病例 10

病史

患者女性,30 岁,这是其背部的"丑小鸭"病灶。她没有发育不良痣的病史,但在大学期间经常去日光浴室,因此患黑素瘤的风险增加。

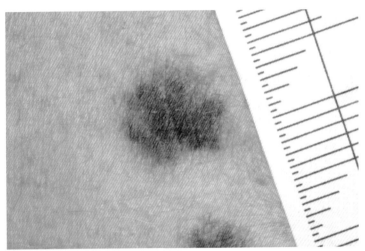

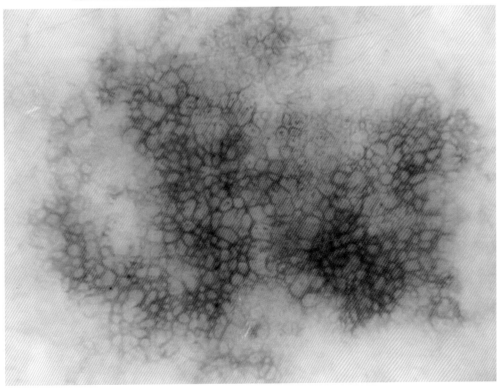

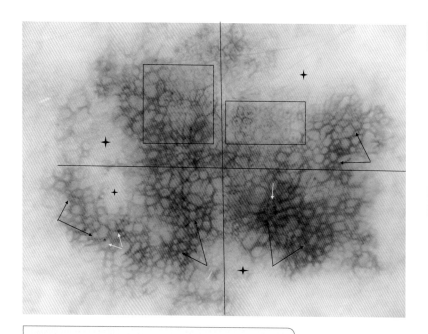

皮肤镜标准

- 颜色和结构不对称（＋）
- 网状整体模式
- 规则色素网（黑色箭头）
- 靶形色素网（方框）
- 不规则点和小球（黄色箭头）
- 正常皮肤（星号）

诊断

先天性痣

讨 论

- 具有 ABCD 临床标准的"丑小鸭"病变是需要重点关注的，尽管初看这种病变的皮肤镜下表现是低风险的。
- 色素网确定为黑素细胞性病变。
- 由于色素网充满了病变，整体模式是网状的。
- 纯网状整体模式（规则色素网），没有良性或恶性（不规则色素网）黑素细胞性病变中的其他显著标准。
- 有争议的是，病变的左侧部分不是完全的右侧部分的镜像，且上半部分也不是下半部分的镜像，该病变的颜色和结构存在轻微的不对称。
- 一般来说，皮肤镜专家在确定皮损的对称性时，观察者之间的一致性往往不是很好。
- 病变内充满了浅褐色和深褐色的规则色素网。
- 尽管在不规则色素网中可以看到不同深浅的褐色，但不规则色素网的其他特征（变宽、增粗、具有不规则孔的分支状）也应该存在，从而得出不规则性的结论。
- 如果仔细观察，就会发现在色素网的孔中有一些点，识别为靶形网。
- 靶形网是先天性黑素细胞痣的一个特征。
- 有两处略有不规则的褐色点和小球病灶，它们没有诊断意义。
- 在该病变中也可以看到正常皮肤的区域（不要与退行性结构相混淆）。

要 点

- 有些情况下，高风险的临床特征优先于低风险的皮肤镜特征，这时需要组织病理学诊断。
- 临床上看似平常的病灶，若具有高风险皮肤镜特征，也需要组织病理学诊断。
- 任何临床和（或）皮肤镜下的"丑小鸭"病变都应该重点关注，需要密切注意。

病例 11

病史

患者男性,在 20 多岁时发现一些痣,具有非常相似的临床和皮肤镜下特征。

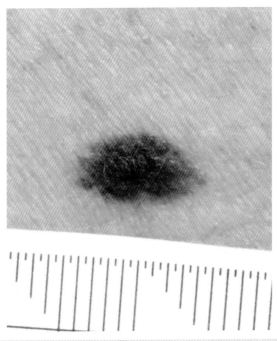

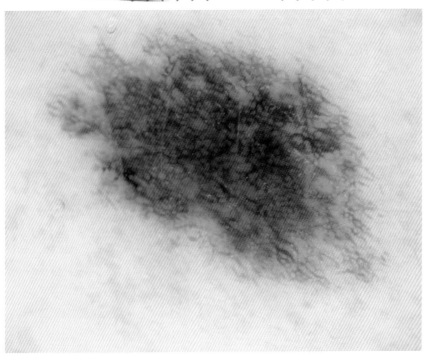

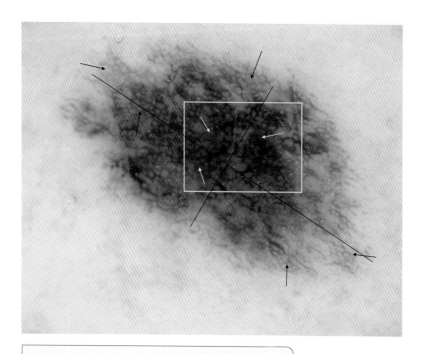

诊断
发育不良痣

讨 论

- 这种病变的恶性程度比良性程度高，但没有足够的特征来诊断黑素瘤。
- 色素网表示此为具有网状整体模式的黑素细胞性病变。
- 病变中央是一个范围较大、具有不规则色素网的区域，并提示有蓝白色。
- 由于线段的变宽、增粗、分支和断裂，色素网是不规则的。
- 然而此外，病变的很大一部分包含规则的色素网。
- 不规则网病灶内的蓝白色不符合幕或退行性结构的定义。
- 也就是说，请记住蓝色和（或）白色在任何形式下都是常见的，但并非总是与高风险病理相关。
- 多灶性色素减退是发育不良痣的一个常见特征，但在本病例中未看到。

- 具有这些皮肤镜特征的病变，在患者身上单独出现时，比具有几个相似表现的痣更令人担忧（信号痣）。
- 一般而言，医生的经验和信心将决定是进行活检以获得组织病理学诊断，还是随着时间的推移跟踪该病变以待发现更高风险的临床或皮肤镜下改变的演变过程。

要 点

- 通过在实践中增加数字皮肤镜，将使皮肤镜检查达到更高水平。
- 数字图像可以仅仅用于图表记录，也可以作为一个有用的基线。可在此后对相同的皮损进行并排比较，以检查病变随时间的演变。
- 随着时间的推移，重要的皮肤镜下改变包括不对称的扩大、病变内无扩大的不对称变化、出现新的黑素瘤特异性标准、典型特征的消失和（或）出现新的颜色。

病例 12

病史

患者男性，75 岁。左下背部一个未曾注意的皮损。

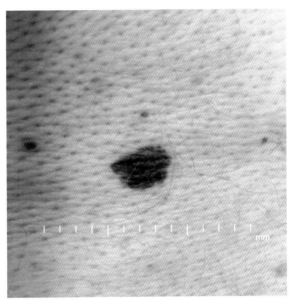

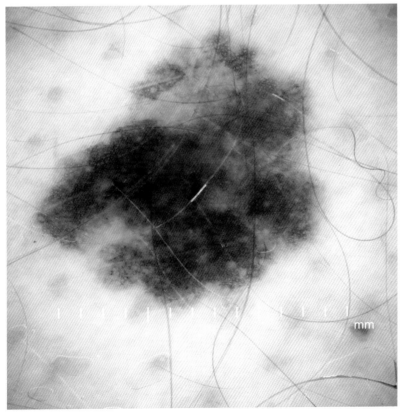

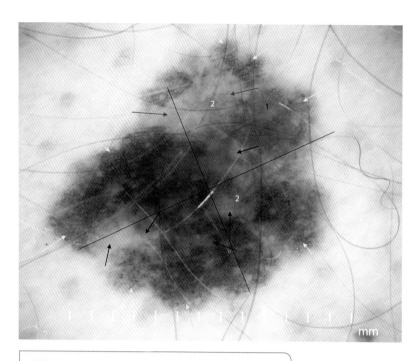

皮肤镜标准

- 颜色和结构不对称（＋）
- 多组分整体模式（1、2、3）
- 规则色素网（黄色箭头）
- 色素减退（红色箭头）
- 退行性结构（黑色箭头）

诊断

早期侵袭性浅表扩散性黑素瘤

讨 论

- 首先,由不规则颜色形成了显著的不对称性颜色和结构。
- 这可能是提示黑素瘤的首要危险信号。
- 灶性分布的规则色素网提示是黑素细胞性病变。
- 总体模式是多组分模式,然而,不同区域融合在一起。
- 皮损周围大面积的色素减退区是高风险的,可见于黑素瘤。
- 皮损有明显的不规则骨白色退行性病灶,以及遍布皮损的白色结构。
- 病变的部分区域中,色素减退和骨白色似乎融合在一起。
- 总体而言,该临床上外观寻常的皮损在皮肤镜下有令人担忧的特征,包括颜色和结构不对称、多组分整体模式、不规则浅褐色和深褐色结构,以及退化区域。
- 尽管这些皮肤镜特征本身不足以诊断黑素瘤,但是属于不典型性表现,需要尽快进行组织病理检查以进一步明确诊断。

要 点

- 临床上普通的皮损用皮肤镜检查有时却意外地不典型——可能存在隐匿的高危病理。
- 皮肤镜检查的重要原则是普通的和临床表现不典型的皮损都要检查。
- 这种彻查会增加发现高风险黑素细胞性病变和高风险非黑素细胞性病变的机会。
- 检查低风险皮损的病理可以增加对高风险病理的敏感性。
- 尽量完善皮损检查,可能会及时挽救生命。

病例 13

病史

患者女性,50 岁,上背部中央自出生就有一颗痣。近期她的丈夫注意到这颗痣发生了变化。

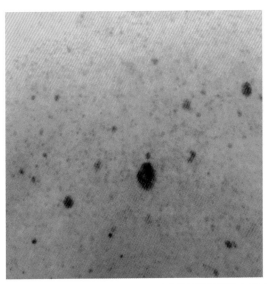

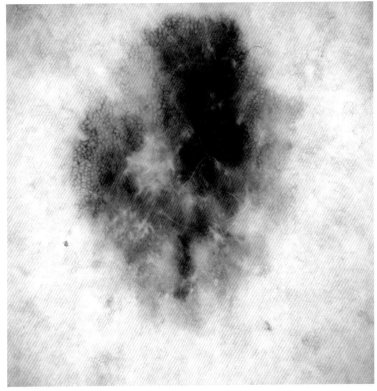

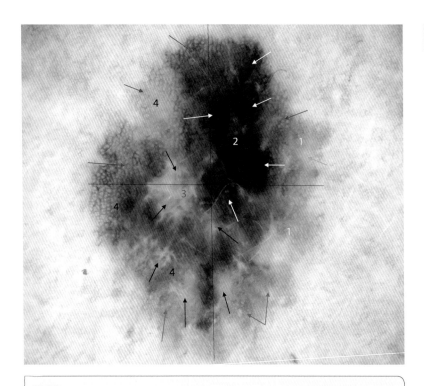

<table>
<tr><th>皮肤镜标准</th></tr>
</table>

- 颜色和结构不对称（＋）
- 多组分整体模式（1、2、3、4）
- 规则色素网（红色箭头）
- 不规则污斑（白色箭头）
- 退行性结构（黑色箭头）
- 色素减退（蓝色箭头）
- 5种颜色（黑色、浅褐色、深褐色、白色、粉色）

诊断

发生于先天性色素痣的早期侵袭性浅表扩散性黑素瘤

讨 论

- 这个简单的病例具有完整的黑素瘤特异性标准。
- 与病例12相比，特征更易识别。
- 规则的色素网结构可确定此为黑素细胞性病变。
- 皮损有明显的颜色和结构不对称，合并多组分整体模式。
- 皮损并没有色素点和小球，但有一个大的不规则黑色污斑。
- 皮损的边缘有骨白色退行性结构区域及多处色素减退区域。
- 5种颜色（黑色、浅褐色、深褐色、白色、粉色）。
- 近看暗色污斑上似乎有红斑（粉色）。
- 在良性和恶性黑素细胞性病变中，红斑（提示炎症）是一种常见的非特异性皮肤镜表现。

- 通常红斑会随着压力消失。
- 皮损没有先天性色素痣的皮肤镜特征（靶形网、终毛及毛囊周围色素减退区）。

要 点

- 临床表现和皮肤镜的线索可以帮助你确定面对的是浅表黑素瘤或侵袭性黑素瘤。
- 具有浅表颜色（黑色和褐色）和典型局部标准（网、点和小球）的扁平或轻微隆起病变与原位或早期侵袭性黑素瘤有关。
- 缺乏局部标准的结节性病变，具有色素位置较深的颜色（蓝色和乳红色），则病变倾向于为更深的侵袭性黑素瘤。
- 退行性结构并不总是和较深的黑素瘤相关。
- 尽管患者可能有黑素瘤，但根据临床和皮肤镜所见，如果能够告诉患者它看起来并不是一个较差的病变会更好。

病例 14

病史

患者男性,49岁,上臂扁平皮损多年。最近有一处皮损开始瘙痒,患者以为是蚊虫叮咬后没有痊愈。

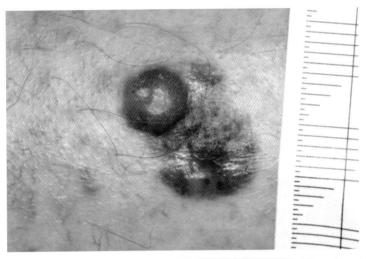

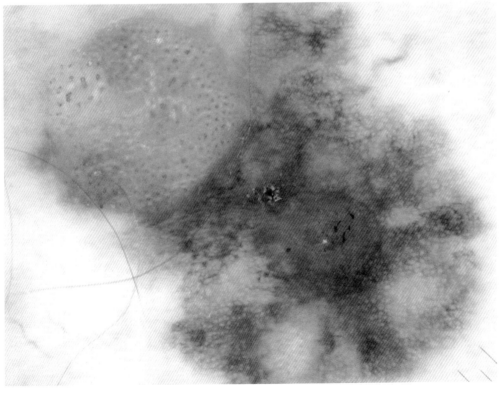

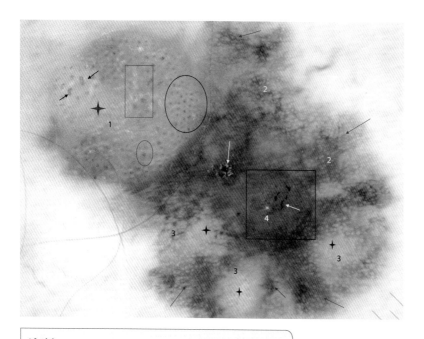

皮肤镜标准

- 颜色和结构不对称
- 多组分整体模式（1、2、3、4）
- 规则色素网（红色箭头）
- 白色结节（红色星号）
- 晶状体结构（红色方框）
- 点状血管（黑色圆圈）
- 不规则发夹样血管（黑色箭头）
- 逗号状血管（红色圆圈）
- 退行性结构（黑色星号）
- 乳红色区域（黑色方框）
- 溃疡（黄色箭头）
- 5种颜色（浅褐色、深褐色、白色、粉色、灰色）

诊断

继发性结节性黑素瘤

讨 论

- 散在分布的规则色素网，提示是黑素细胞性病变。
- 皮损有明显的颜色和结构不对称，以及多组分整体模式。
- 较大的白色环形区域包含晶状体结构和多形性血管（点状、发夹样、逗号状）。
- 初看白色区域内的血管表现为针尖状、肾小球状，因此提示可能是色素性 Bowen 病。但仔细观察会发现不规则发夹样血管及逗号状血管。
- 临床上的暗红色结节在皮肤镜下可表现为乳红色至粉色区域。
- 需注意的是，拍摄数码照片的时候使用仪器加压可能会使粉色消退。
- 只有使用偏振光皮肤镜才能看到白色区域的晶状体结构。
- 皮损中央有一个小圆形乳红色区域伴有溃疡，旁边有另一个结痂的溃疡。
- 灶性分布的退行性结构（骨白色和灰色结构）以及 5 种颜色（浅褐色、深褐色、白色、灰色、粉色）是这例结节性黑素瘤最终的特异性高风险皮肤镜标准。
- 不幸的是，这位患者在结节形成之前未就诊，而结节未形成的皮肤镜特征仅为原位或早期侵袭性黑素瘤的典型表现。

要 点

- 在使用皮肤镜诊断前全面、仔细地检查整个皮损是很重要的。
- 仅基于单一皮肤镜诊断标准的治疗决策可能导致误诊。
- 例如，仅仅观察到粟粒样囊肿和假性毛囊性开口而不分析其他标准，可能会误诊为具有与脂溢性角化病相似标准的良性或恶性黑素细胞性病变。

病例 15

病史

患者男性,42 岁,担心他右侧手臂痣下方新出现的一个黑点。

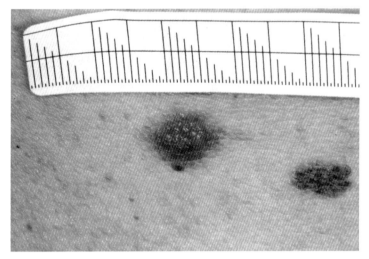

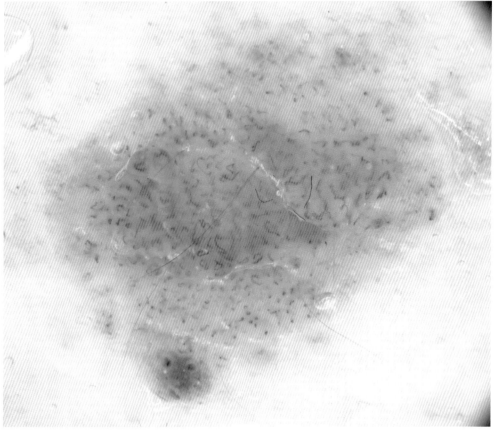

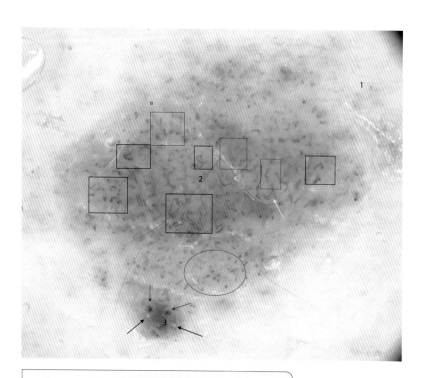

皮肤镜标准

- 颜色和结构不对称
- 多组分整体模式（1、2、3）
- 点状血管（圆圈）
- 线状血管（红色方框）
- 逗号状血管（黑色方框）
- 发夹样血管（黄色箭头）
- 色素性假性毛囊开口（红色箭头）
- 粟粒样囊肿（黑色箭头）

诊断

碰撞性病变：痣和脂溢性角化病

讨 论

- 临床看似一个非常普通的复合痣。
- 因为没有黑素细胞性病变、脂溢性角化病、基底细胞癌、皮肤纤维瘤或血管瘤的诊断标准，所以默认为黑素细胞性病变。
- 有颜色和结构不对称、多组分整体模式，以及具有多形性（3 种或 3 种以上不同形态）血管的乳红色结构。
- 逗号状、点状、线状和发夹样血管。
- 低风险的皮损病理中可能发现黑素瘤特异性的高风险标准（如多形性血管、粉色结构）。
- 逗号状血管与复合痣密切相关。
- 患者所关注的新发黑点是伴有粟粒样囊肿和色素性假性毛囊开口的一个小的脂溢性角化病。
- 放大皮损能更好地观察到血管形态以及"新发黑斑"上脂溢性角化病的初期皮嵴。
- 色素性假性毛囊开口需与黑素细胞性病变的规则褐色小球鉴别。
- 这是脂溢性角化病的一个亚型，主要的血管是发夹样血管。

要 点

- 皮肤镜检查的主要优势是能当场明确患者的皮损是低风险的。
- 为病变建立数字化的皮肤镜图像，例如使用手机可以放大图像。
- 放大的皮肤镜图像使微小的皮损诊断标准，如扩张的毛细血管的形状更容易观察，同时也可以观察到不明显的皮损特征。
- 在提升自身皮肤镜技术能力的时候，一定记住：如果有怀疑，就要切掉它。

病例 16

病史

患者男性，80 岁，在曝光部位出现肥厚性日光性角化病皮损，他的面部和躯干有多个肿块在皮肤镜下表现为基底细胞癌和鳞状细胞癌的特征，另外在他的背部也出现了这类皮损。

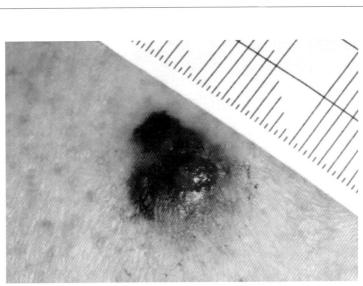

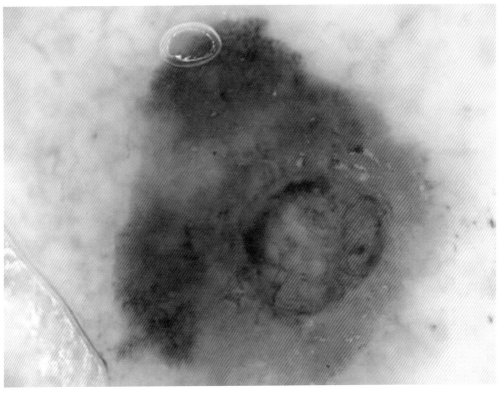

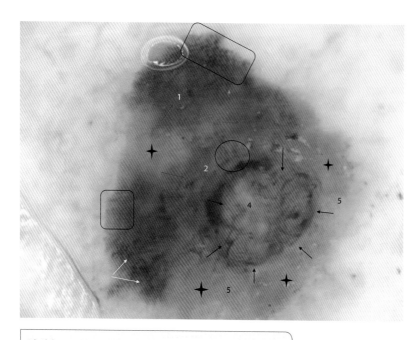

诊断

侵袭性黑素瘤

讨 论

- 这例皮损的重要发现包括：
  - 不规则的褐色点和小球提示黑素细胞性病变。
  - 显著的颜色和结构不对称。
  - 不规则色素网是可疑要点。
  - 乳红色结节周围乳红色区域和乳红色小球。
- 深蓝色和蓝白色结构不符合幕的定义，但也是令人担忧的特征。
- 乳红色和蓝色表明这例黑素瘤浸润深度较深。
- 侵袭性黑素瘤出现这些皮肤镜特征可能是最糟糕的。
- 在黑素细胞性病变中出现5～6种颜色是一个值得关注的危险信号。
- 皮损内5个独立的区域组成了多组分整体模式。

- 经验丰富的皮肤镜医师可能对独立区域的具体数量并不认可。不同的区域仅代表侵袭性黑素瘤的几个显著的不典型特征之一。
- 最终的诊断并不取决于单一的判断。
- 像这样较深的侵袭性黑素瘤通常在病变的周围缺乏局部标准（色素网、点、小球）。
- 总之，褐色点和小球提示是黑素细胞性病变。黑素瘤的特征包括颜色和结构不对称、多组分整体模式、不规则色素网、不规则点和小球、乳红色结节、蓝白色和6种颜色。

要 点

- 牢记或者写下每个皮损要识别的要点清单，以使皮肤镜的评估保持一致。
- 不要告诉患者你百分百确定他患有黑素瘤。即便临床和皮肤镜显示出最可疑的特征，组织病理结果都有可能说明其并不是黑素瘤。

病例 17

病史

患者女性,62 岁,左上臂皮损刚被发现数月。

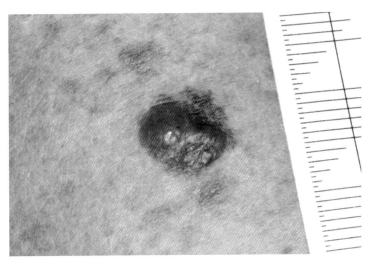

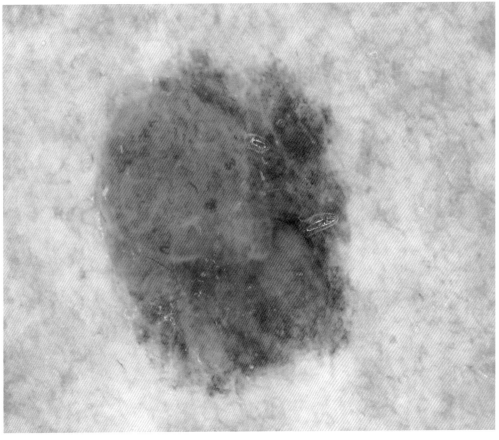

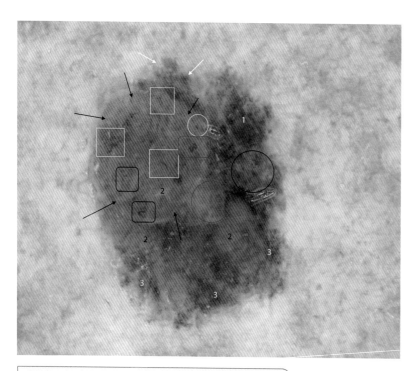

皮肤镜标准

- ■ 颜色和结构不对称
- ■ 多组分整体模式（1、2、3）
- ■ 不规则点和小球（黑色圆圈）
- ■ 乳红色结节（黑色箭头）
- ■ 逗号状血管（黑色方框）
- ■ 线状血管（黄色方框）
- ■ 点状血管（黄色圆圈）
- ■ 螺旋状血管（红色方框）
- ■ 乳红色小球（红色圆圈）

诊断
无色素性结节性黑素瘤

讨 论

- ■ 临床上我们看到结节呈红色。
- ■ 皮肤镜下可见浅褐色和深褐色结构、乳红色结节及多形性血管。
- ■ 在这种情况下，判断为无色素性结节性黑素瘤，除非被证明并非如此。然后要迅速切除。
- ■ 根据第一印象快速诊断为无色素性黑素瘤，然后思考，以证明诊断。
- ■ 基于快速地识别该病变的危险信号，第一印象即综合反应这可能是恶性的。
- ■ 思考是一个后续的过程，需要花时间系统地评估观察到的临床和皮肤镜的详细特征，包括以下内容：
  - ■ 乳红色/粉色、褐色皮损中不规则小血管，以及不规则褐色点和小球（提示为黑素细胞性病变）。
- ■ 颜色和结构不对称、乳红色结节的多组分整体模式与扁平的乳红色区域。还有一些较容易被忽视的非常不明显的乳红色小球。
- ■ 注意扩张的毛细血管形状：
  - ■ 包括逗号状、线状、点状血管，甚至还有一种类似于数字 3 形状的血管，考虑为螺旋状血管的变形。

要 点

- ■ "直觉加思考"近似于经验和知识的结合。
- ■ 经验不足的皮肤镜医师应多思考、评估，而不是凭第一印象，以减少误诊的机会。
- ■ 多花时间去学习皮肤镜，要成为一个熟练的皮肤镜医师的学习过程是漫长曲折的。

病例 18

病史

患者女性，50 岁。腹股沟出现一个肿块，在同侧下肢出现一处皮损。

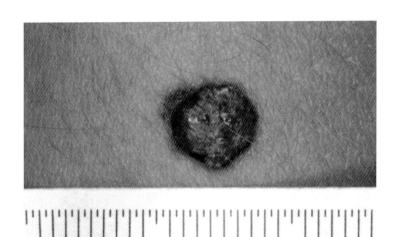

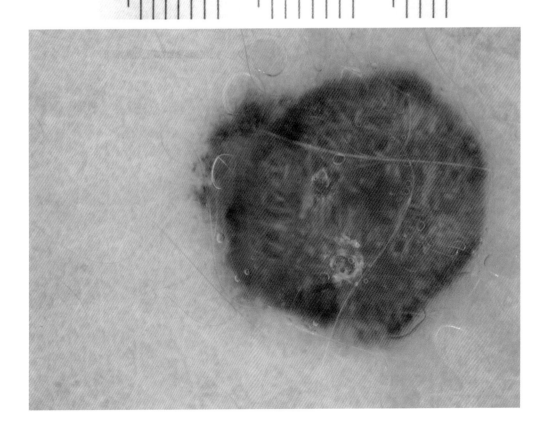

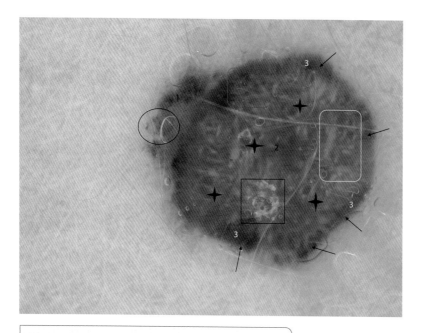

- 颜色和结构不对称
- 多组分整体模式（1、2、3）
- 不规则褐色点和小球（圆圈）
- 乳红色结节和晶状体结构（星号）
- 晶状体结构（黄色方框）
- 乳红色小球（红色方框）
- 多形性血管（红色箭头）
- 灰色结构（黑色箭头）
- 溃疡（黑色方框）
- 5 种颜色（浅褐色、深褐色、灰色、白色、乳红色/粉色）

诊断

无色素性结节性黑素瘤

讨 论

- 这可能是另一个采用"直觉加思考"方法的诊断，任何充满晶状体结构的乳红色皮损在统计学上都更倾向于无色素性黑素瘤的诊断。
- 不规则褐色点和小球提示这是黑素细胞性病变。
- 这例无色素性黑素瘤最令人担忧的特征是乳红色皮损内弥漫分布晶状体结构。
- 晶状体结构可以在非黑素细胞性良性病变（如皮肤纤维瘤）或恶性病变（如基底细胞癌），以及黑素细胞性良性病变（如 Spitz 痣）或恶性病变（如黑素瘤）中观察到。
- 当在黑素细胞性病变中发现晶状体结构时，倾向于黑素瘤的诊断。
- 在这个患者的皮损中，晶状体结构的大小和形状不一。
- 晶状体结构的大小、形状或分布没有诊断意义。

- 任何晶状体结构的出现都应该是一个值得关注的危险信号。
- 有时较难区分白色网和晶状体结构，白色网为网状而晶状体结构不呈网状。
- 皮损包括不明显的灶性乳红色小球和多形性血管，呈线状、点状和逗号状。放大皮损可以更容易观察到血管。
- 灰色是并不太重要的特征，代表免疫应答产生的胡椒粉样结构。
- 不幸的是，这位患者的前哨淋巴结活检阳性。

要 点

- 临床上或皮肤镜下发现的粉色皮损，不是明显良性的即应尽早切除。
- 当皮损是粉色的应引起注意！
- 结节性皮损不提倡数字化随访，这可能会延误恶性病征的病理诊断。

病例 19

病史

患者男性，60 多岁，因日晒伤就诊，他的主诉是耳部有鳞屑、不愈合的斑。我们进行全身皮肤检查并在他的左上背部发现了这个皮损。

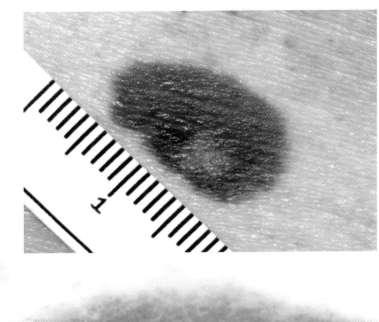

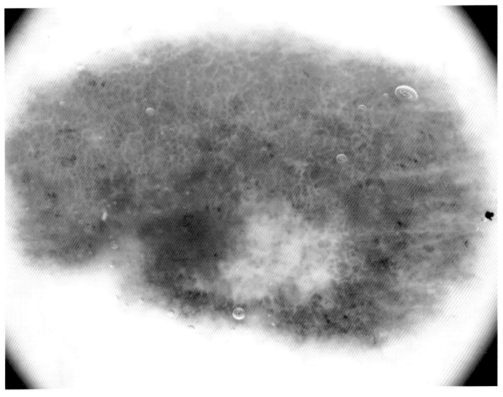

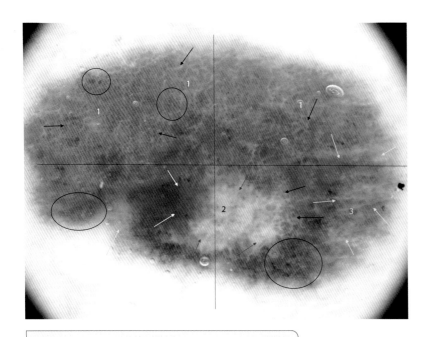

皮肤镜标准

- 颜色和结构不对称（＋）
- 多组分整体模式（1、2、3）
- 不规则褐色点和小球（圆圈）
- 白色网（黑色箭头）
- 退行性结构（红色箭头）
- 黑素沉着（白色箭头）
- 色素减退（黄色箭头）
- 5种颜色（浅褐色、深褐色、粉色、白色、蓝色）

诊断

浅表扩散性黑素瘤

讨 论

- 散在模糊的褐色点和小球提示这是黑素细胞性病变。
- 有明显的颜色和结构不对称、多组分整体模式及3个不同标准区域。
- 这两个特征都是令人担忧的。
- 皮损的上部分是粉色区域及白色网。
- 白色网需要与晶状体结构鉴别，白色的线条是呈网状排列的。
- 晶状体结构不呈网状。
- 即使出现最无危害的白色网也应该是一个值得关注的危险信号。
- 白色网可能是黑素瘤的唯一线索。
- 骨白色和粉色组成不规则区域。
- 白色区域代表退行性结构的瘢痕样区域。
- 白色区域内有淡淡的粉色，放大皮损可以看到模糊的毛细血管扩张。

- 皮肤镜观察到的血管结构可能清楚或者模糊。
- 皮损表面的血管通常在皮肤镜下清晰显示，病变深处的血管通常模糊不清。
- 白色区域旁边不规则的蓝色污斑为黑素沉着改变，代表真皮深处大量色素性恶性黑素细胞。
- 病灶周围出现大面积色素减退区是值得关注的危险信号。

要 点

- 对已知有皮肤癌高危因素的患者，即使这不是患者的主诉，亦应进行全身皮肤检查。
- 偶尔你可能会发现严重的高风险病理，这些患者可能原本并不知晓。
- 这是非常值得的，甚至还可能会拯救一个生命。

病例 20

病史

患者女性,47 岁,右小腿发现的皮损。

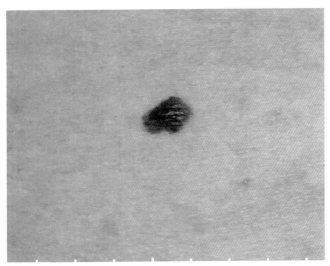

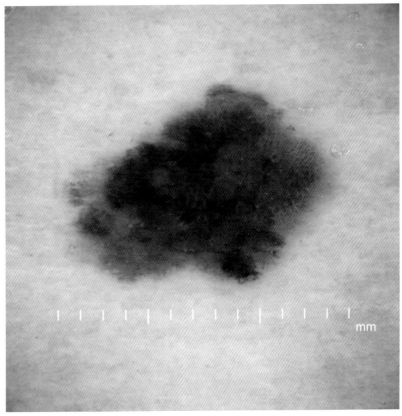

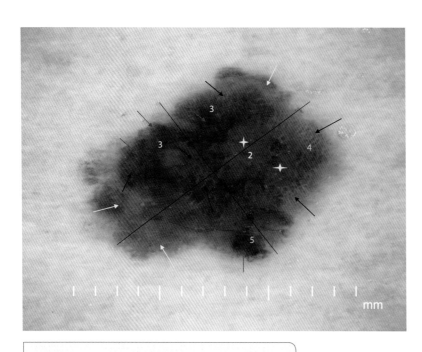

诊断

浅表扩散性黑素瘤

讨 论

- 该皮损默认为黑素细胞性病变，即并无黑素细胞性病变、脂溢性角化病、基底细胞癌、血管瘤或皮肤纤维瘤的诊断标准。病变归类为黑素细胞性病变，以免错过潜在的黑素瘤，正如本病例中的发现。

- 皮损有颜色和结构不对称。皮损的左半部分与右半部分不对称，上半部分与下半部分不对称。

- 皮损具体的诊断标准区域数量存在争议，但它具有高风险的多组分整体模式。

- 皮损具有白色网。与病例 19 相比，白色网结构虽不太明显，但在皮损中仍清晰可见。

- 皮损中蓝白幕的形态非常典型，容易识别。

- 皮损周围可见不规则暗色污斑以及不规则的色素减退。

- 白色网有时是蓝白幕、不规则暗色污斑以及色素减退区的组成部分。

- 最后，皮损有 5 种颜色。

- 总之，这是一个成熟的黑素细胞性病变，具有黑素瘤特异性标准，包括颜色和结构不对称、多组分整体模式、白色网、蓝白幕、不规则暗色污斑、不规则周围色素减退和 5 种颜色。

要 点

- 这例患者皮损的诊断和分析都很明确。

- 如有任何困惑，最好复习第二章"全面的皮肤镜标准综述"。

病例 21

病史

一名 34 岁男性的妻子担心丈夫上背部一个孤立的皮损。

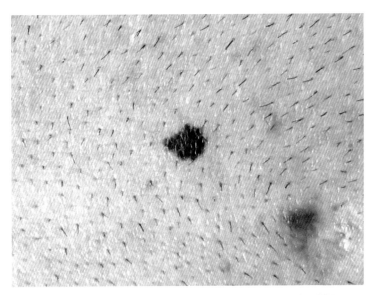

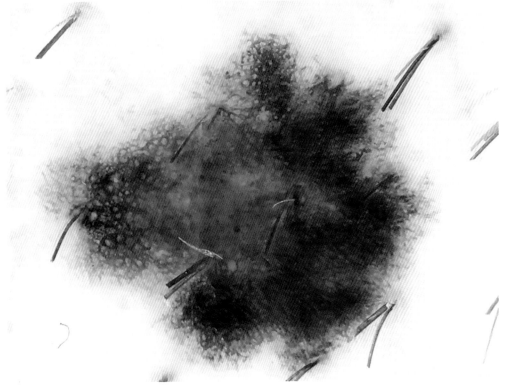

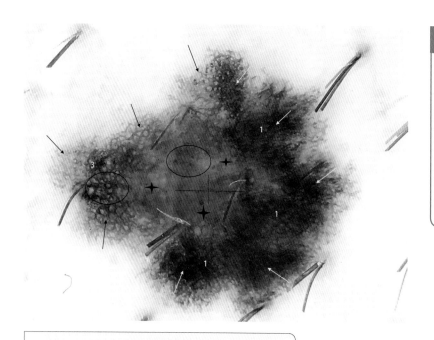

皮肤镜标准

- 颜色和结构不对称（＋）
- 多组分整体模式（1、2、3）
- 规则色素网（黑色箭头）
- 不规则点和小球（圆圈）
- 色素沉着（黄色箭头）
- 色素减退（星号）

诊断

发育不良痣

讨 论

- 成年男性背部的单发色素性皮损具有ABCDE标准的一些特征，这是值得关注的危险信号。
- 皮肤镜外观的第一印象提示恶性的可能性大于良性，但也不能肯定是恶性。
- 色素网以及灶性褐色点和小球提示这是黑素细胞性病变。
- 总体上，有颜色和结构不对称、多组分整体模式和3个不同标准的区域。
- 经验不足的皮肤镜医师可能会认为色素网不规则，其实它处于规则的范围内。线段的颜色和粗细相同，孔洞较均匀。
- 皮损有两处不规则褐色点和小球，是诊断本例发育不良痣的次要但有意义的特征。
- 最显著的特征是皮损处不规则色素沉着和色素减退区域，它们外观污浊。

- 外观污浊是发育不良痣较为常见的特征。
- 色素沉着也可以描述为不规则污斑。
- 好消息是皮损没有其他支持黑素瘤诊断的高风险标准（如更多的颜色、不规则条纹、退行性结构、多形性血管）。
- 不规则色素网、多灶性的色素减退和色素沉着是发育不良痣的共同特征。

要 点

- 建议患者定期进行皮肤自检。
- 建议患者的伴侣检查皮肤自检的盲区，如后背和头皮。
- 在临床上，无论什么颜色或者部位，任何新发的或发生变化的皮损都需要引起我们重视，皮肤肿瘤可能与书中的描述一致或不同，但是无论如何，我们应该找到它们。

病例 22

病史

患者女性,67 岁,担心右下背部发生变化的黑斑,在年度皮肤体检时告诉了她的皮肤科医生。

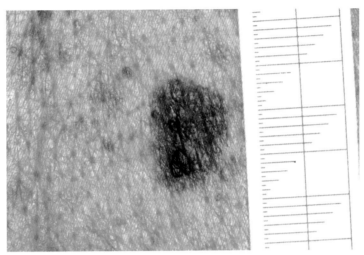

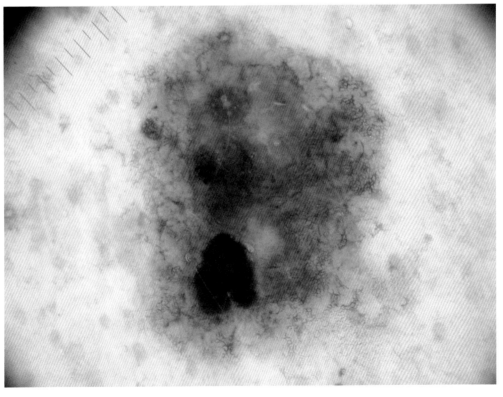

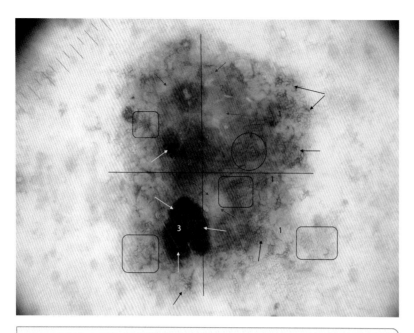

诊断

发生于原位黑素瘤的早期侵袭性浅表扩散性黑素瘤

讨 论

- 临床上考虑这可能是黑素瘤，通过皮肤镜检查被证实。
- 凭直觉。黑色、蓝色、粉色和白色是高风险的线索。
- 皮损为黑素细胞性病变，充满灶性分布的规则和不规则的不同深浅的褐色色素网，以及呈断裂或分支的线段。
- 不规则点和小球是否代表不规则色素网断裂的线段还存在争议，在有其他高风险因素的情况下这只是小问题。
- 皮损具有颜色和结构不对称以及多组分整体模式。
- 显著的不规则黑色污斑上布满了不规则黑点和小球，容易与脂溢性角化病的色素性假性毛囊开口混淆。对于没有经验的皮肤镜医师来说，这容易被误诊为色素性脂溢性角化病。

- 皮损包括2个明显的退行性结构区域。
- 皮损上半部分的退行性结构由骨白色瘢痕、蓝黑色区域、灰色胡椒粉样和少量粉色区域构成。
- 皮损下半部分是纯的骨白色区域。
- 总之，色素网可确定这是黑素细胞性病变。这里有颜色和结构不对称、多组分整体模式、规则和不规则色素网，和不规则褐色和黑色点、小球，以及不规则污斑、退行性结构和7种颜色。

要 点

- 需要记住这些重要的高风险皮肤镜线索：
  - **如果有粉色，停下多思考！**
  - **如果有蓝色，可能在警告！**
  - **如果有白色，或许很严重！**
  - **如果有黑色，不要忽略掉！**

病例 23

病史

一位在加州马里布冲浪海滩的陌生人看到患者小腿上的皮损，建议他尽快去皮肤科就诊。

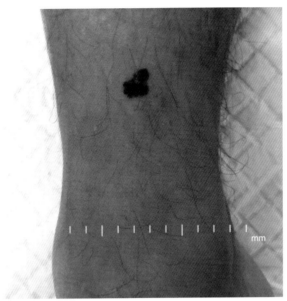

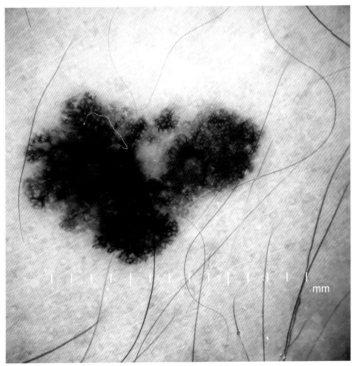

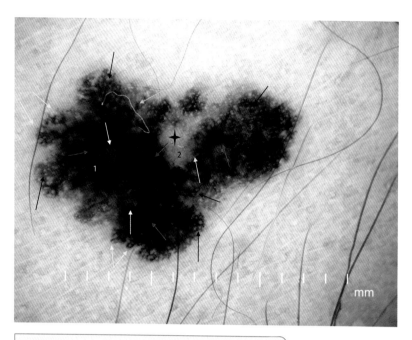

诊断
早期侵袭性浅表扩散性黑素瘤

讨 论

- 不规则色素网提示这是黑素细胞性病变。
- 皮损整体具有多组分模式（3 个区域）或网状均质模式（网状网络和均质颜色）。
- 皮损具有颜色和结构不对称。
- 不规则黑色污斑非常典型。
- 不明显蓝白幕中包含晶状体结构。
- 我们需要注意病灶周围的一些灶性分布的不规则条纹结构。
- 浅色区域并不代表骨白色的退行性结构。确切地说，它与周围皮肤倒是相同的，是形态不规则皮损内的正常皮肤。
- 总之，色素网提示是黑素细胞性病变。包括不规则色素网、不规则条纹、不规则污斑、蓝白幕和晶状体结构。
- 扁平皮损具有在皮肤较浅部位色素的颜色（黑色和褐色），以及皮损内出现显著色素网，预计是原位或早期侵袭性黑素瘤。

要 点

- 这里包含有伦理困惑：如果我们在另一个人身上看到可疑的皮损，我们应该提醒他注意吗？
- 我们建议可以向朋友或陌生人指出潜在的高危病变，但并不建议递上您的名片！

病例 24

病史

患者女性,44 岁,她的家庭医生关注到她肩上的黑痣。

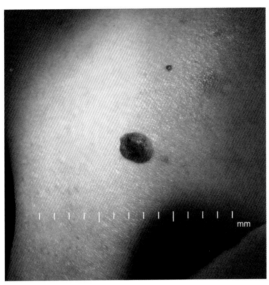

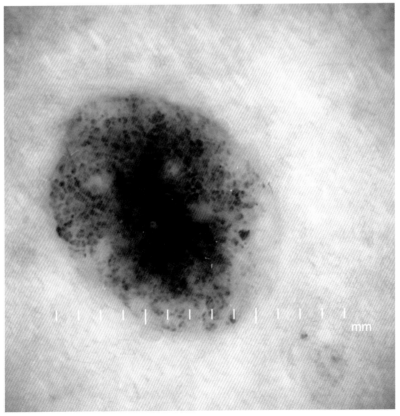

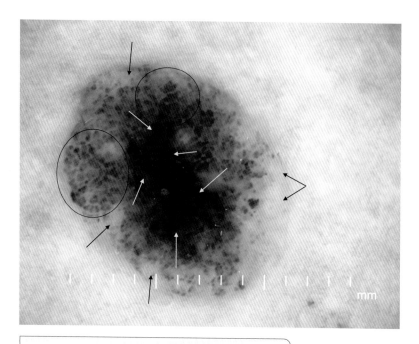

皮肤镜标准

- 颜色和结构不对称
- 鹅卵石样整体模式
- 规则褐色点和小球
- 不规则污斑(黄色箭头)
- 正常皮岛(黑色箭头)

诊断

激惹型先天性痣

讨 论

- 褐色点和小球表明是黑素细胞性病变。
- 鹅卵石样整体模式是一种球状模式的变体,痣内充满规则或均匀一致的褐色点和小球。鹅卵石样模式的点和小球更大,且带有棱角,给人一种鹅卵石街道的感觉。
- 整体模式也可描述为均质(黑色污斑)-球状(点和小球)。
- 这个鹅卵石样整体模式中心位置还有一个不规则黑色污斑,其特点是不规则边界。凭直觉,这个不规则黑色污斑应该作为一个危险信号。
- 在大多数情况下,球状和鹅卵石样整体模式与良性痣有关。事实上,它们在儿童中最常见。
- 在黑素瘤中也可以看到不规则褐色点和小球形成的鹅卵石样模式。
- 位于中央的不规则黑色污斑的鉴别诊断包括色素经皮排除、不典型黑素细胞病灶和激惹。
- 白色病灶与周围皮肤的白色相同,代表病变内的正常皮肤,而不是退行性结构。
- 混合痣具有褐色痣和蓝色痣的特征。黑色表示色素位于皮肤靠上的层次,不是复合痣的特征。
- 具有规则褐色点和小球的球状模式或鹅卵石样模式无需干预。然而这种带有不规则黑色污斑的病变需要尽快进行组织病理学诊断。

要 点

- 始终要牢记一般皮肤镜检查规则:对于你在病变中认定的任何给定标准,你必须确定它们是规则或不规则、好或坏、低风险或高风险。
- 黑色始终是应予关注的一个危险信号,但并非总是意味着病理上的高风险。

病例 25

病史
患者女性,22 岁,背部多个痣中的一个。

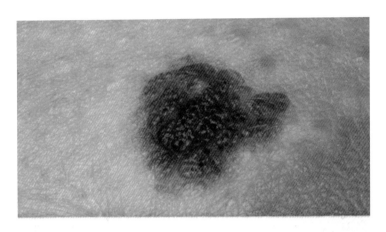

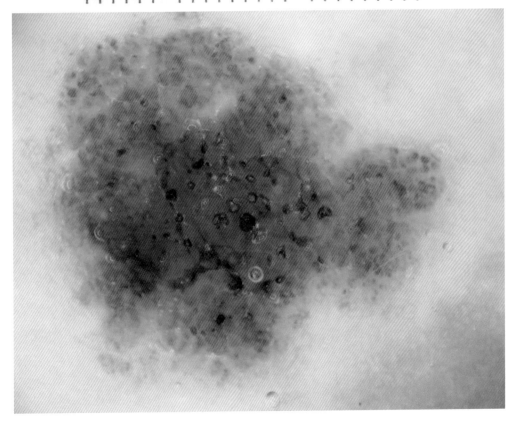

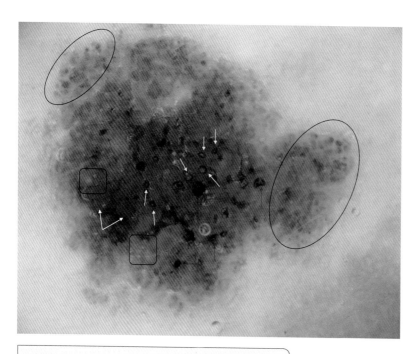

皮肤镜标准

- 颜色和结构不对称
- 球形/鹅卵石样整体模式
- 规则褐色点和小球（圆圈）
- 色素性假性毛囊开口（红色箭头）
- 无色素性假性毛囊开口（黄色箭头）
- 粟粒样囊肿（方框）
- 浅灰色污斑（白色箭头）

诊断

痣

讨论

- 规则褐色点和小球表明是黑素细胞性病变。
- 痣的表现既有规则褐色点和小球的球状模式，也有较大且带有棱角的褐色点和小球的鹅卵石样模式。
- 这种组合标准是常见的。
- 本例点和小球形态不如上一病例典型。
- 本例一个突出的特征是存在色素性和无色素性假性毛囊开口。
- 假性毛囊开口代表充满角蛋白的表皮内陷，类似于痤疮患者的粉刺。皮脂氧化产生色素沉着。
- 假性毛囊开口被认为是诊断脂溢性角化病的主要标准。然而，它们也可能存在于良性和恶性黑素细胞性病变。
- 有时很难从黑素细胞性病变的褐色点和小球中区分出色素性假性毛囊开口（皮肤镜鉴别诊断）。
- 此外，还有一些粟粒样囊肿也被认为是诊断脂溢性角化病的主要标准。粟粒样囊肿也可以在黑素细胞性病变中看到。
- 本例中小的浅灰色污斑代表炎症的位置。
- 本例病变无需切除，并且你可以放心地向患者保证是良性痣。

要点

- 摆动征技术可能有助于鉴别复合痣和脂溢性角化病。这项技术需要将皮肤镜的玻璃板放在有问题的病灶上，然后轻轻地从一侧移到另一侧。
- 脂溢性角化病更多地停留在皮肤表面，不会摆动（摆动征阴性）。
- 复合痣比较柔韧或有弹性，很容易左右移动（摆动征阳性）。

病例 26

病史

患者女性,25 岁,有发育不良痣和日光浴史,发现其上背部一处病变。

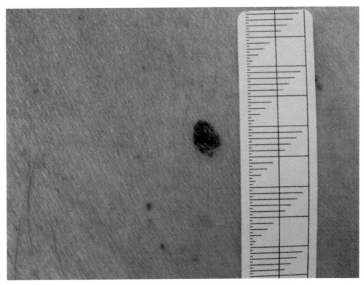

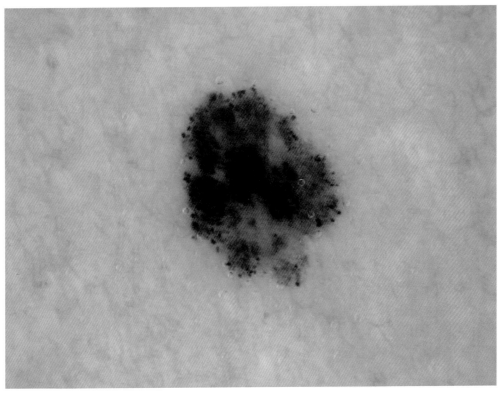

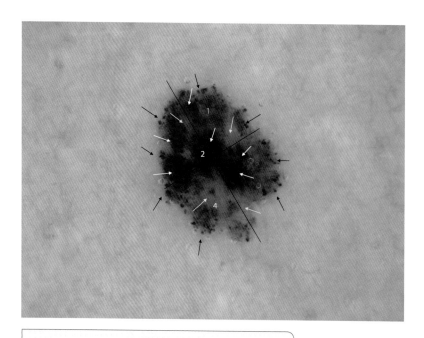

诊断
发育不良痣

讨 论

- 褐色点和小球表明是黑素细胞性病变。
- 此例病灶表现为颜色和结构不对称以及多组分整体模式。
- 此例病灶点和小球不规则，因为它们的大小和形状不同，并且在病变周围随意分布。
- 外周褐色点和小球可以在活跃变化的痣、星爆状模式的 Spitz 痣［即边缘的点、小球和（或）条纹］和黑素瘤中看到。
- 不规则的黑色污斑填满了病变的大部分区域。
- 浅灰色的色素减退和轻微红斑这两个特征都代表了发育不良痣的炎症反应。
- 此例病灶看起来更像恶性，像原位或早期侵袭性黑素瘤。事实上，发育不良痣的诊断并不具备良好的皮肤镜与病理的相关性。
- 总而言之，褐色点和小球表明是黑素细胞性病变。此例病灶具有颜色和结构不对称、多组分整体模式、不规则点和小球、不规则污斑和 5 种颜色的特点。

要 点

- 始终保持良好的皮肤镜与病理相关性是至关重要的。
- 皮肤镜与病理相关性差的例子有：
  - 皮肤镜标准提示为 Bowen 病，然而活检报告只有日光性角化病。
  - 病理显示原位黑素瘤，然而你看到的侵袭性黑素瘤的更多不典型特征并没有在病理报告中体现。
- 积极主动与病理医师讨论你的问题。
- 额外切片或者给出第二意见可能是合理的。
- 有时应该对有问题的区域重新活检。

病例 27

病史

患者男性,22 岁。大腿可见一处色素性病变,几周前开始瘙痒。

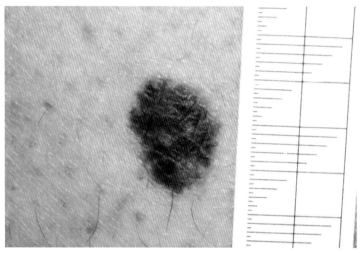

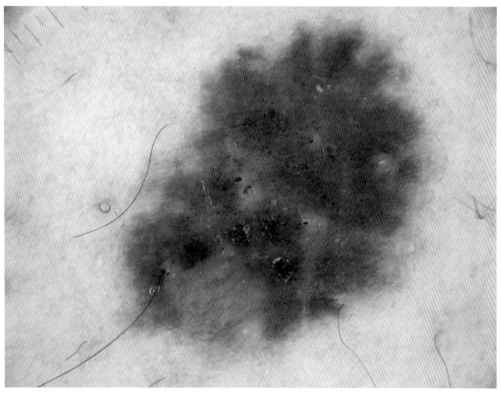

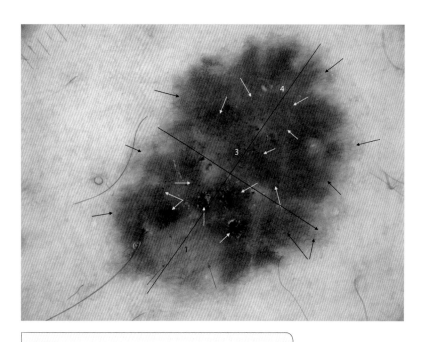

诊断

激惹型先天性痣

讨 论

- 这个病变有一些细微的特征需要集中注意力来评估。
- 规则色素网说明是黑素细胞性病变。
- 此例有颜色和结构不对称，以及多组分整体模式。
- 病变中央可见不规则黑色点和小球。凭直觉，可能考虑色素碎片位于表皮较浅层次，可能来自恶性黑素细胞，也可能不是来自恶性黑素细胞。
- 病变周围可见不规则黑色点和小球的病灶，常与黑素瘤有关。
- 仔细观察可见灰白色结构与黑色点和小球关系密切，这可能代表退化（纤维化和胡椒粉样结构）。
- 在组织病理学诊断为激惹型先天性痣和患者主诉瘙痒的背景下，皮肤镜评估是具有意义的。

- 本例皮肤镜表现与病理学具有良好的相关性。
- 在病变下部分可见一个大面积色素减退伴规则色素网。
- 弥漫的污浊浅褐色和深褐色外观常见于发育不良痣，也可见于发炎的痣。
- 总之，色素网说明是黑素细胞性病变。本例病变具有颜色和结构不对称、多组分整体模式、胡椒粉样区域、色素减退、污浊的浅褐色和深褐色、5 种颜色的特征。
- 本例没有其他与黑素瘤有关的标准，如无不规则条纹、无不规则污斑、无乳红色、无多形性血管。

要 点

- 有时病灶整体特征或局部标准不明显，此时就需要发挥皮肤镜鉴别诊断技术。
- 努力让自己知识渊博。患者将受益于你的皮肤镜技术。

病例 28

病史

患者男性，62 岁。躯干和四肢有很多浅色或深色的脂溢性角化病，因为其有非黑素瘤皮肤癌病史，因此定期进行皮肤自我检查。皮肤科医生发现左肩一处他没有注意到的病变。

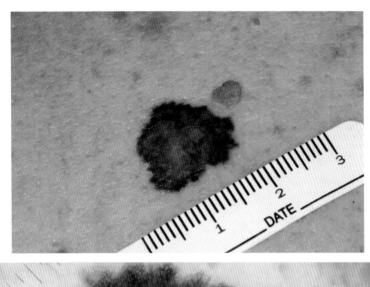

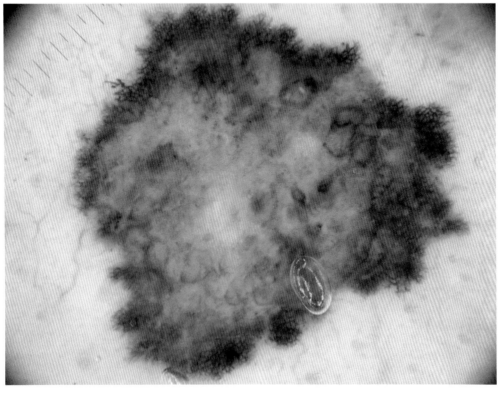

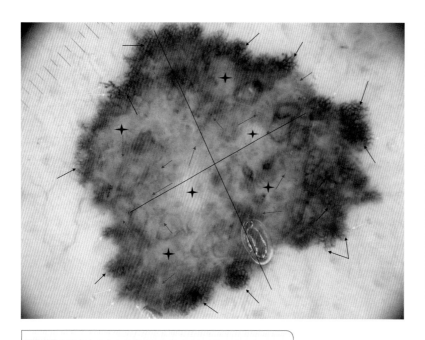

皮肤镜标准

- 颜色和结构不对称（＋）
- 均质网状整体模式
- 不规则色素网（黑色箭头）
- 不规则条纹（黄色箭头）
- 退行性结构（星号）
- 灰色胡椒粉样结构
- 乳红色/粉色（在退行性区域内）
- 5种颜色（浅褐色、深褐色、灰色、白色、粉色）

诊断

浅表扩散性黑素瘤

讨 论

- 沿周边各点分布的不规则色素网表明是黑素细胞性病变。
- 上一病例病变边缘可见规则色素网（均匀的细线），这例病变边缘为不规则色素网（颜色较深、分支和破碎的增粗线段），这两个病例形成了鲜明的对比。
- 病变有颜色和结构不对称。
- 整体模式可以被认为是网状均质或多组分的。
- 网状均质结构是由于色素网和其间的白色充满整个皮损，是病灶的主要特征。
- 比不规则色素网更引人注目的是布满病变区的退行性结构。
- 退行性结构包括骨白色和淡乳红色/粉色加上灰色胡椒粉样结构。
- 白色代表着瘢痕样结构。

- 灰色胡椒粉样结构代表噬黑素细胞和真皮乳头内的游离黑素。
- 粉红色/乳红色可能代表新生血管或炎症。
- 有不规则条纹的病灶（代表黑素瘤放射生长期）。
- 条纹可以单独存在、附着在色素网（如此例情况）或从暗色污斑中突出。
- 此例病灶没有提示脂溢性角化病的相关标准，包括粟粒样囊肿、假性毛囊开口、裂和皮嵴、胖手指征和（或）发夹样血管。

要 点

- 脂溢性角化病与黑素瘤可以有一个或多个相似的皮肤镜检查标准。
- 一定要仔细检查有许多脂溢性角化病的患者，这样你就不会错过伪装成脂溢性角化病的黑素瘤。

病例 29

病史

患者男性,62 岁。在皮肤癌筛查中发现背部上中部一处病变。

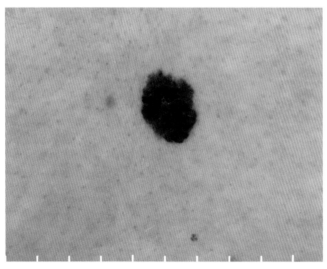

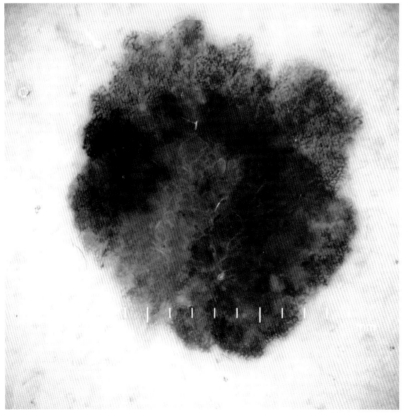

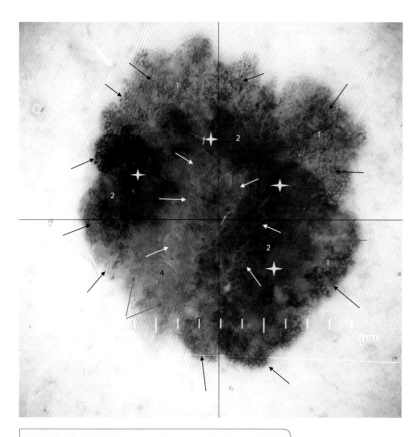

诊断
浅表扩散性黑素瘤

讨 论

- 这是另一个病灶周围有不规则色素网的黑素瘤。
- 此例有明显的颜色和结构不对称，并有多组分整体模式，有以下 4 种不同区域：
  - 区域 1 是由不规则色素网和色素减退构成。
  - 区域 2 是由不规则深褐色和黑色污斑构成。
  - 区域 3 位于病灶中央，由白色网和一些灰色构成。
  - 区域 4 由大面积色素减退构成，几乎看不到规则色素网。
- 这是一个比较有趣的病例，可以通过皮肤镜观察到很多肉眼或标准放大镜都看不到的颜色和结构。
- 总之，这种早期侵袭性浅表扩散性黑素瘤有以下标准：颜色和结构不对称、多组分整体模式、不规则色素网、不规则污斑、白色网、色素减退和胡椒粉样结构。

要 点

- 这是另一个值得仔细研究并记住的病例，可以在这个病例看到不规则、黑素瘤特异性、高风险的特征。
- 在进行皮肤镜分析时，总要记住在给所见病变下定义时判断它是规则的还是不规则的。

病例 30

病史

患者男性,77 岁。常年过度曝晒,曝光部位都有日光性黑子。在过去的几年里,他左前臂上的这个斑点一直在缓慢扩张。

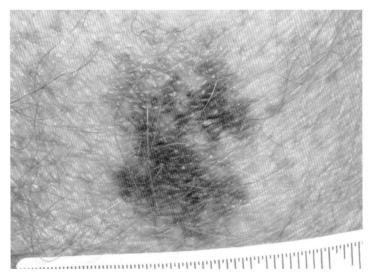

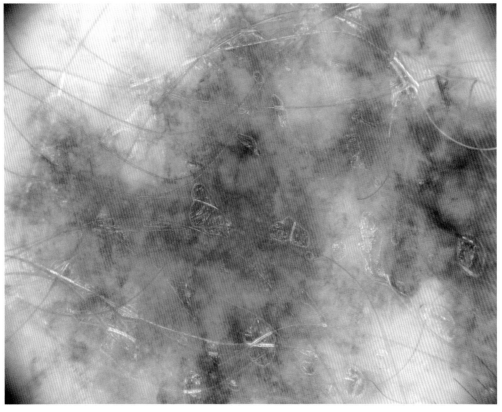

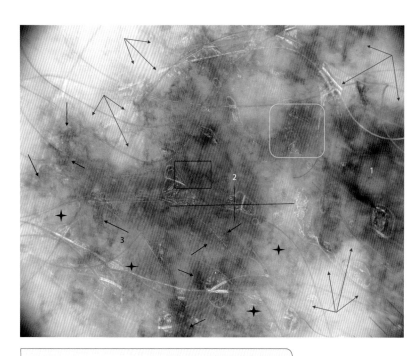

诊断

原位雀斑痣样黑素瘤

讨 论

- 随处可见的规则到轻微不规则的色素网病灶提示为黑素细胞性病变。
- 此例可见颜色和结构不对称，并有多组分整体模式。
- 此例可见虫蚀状边缘（凹凸不平的清晰边界）和色素减退。
- 缺少与具有平行线段的日光性黑子相关的指纹样模式。
- 若临床发现疑似日光性黑子的皮损缺乏指纹样模式，需要高度警惕，尤其要关注那些在缓慢增大的皮损。
- 灰色病灶代表炎症，这是良性和恶性病变中常见但非特异性的特征。
- 雀斑痣样黑素瘤诊断特征包括：年龄在 40～60 岁之间；一开始是一个小的黄褐色斑点，几年后生长缓慢；位于曝光部位的手臂、腿部或躯干皮肤上；可能符合或不符合 ABCDE 临床标准。
- 鉴别诊断包括日光性黑子和扁平（斑状）脂溢性角化病。
- 此例应该使用与其他黑素瘤相同的诊断标准。

要 点

- 由于以下原因，这一涉及曝光部位皮肤的黑素瘤亚群很容易被忽略：
  - 低怀疑指数。
  - 一般不易察觉的临床和皮肤镜特征。
- 有时我们可能不确定病变是否是高风险的，但我们"直觉"有些不对劲，这就敲响了警钟。
- 负面的直觉永远不应该被忽视。在大多数情况下，它们需要做组织病理学诊断。

病例 31

病史

儿科医生介绍一位 4 岁女孩来诊断她右大腿上新的黑色病变。

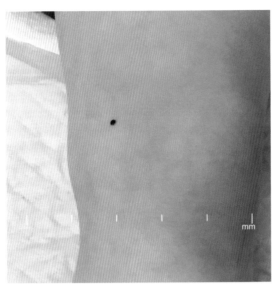

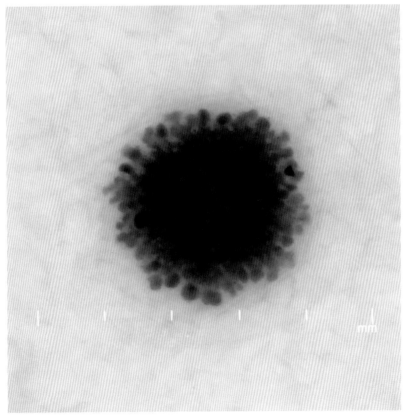

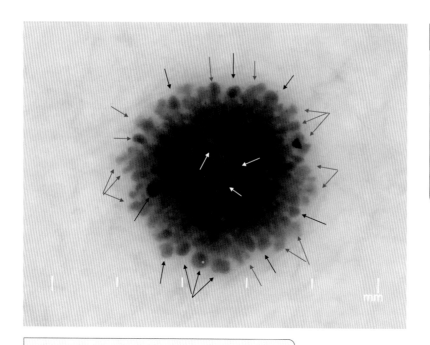

诊断

Spitz 痣

讨 论

- 这是 Spitz 痣经典的星爆状模式。
- 这种模式可能具有规则的点、小球和（或）条纹，并对称地分布于皮损边缘。
- 病灶中心可能有浅褐色、规则的暗色污斑，以及白色网或蓝色。
- 的确，在病变的中心有一个白色网结构。
- 星爆状模式是 Spitz 痣最常见的模式。但是，还可能会遇到其他 5 种模式：
  - 球状：充满规则的褐色点和小球。唯一诊断 Spitz 痣的线索可能是在病变内可见一些蓝色。
  - 均质：仅有深浅不一的褐色，无法诊断 Spitz 痣。
  - 血管性：典型的粉色丘疹，有粉色、乳红色，可能有多形性血管。不可忽视的一个非常

重要的点是，儿童的血管模式可能无法与无色素性黑素瘤进行区分。
  - 黑色色素网：是最罕见的表现类型，只是由一个突出的黑色色素网组成。类似于墨汁斑点黑子。
  - 非特异性模式：它本身可能有许多黑素瘤的特异性标准。

要 点

- 任何具有 Spitz 痣特征的病变都被称为 Spitz 痣样。
- Spitz 痣样黑素瘤确实可在儿童中发病，这点与普遍的看法不同。
- 任何不典型特征，如不规则条纹或不规则污斑，都应引起关注。
- 最后，注意黑素瘤可以有对称的星爆状模式。

病例 32

病史

一位 67 岁的海地男子，Fitzpatrick 4 型皮肤，在治疗疣的过程中接受了全身皮肤检查，发现臀部有这个皮损。

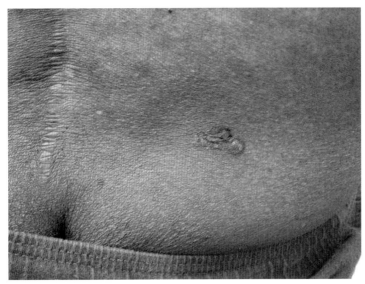

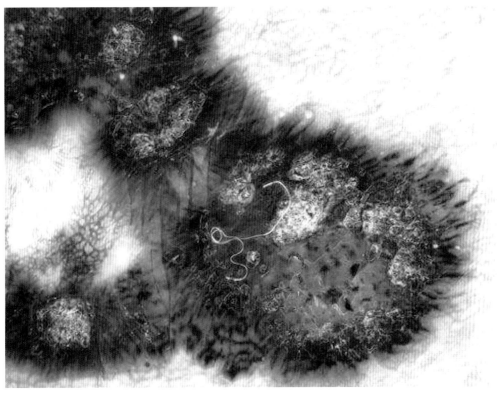

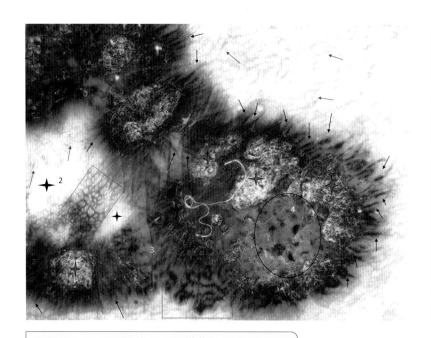

诊断

原位黑素瘤

讨 论

- 考虑到我们在临床上本认为是脂溢性角化病,病灶内充满的深蓝色是一个完全令人惊讶的现象,也是一个值得关注的危险信号。"如果有蓝色,可能在警告!"
- 不规则条纹考虑为 Spitz 痣样病变。
- 病变中任何让你想到 Spitz 痣的特征都应归类为 Spitz 痣样。
- 总结:如果条纹大致对称地位于病变周围,则将其定义为规则条纹。病灶周围不对称的条纹被定义为不规则条纹。条纹本身的形状不是决定因素。
- 此例病灶有颜色和结构不对称以及多组分整体模式。
- 有两个不规则色素网病灶:一个是褐色,易于识别;另一个是黑色的断裂线段。后者是否是一个真正的网值得商榷。

- 此例还有一个看起来像不规则黑色点和小球的病灶。
- 角化过度和 6 种颜色符合原位脂溢性角化病样黑素瘤的标准。
- 值得注意的是,在病变周围未受累的皮肤中有一个不规则的色素网。这种网在肤色较深的人身上并非罕见。

要 点

- 成人的任何获得性 Spitz 痣样病变都是一个值得关注的危险信号,应立即进行组织病理学诊断。
- 黑素瘤的发病率在非白种拉丁美洲人、非洲裔美国人和非洲加勒比人种中不断增加。
- 皮肤镜检查对所有 Fitzpatrick 皮肤类型都有帮助。

病例 33

病史

在每年例行皮肤检查时，发现一名 40 岁女性的上臂内侧有此病变。

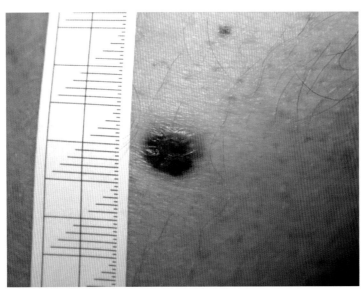

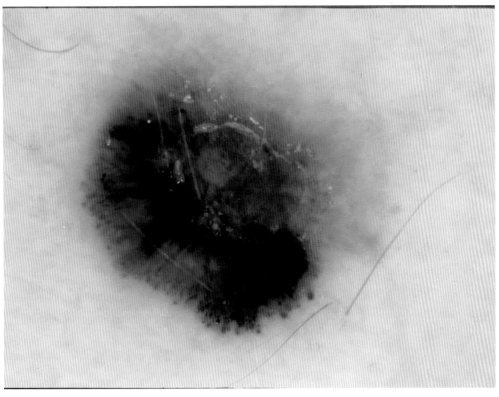

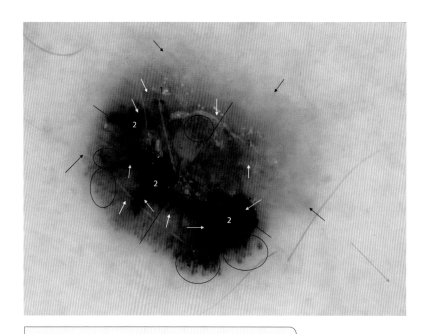

诊断

侵袭性 Spitz 痣样黑素瘤

讨 论

- 不规则的褐色点和小球提示病灶为黑素细胞性病变。
- 此例可见颜色和结构不对称，并有多组分整体模式。
- 可见一处不规则黑色污斑和蓝白幕，填充了病变的大部分区域。
- 病变边缘可见非对称性分布的不规则点、小球，以及可能有一些不规则的条纹。
- 病灶边缘有不规则点、小球和条纹，高度考虑不规则 Spitz 痣样模式。
- 应首先考虑侵袭性 Spitz 痣样黑素瘤，因此，下一步最合适的方法是切除病灶。
- Spitz 痣样皮肤镜模式并不总是表现出 Spitz 痣样特征的组织病理学表现。而 Spitz 痣样组织病理学表现也并不总是与 Spitz 痣样皮肤镜特征相一致，换句话说，当面对 Spitz 痣样特征时，皮肤镜-病理之间相关性差。

- 总之，点和小球提示病灶为黑素细胞性病变。此例具有颜色和结构不对称、不典型 Spitz 痣样整体模式，伴有不规则黑色污斑、蓝白幕、周围红斑、少许条纹和 6 种颜色。

要 点

- 无论处于何种年龄段，规则或不规则的 Spitz 痣样模式都是值得关注的危险信号。
- 很多皮肤镜"专家"在儿童患者中也遵循对称 Spitz 痣样模式的诊断标准，这是致命性的错误。

病例 34

病史

患者男性,77 岁,肩膀上发现病变。

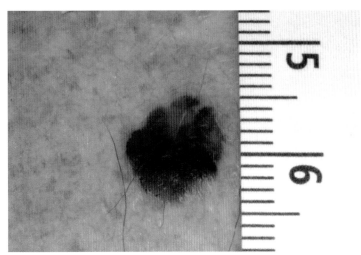

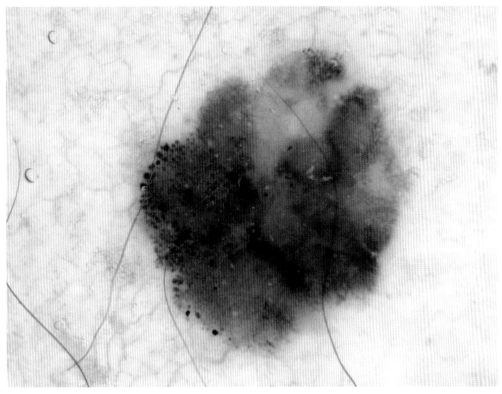

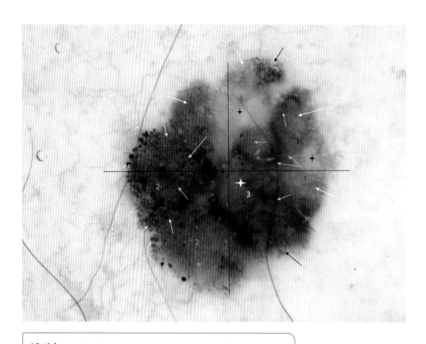

诊断

浅表扩散性黑素瘤

皮肤镜标准

- 颜色和结构不对称
  （＋）
- 多组分整体模式（1、
  2、3）
- 不规则色素网（黑色
  箭头）
- 不规则点和小球（黄
  色箭头）
- 不规则污斑（红色箭头）
- 蓝白幕（白色星号）
- 退行性结构（黑色星号）
- 胡椒粉样（绿色箭头）
- 色素减退（白色箭头）
- 红斑（4～10 点钟）
- 7 种颜色（黑色、浅褐
  色、深褐色、灰色、蓝
  色、白色、粉色）

讨 论

- 不规则点和小球，以及不规则色素网提示病灶为黑素细胞性病变。
- 即使点和小球见于病变周围，但它们也填充了大部分病变区。因此，该模式不被视为 Spitz 痣样模式。
- 此病变有颜色和结构不对称，以及 3 个区域组成的多组分整体模式。
  - 区域 1 包含色素减退、退行性结构和不规则色素网。在病变的退化区域和其他区域可以看到明显的灰色胡椒粉样结构。
  - 区域 2 由不规则褐色点和小球、胡椒粉样结构和弥漫性红斑组成。
  - 区域 3 由不规则黑色污斑、蓝白幕、胡椒粉样结构、不规则网和红斑组成。
- 值得注意的是，这些区域的划分及其包含的内容值得商榷。因为诊断标准是相互融合

的。然而，这些区域显然是高风险的，并支持侵袭性黑素瘤的诊断。

- 此例蓝白幕的范围并不像上一病例那样广泛。
- 粉色代表炎症，按压可消失。
- 总之，这种浅表扩散性黑素瘤具有明显且典型的黑素瘤特异性标准，包括颜色和结构不对称、多组分整体模式、不规则色素网、不规则点和小球、不规则黑色污斑、蓝白幕、退行性结构、色素减退和 7 种颜色。

要 点

- 有时可能会遇到典型的退行性结构具有骨白色和典型的蓝白幕。但是，在多数时候我们并未见。
- 需要谨记任何形式的白色和（或）蓝色都应该是值得关注的危险信号。

病例 35

病史

患者女性,70 岁,由她的妇科医生转诊,以评估位于右大腿上部的这个变化的色素性病变。

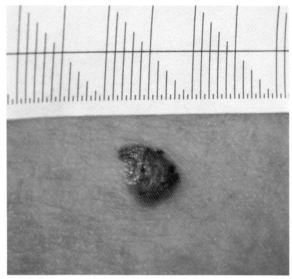

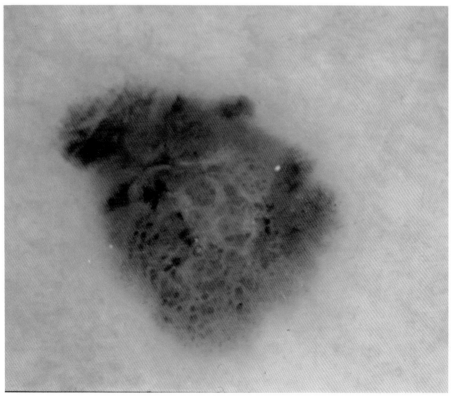

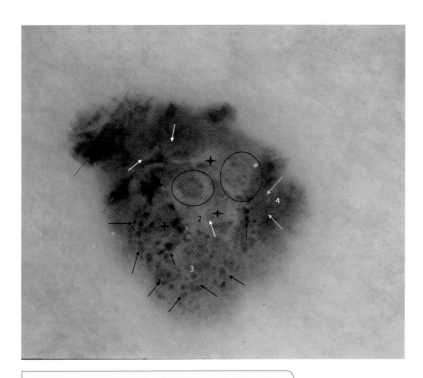

诊断
结节性黑素瘤

讨 论

- 不规则褐色点和小球让人联想到球状模式,诊断为黑素细胞性病变。这让我们考虑结节性黑素瘤可能起源于痣。
- 然而,荟萃分析表明,大多数黑素瘤实际上是新发的。
- 可见颜色和结构不对称,以及 4 个区域的多组分整体模式。
- 位于中央的乳红色区域和乳红色小球是一个非常重要的特征,表明这是一种深在的侵袭性黑素瘤。
- 与乳红色区域相邻的是不明显的不规则黑色污斑和代表胡椒粉样的灰色区域。
- 这是一个比较清晰的不规则褐色点和小球(不典型黑素细胞巢)与模糊的乳红色小球(新生血管)的典型例子。
- 可见一处模糊的蓝白色区域,但不符合蓝白幕的特征。

- 术前皮肤镜检查有助于诊断侵袭性浅表扩散性黑素瘤。因此,结节性黑素瘤的组织病理学诊断结果出人意料。
- 也就是说,结节性黑素瘤通常缺乏完善的局部标准(例如点和小球)和更密集的蓝色、黑色、粉色区域和多形性血管。
- 局部标准的病灶通常位于结节性黑素瘤的外周。

要 点

- 良性血管病变界限清楚、血管间隙(腔隙)和纤维间隔清晰,而深位侵袭性黑素瘤的不规则乳红色小球和颜色不清晰,区分两者是非常重要的。
- 需要注意的是,黑素瘤和皮肤转移性黑素瘤可能是血管瘤样表现。
- 谨记,如果病灶可疑就要切掉!

病例 36

病史

患者男性,27 岁,既往有背部黑素瘤病史。因背部多发一致性皮损就诊,皮损不仅发生于黑素瘤手术瘢痕处,而且发到全背部。

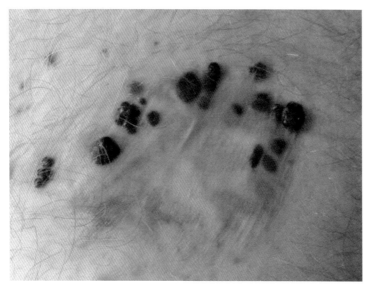

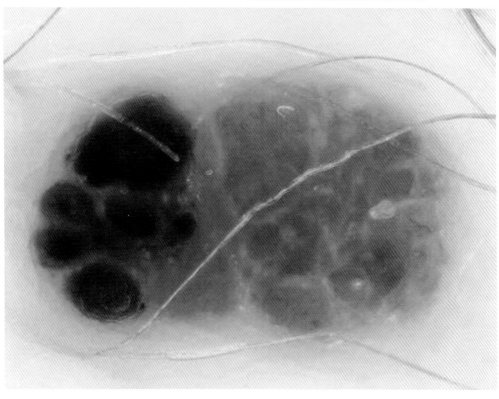

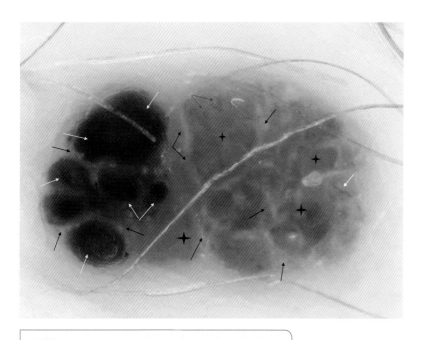

皮肤镜标准

- 颜色和结构不对称
- 腔隙样圆形污斑（黄色箭头）
- 弥漫性橙褐色区域（星号）
- 皮沟（黑色箭头）
- 不规则发夹样血管（红色箭头）
- 蛇形血管（白色箭头）

诊断

皮肤转移性黑素瘤

讨 论

- 在对这个不幸的年轻患者进行皮肤镜检查之前，仅凭直觉就能判断病情不乐观。
- 凭直觉，皮损左侧可见圆形、境界清楚的紫黑色腔隙样区域，右侧表现为奇特的橙褐色。
- 橙色见于肉芽肿性损害。
- 这个病例可能是碰撞瘤吗，如血管瘤与可能的无色素性黑素瘤。碰撞瘤是指两种或两种以上不同病变相邻存在或相互浸润。
- 仔细检查，在浅色区域可见 2 个不规则发夹样血管和 1 个蛇形血管。
- 白线可能是常见于乳头瘤样黑素细胞痣和脂溢性角化病的皮沟。
- 白线看起来也像是血管瘤中的纤维间隔（皮肤镜下鉴别诊断）。
- 值得注意的是，患者背部的多个皮损具有类似的临床外观和皮肤镜特征。
- 皮肤活检证实了我们的临床印象——皮肤转移性黑素瘤。

- 这是一例相对罕见的血管瘤样皮肤转移性黑素瘤。
- 相比于皮肤镜检查，皮肤转移性黑素瘤皮损部位既往黑素瘤病史对诊断的帮助更大。
- 皮肤转移性黑素瘤的皮肤镜特征可以是我们已知的任何标准进行排列组合的结果。
- 患者可以和本例所示一样表现为单一形态的皮损，也可以是色素性皮损和无色素性皮损联合的异质性皮损。

要 点

- 要意识到脂溢性角化病样黑素瘤、基底细胞癌样黑素瘤、血管瘤样黑素瘤、皮肤纤维瘤样黑素瘤等多种类型黑素瘤的存在。
- 需要意识到碰撞瘤可以是良性病变与良性病变的组合（如痣和血管瘤），也可以是良性和恶性病理的组合（如脂溢性角化病和基底细胞癌）。

病例 37

病史

患者女性,20 岁,背部单发性奇特的皮损。

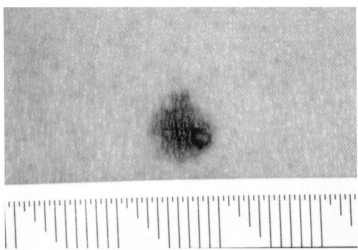

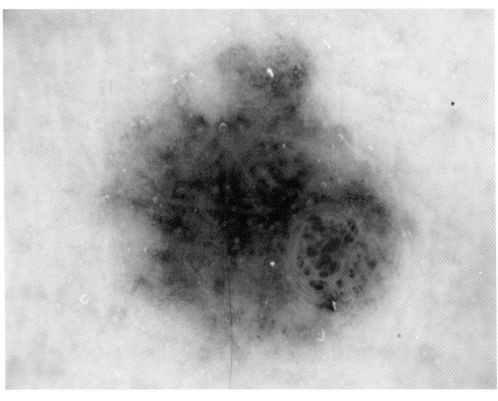

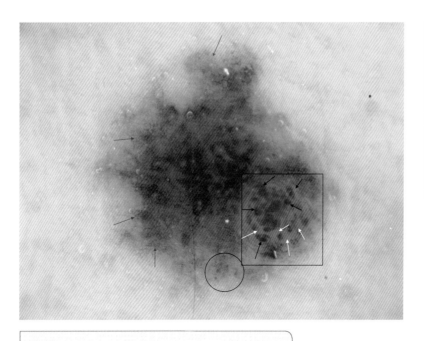

诊断

碰撞瘤：交界痣和血管瘤

讨 论

- 本例碰撞瘤中有两种特性组分：交界痣和血管瘤。
- 交界痣由规则的色素网、局灶性规则褐色点和小球以及中央深褐色区域组成。浅褐色和深褐色常见于良性色素痣。
- 血管瘤的经典表现是境界清楚的血管结构（腔隙）和纤维间隔。
- 与前例血管瘤样转移性黑素瘤相比，本例没有不典型特征。
- 本例诊断容易，风险较低。
- 如果患者担心，可以向患者保证这种色素性皮损没有任何问题。

- 碰撞瘤中最常见的是脂溢性角化病、黑素细胞痣、血管瘤、基底细胞癌、原位和侵袭性鳞状细胞癌、原位和侵袭性黑素瘤（无论是色素性还是无色素性）。
- 以上任何组合都有可能出现。
- 三重碰撞瘤是存在的，但并不常见。

要 点

- 一般情况下，在碰撞瘤中判断不同结构的标准和是否规则与非碰撞瘤中相同。
- 如果存在任何高风险病理的征象，尽快进行组织病理学诊断。

病例 38

病史

患者男性，80 岁，背上有一个脂溢性角化病样皮损。患者本人没有意识到它的存在。

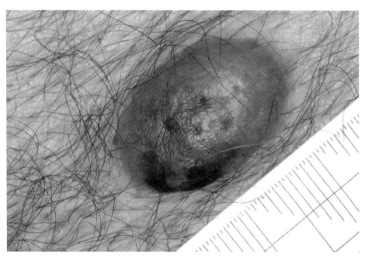

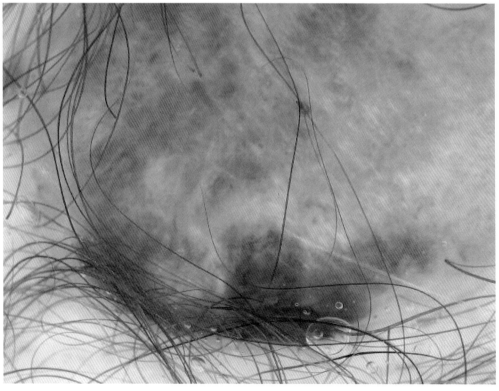

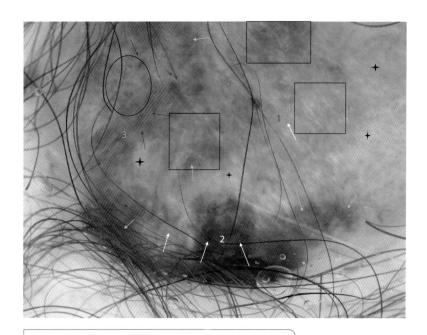

皮肤镜标准

- 颜色和结构不对称
- 多组分整体模式（1、2、3）
- 不规则褐色小球（圆圈）
- 白色（星号）
- 晶状体结构（方框）
- 蓝白色（白色箭头）
- 乳红色/粉色（红色箭头）
- 褐色（绿色箭头）

诊断

结节性黑素瘤

讨 论

- 即使是看似平常的皮损，皮肤镜检查也很重要，这样可以避免难辨认黑素瘤的漏诊。
- 本例皮损临床看起来像脂溢性角化病，但是皮肤镜标准不支持诊断，这是第一个提示需要担心的危险信号。
- 局灶性浅褐色不规则小球提示黑素细胞性病变。
- 即使遗漏了这些小球，这个皮损也被默认为是黑素细胞性。
- 蓝色和晶状体结构是提示黑素瘤的第二组线索。
- 乳红色/粉色区域是另一个提示高风险的线索。"如果有粉红色，停下多思考！"
- 弥漫的骨白色提示皮损的退行性结构。"如果有白色，可能不太好！"
- 还可以见到片状浅褐色和深褐色区域。即使褐色没有特异性，也支持黑素细胞性病变。

- 这个 11 mm 的结节性黑素瘤有着类似艺术家调色板的高风险颜色、缺乏局部标准已经足以提示及时进行组织病理学诊断。
- 总之，本例患者缺乏良好的临床-皮肤镜相关性，因为临床上诊断为脂溢性角化病，但皮肤镜下不能诊断。它有颜色和结构不对称、多组分整体模式、提示黑素沉着的蓝白色、提示退行性结构的骨白色、不规则的褐色小球、晶体状结构（在黑素细胞性病变中出现支持黑素瘤的诊断）和乳红色区域。
- 这个难辨认的结节性皮损没有任何良性表现。

要 点

- 应当始终寻找良好的临床-皮肤镜-组织病理相关性。
- 只有皮肤镜特征，没有具体特征帮助诊断的情况总会存在。这些情况尤其多见于无色素性、结缔组织增生性和结节性黑素瘤。

病例 39

病史

患者男性，84 岁，退休医师。这是手臂上四个可疑的粉红色皮损之一。

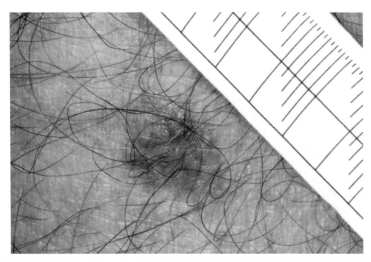

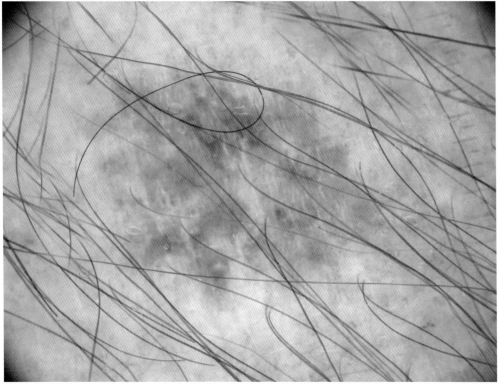

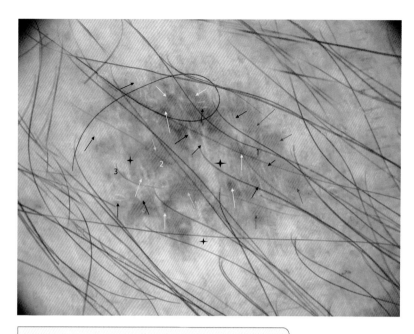

皮肤镜标准

- 颜色和结构不对称
- 多组分整体模式（1、2、3）
- 骨白色（星号）
- 胡椒粉样结构（黄色箭头）
- 乳红色/粉色区域伴有多形性血管（红色箭头）
- 晶状体结构（黑色箭头）
- 不规则色素减退（绿色箭头）

诊断

浅表扩散性黑素瘤

讨 论

- 粉红色没有特异性，可以见于黑素细胞性病变、非黑素细胞性病变、良性病变、恶性病变，甚至是炎症性病变。
- 老年人日光暴露部位小的粉红色皮损通常可以是鳞状细胞癌、基底细胞癌或者黑素瘤（无色素性）。然而，在统计学上，无色素性黑素瘤并不常见。
- 辨明血管类型是非常重要的线索并能指导皮肤镜诊断。
- 分支状血管提示基底细胞癌。
- 针尖/肾小球状血管指向 Bowen 病的诊断。
- 多形性血管提示黑素瘤。
- 乳红色/粉色区域和多形性血管的组合更加提示黑素瘤。
- 这个皮损被默认为黑素细胞性，有很多线索提示黑素瘤。
    - 骨白色伴有胡椒粉样结构和晶状体结构。
    - 乳红色/粉色区域和多形性血管（在这个放

大倍数下细小血管显示不清楚）。
- 由于缺乏与基底细胞癌或鳞状细胞癌相关血管的阴性特征以及潜在的高风险标准，此时黑素瘤应该放在鉴别诊断列表的首位。
- 前例有类似标准的是一个结节，预示着深部侵袭。这个皮损轻度隆起，早期侵袭性黑素瘤的诊断具有合理的皮肤镜-组织病理学相关性。
- 在黑素瘤中，扁平皮损的恶性程度低于轻度隆起的皮损，结节的侵袭性可能最强。

要 点

- 与粉色皮损相比，皮肤镜诊断色素性皮损的敏感性和特异性更高。
- 对粉色皮损而言，皮肤镜并没有那么有用。
- 任何临床和（或）皮肤镜下粉色皮损都应该成为需要担心的危险信号。"如果有粉红色，停下多思考！"
- 警惕！粉色/无色素性黑素瘤在皮肤镜下可以没有任何特征。

病例 40

病史

患者女性，69 岁。患者担心她小腿上的皮损，由基层医院转诊上来。

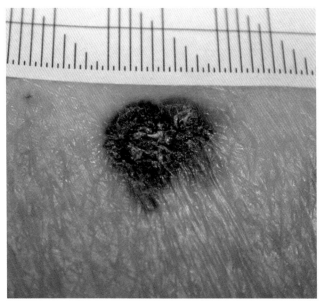

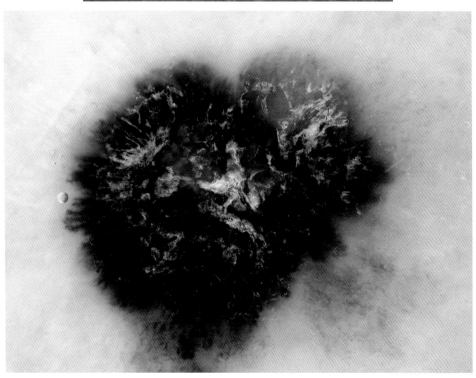

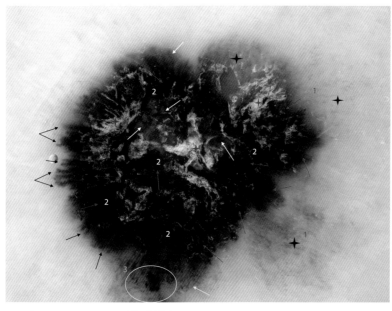

诊断

继发性结节性黑素瘤

讨 论

- 出现在本章此处，这个病例不难分析。
- 局灶性的不规则褐色点和小球，以及不规则色素网诊断为黑素细胞性病变。
- 颜色和结构显著不对称。病变左侧与右侧，上方与下方均不对称。
- 这个多组分整体模式中有3个区域：
  - 区域1由细小规则色素网和外周不规则色素减退组成。
  - 区域2是最明显的特征，由不规则、非常黑的污斑、不规则条纹和角化过度组成。
  - 在皮损底部的区域3是一个小的色素减退区，包含局灶性不规则褐色点和小球以及不规则色素网。
- 黑色污斑是不规则的，因为形状和边界不规则，伴有中央角化过度。
- 良性痣中也可见到规则的黑色污斑，这种情况下污斑边界规则、外观有光泽（这种黑色板层代表色素性角化不全）。
- 几乎察觉不到的蓝白色病灶，并不符合幕的定义。
- 一个常见的问题是观察者可能看到也可能看不到经典的幕结构，但是这没关系，因为在任何情况下出现蓝色和（或）白色都应被视为高风险。
- 在本病例中，与明显的不规则污斑相比，蓝白色的意义比较小。

要 点

- 在有着成熟局部标准（如网、点和小球）的扁平皮损中出现黑色，支持原位黑素瘤或早期侵袭性黑素瘤的诊断。
- 边界缺乏不规则标准的黑色倾向于更深位的侵袭性黑素瘤的诊断。

病例 41

病史

患者男性,82 岁。在全身皮肤检查时,于上臂后侧发现了这个看似无害的皮损,决定用皮肤镜进一步观察。

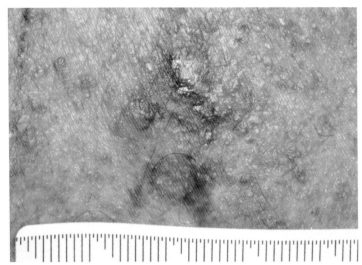

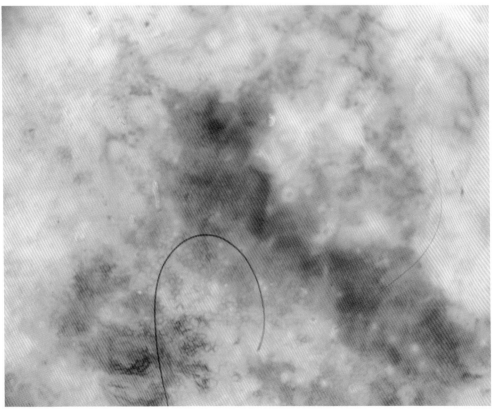

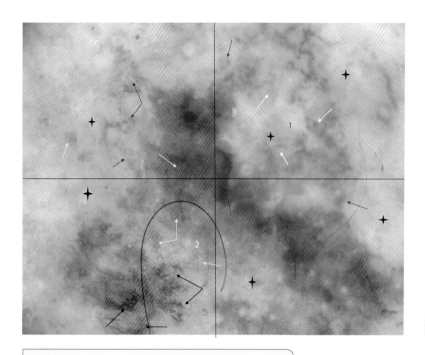

皮肤镜标准

- 颜色和结构不对称（＋）
- 多组分整体模式（1、2、3）
- 不规则色素网（黑色箭头）
- 规则色素网（黄色箭头）
- 退行性结构（星号）
- 灰色胡椒粉样结构（红色箭头）
- 蓝色色素沉着（白色箭头）
- 5 种颜色（黑色、浅褐色、深褐色、蓝色、白色）

诊断
退行性黑素瘤

讨 论

- 通过规则和不规则色素网诊断为黑素细胞性病变。
- 大面积的不规则白色、灰色和蓝色是提示退行性黑素瘤的重要线索。
- 现在来寻找更多黑素瘤特异性标准：
  - 颜色和结构不对称，病变左侧与右侧、上方与下方均不对称。
  - 皮损的整体模式为有 3 个不同区域的多组分模式。
  - 关于不同区域的准确数量，观察者间一致性可能不会是 100％。对于皮损的整体分析而言，这一点并不重要。
  - 退行性结构区域由弥漫性骨白色与灶性的蓝色和灰色组成。
  - 灰色代表胡椒粉样结构，蓝色代表黑素沉着。

- 胡椒粉样结构可能是退行性黑素瘤的唯一标准。
- 胡椒粉样结构的皮肤镜鉴别诊断包括炎症后色素沉着和扁平苔藓样角化病的慢性期。
- 值得注意的是，绝大部分病例中的退行性结构由白色和灰色构成，蓝色出现的频率较低。
- 正如之前的病例和侵袭性退行性黑素瘤中所见，黑素瘤的临床和皮肤镜表现非常典型。

要 点

- Wood 灯检查有助于显示退行性黑素瘤。
- 通过好眼力进行专注从容的皮肤检查、高度可疑的皮损，以及最重要的——皮肤镜知识，有助于找到具有隐匿的临床和（或）皮肤镜特征的潜在高风险皮损。
- 歌德说："人们看不到自己不懂的东西。"

病例 42

病史

患者女性，80 岁，非洲裔美国人，左足底皮损 2 年。

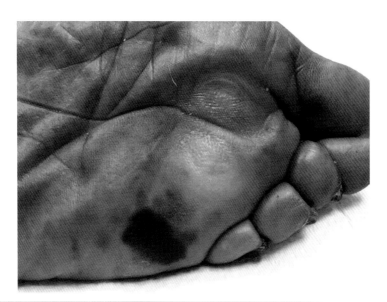

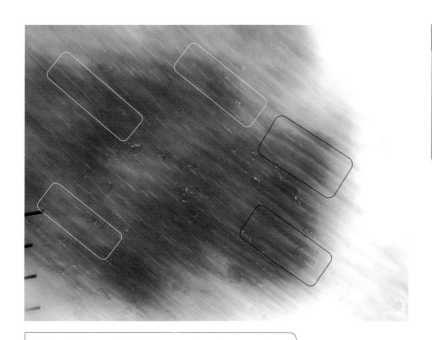

诊断
肢端原位雀斑痣样黑素瘤

讨 论

- 非洲裔美国人的足跖表面出现这种非常不规则的色素性皮损，很容易想到这是黑素瘤，皮肤镜下往往会看到与肢端黑素瘤相关的皮嵴平行模式。
- 皮损周围有典型的皮嵴平行模式（浅色较细的皮沟围绕深褐色较厚的皮嵴）。
- 其余皮损的皮嵴平行模式不典型（由非常细、中断的白线代表的皮沟勾勒出线状和色素沉着的皮嵴）。
- 本例中并没有看到皮嵴中常见的"串珠样"。
- 出乎我们意料的是，皮肤活检并没有诊断为肢端原位黑素瘤。
- 本例临床-皮肤镜-组织病理之间的相关性不好。
- 皮肤病理医师复核组织病理后证实，皮肤活检不能诊断为黑素瘤。

- 重复取样活检也没有证实黑素瘤。
- 尽管反复的病理结果证实不是黑素瘤，但有典型临床表现和经典的皮肤镜下恶性皮嵴平行模式，患者仍然进行了 Mohs 显微手术切除皮损。
- 最终切除病理结果确实达到了肢端原位雀斑痣样黑素瘤诊断标准。

要 点

- 这个病例说明，对皮肤病理学家而言，肢端黑素瘤的诊断有一定难度。
- 当病理不能诊断时，外科医生也会犹豫是否要进行扩大切除。
- 当存在典型的恶性皮嵴平行模式且病理报告模棱两可时，皮肤镜能证实皮损的不典型性，并建议继续手术以排除黑素瘤。

病例 43

病史

患者男性,32 岁,右足底皮损。自发现以来,皮损没有变化。但他承认很少检查。

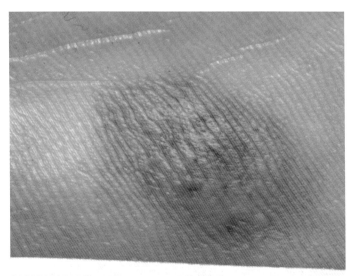

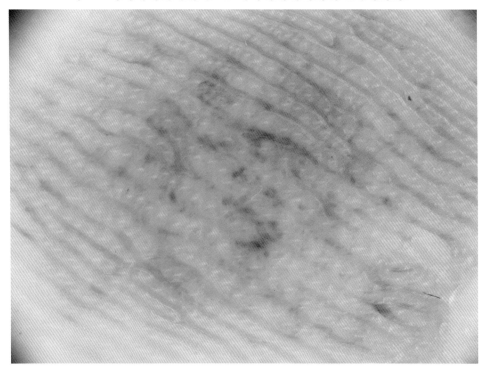

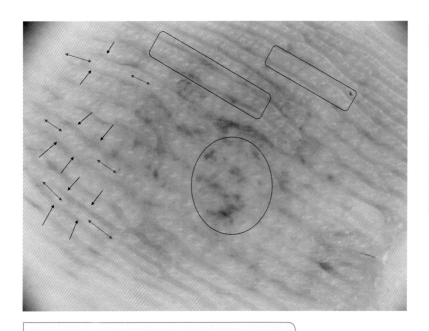

诊断
肢端色素痣

讨 论

- 这是一个有经典良性皮沟平行模式、外观正常的肢端痣，不同于前文中肢端恶性皮损的皮嵴平行模式。
- 皮沟平行模式是最常见的肢端良性模式。
- 平行的褐色细线代表皮沟内的色素（纤细的皮沟）。
- 皮沟的色素与较粗的皮嵴相邻，后者充满了肢端汗孔。
- 肢端汗孔代表表皮内小汗腺导管，它们总是位于皮嵴内。
- 它们通常表现为线状分布、形态单一的白点，类似一串珍珠。
- 在肢端黑素细胞性皮损中，汗孔可以见到也可能见不到，也可见于周围正常皮肤中。
- 然而，需要警惕不规则、非线状分布的汗孔，它们可见于激惹性色素痣和黑素瘤。

- 位于皮损中央的灰色代表胡椒粉样结构，这代表局部炎症反应。炎症反应的发生在意料之中，因为在日常行走中，足底表面总是受到创伤。
- 通过这种临床和皮肤镜表现，组织病理学诊断并无指征的，也可以向患者保证这是良性色素痣。但是应该指导患者每个月对足部皮损进行自我检查。

要 点

- 有时难以确定色素沉着是在皮沟中（良性病变）还是在皮嵴中（黑素瘤）。
- 寻找串珠样，因为它总是在皮嵴中。
- 这种串珠样的存在可能是从恶性皮嵴平行模式中区分出良性皮沟平行模式的唯一方法。
- 谨记：如果可疑，就切除。

病例 44

病史

患者男性,25 岁,发现右足底痣,患者本人并未关注过。

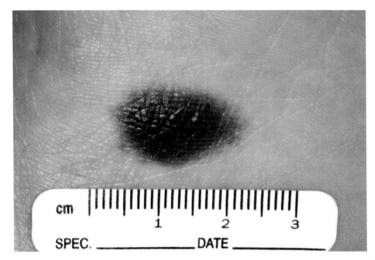

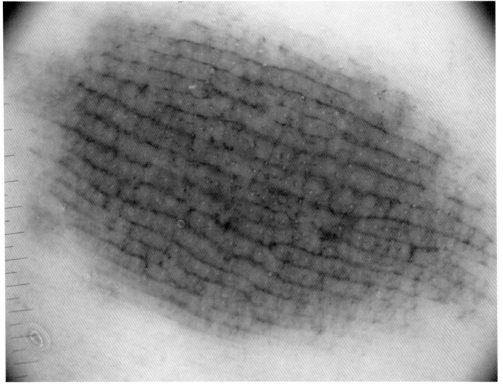

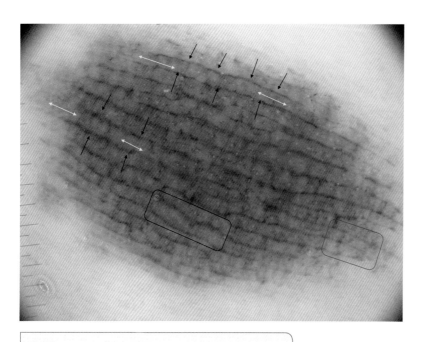

皮肤镜标准

- 皮沟平行模式
- 细的色素性皮沟（黑色箭头）
- 较粗的皮嵴（黄色箭头）
- 肢端汗孔／串珠样（黑色方框）
- 浅色皮嵴（红色方框）

诊断

肢端色素痣

讨 论

- 这个痣在临床上未见不典型特征，但皮肤镜图片不那么明确。
- 所有的皮沟都是线状深褐色，与较粗的皮嵴相邻。
- 皮嵴可见肢端汗孔，部分区域为蓝色，部分区域为褐色。
- 蓝色需要引起警惕。然而，蓝色并不总是提示高风险疾病，也可以仅代表炎症。
- 本例中的蓝色代表色素位于真皮深层，与混合痣和蓝痣类似（丁达尔效应）。
- 皮嵴中的黄褐色代表色素痣的背景色素。然而，皮沟平行模式中的色素并不总是深褐色，也可以是黄褐色。
- 本例中不存在颜色和结构的不对称，这是一个明确的发现。
- 这个皮损的处理方式取决于皮肤镜医师的经验。

- 有经验的皮肤镜医师可能诊断为良性肢端痣，并对基线临床和皮肤镜图像进行随访，观察其变化，并在随访中进行比较。
- 新手皮肤镜医师看到蓝色并在皮嵴上看到色素沉着可能会担心，并希望通过侵入性较小的切口活检而不是广泛地切除进行组织病理学诊断，以排除黑素瘤。组织病理学诊断对患者而言是最好的。

要 点

- 肢端病变可能难以诊断，因为皮肤镜特征之间常常存在相互冲突之处。
- 随着经验积累，诊断的信心也逐渐增强。过去看起来非常令人担忧但证实是低风险的皮损，再次看的时候会发现没那么令人担忧。
- 皮肤镜的学习过程是曲折的，但并非不可逾越。

病例 45

病史

患者女性,33 岁,跑步爱好者。足底侧缘的痣一直瘙痒。

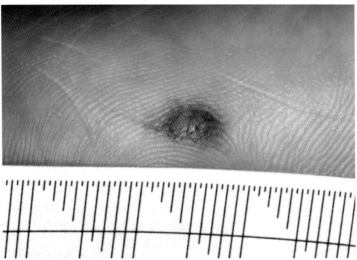

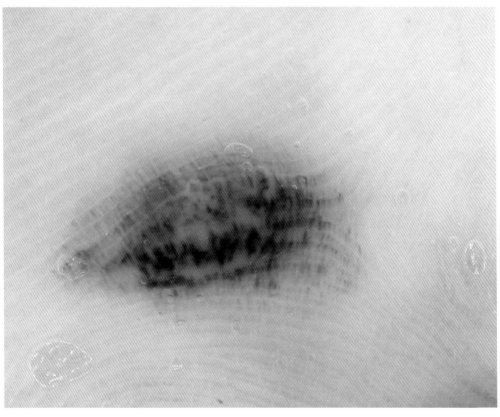

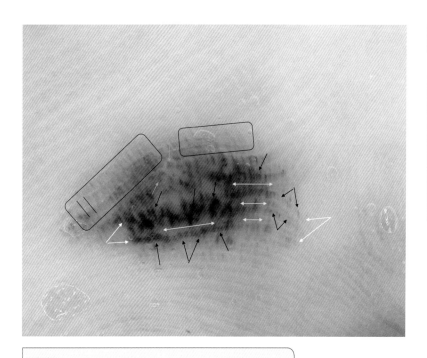

皮肤镜标准

- 皮沟平行模式（白色箭头）
- 纤维状模式（矩形）
- 皮沟内点和小球（黑色箭头）
- 皮嵴（黄色箭头）
- 灰色胡椒粉样结构（绿色箭头）

诊断

激惹型肢端色素痣

讨 论

- 结构和颜色不对称，需要警惕。
- 这个痣中有 2 个良性肢端模式。
- 皮损周围非常细小、浅褐色倾斜线组成的纤维状模式和皮沟平行模式。
- 本例中，皮沟平行模式由规则的和不规则的褐色点与小球构成。
- 皮沟平行模式有几种亚型。
  - 比较常见的模式：在细的皮沟中有均匀的褐色平行线条。
  - 比较少见的模式：皮沟中可以见到单行或双行的线和（或）点、小球。
- 很多情况下，线、点和小球的形状和颜色被破坏，变得不规则。
- 灰色病灶代表胡椒粉样结构，这是继发于跑步所致创伤的炎症反应。
- 虽然建议活检，但是可以告知患者此为恶性黑素瘤的可能性非常小，因为在皮损的任何部分都没有提示黑素瘤的皮嵴平行模式。

要 点

- 一般而言，任何位置颜色和结构不对称都要警惕。
- 具有不寻常的良性模式，或一个以上肢端良性模式的皮损也需要警惕。
- 皮嵴平行模式不是肢端黑素瘤的唯一模式。

病例 46

病史

患者女性,48 岁,担心这些斑点。它们不会消失,且无明显诱因下逐渐增多。

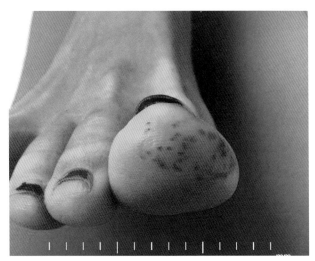

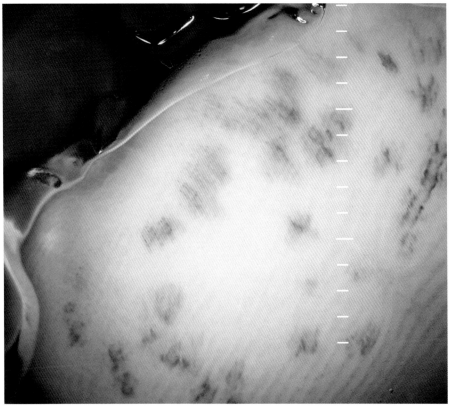

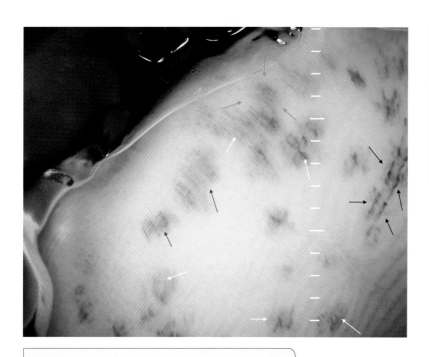

皮肤镜标准

- 皮沟平行模式（黑色箭头）
- 纤维状模式（红色箭头）
- 皮嵴平行模式（绿色箭头）
- 不规则污斑（白色箭头）

诊断

原位多中心肢端黑素瘤

讨 论

- 病史和脚趾上不规则褐色斑疹的临床表现是不同寻常且令人担忧。
- 皮肤镜图像也是令人担忧的，因为结构和颜色不对称而且有不同的良性肢端模式。
- 仔细检查，有一个病灶中可见皮沟平行模式。
- 几个病灶表现为纤维状模式。
- 我们必须拓展我们的想象力，以辨别皮嵴平行模式病灶。
- 还有多个不规则的褐色污斑。
- 进行了一次活检，诊断结果为交界痣。由于皮肤镜-组织病理之间的相关性不好，又进行了一次皮肤活检，这一次诊断为原位黑素瘤。
- 这是一例非常与众不同的多中心肢端黑素瘤病例。
- 整个病变区域被切除并进行了移植，患者预后良好，没有复发。
- 具有多个良性肢端模式的皮损可能是黑素瘤。
- 出现这种情况的合理解释是：不典型细胞数量较少，不足以形成与黑素瘤相关的皮嵴平行模式。
- 当皮肤镜-组织病理之间的相关性不好时，需要考虑到取材不当的可能。正如本例所示，重复活检可能是正确诊断的关键。

要 点

- 对肢端皮损保持高度警惕，因为临床和皮肤镜表现可能不明确。如果不能确定皮损是良性的，不要犹豫，进行一次或多次活检，通过组织病理确诊。
- 良好的皮肤镜-组织病理关联性至关重要。

病例 47

病史

患者女性，50 岁。常规全身皮肤检查时在右足底发现了这些痣。

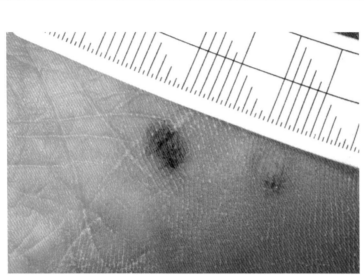

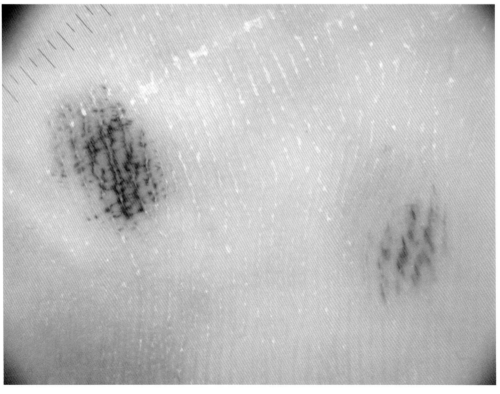

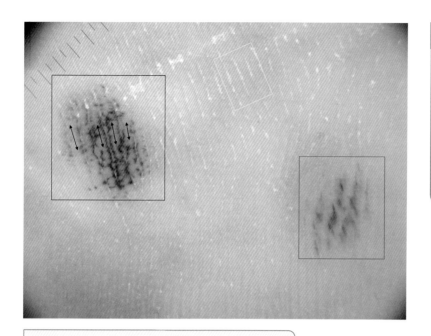

诊断

肢端色素痣

讨 论

- 与之前的病例相比，这是一个典型的场景——在足跖发现了看似无害的痣。
- 该患者有良性纤维状模式（非常细小的倾斜线）和皮沟平行模式的良性双线条变异型，没有组织病理学诊断指征。
- 双线条变异型由两条细小的褐色线条组成，形成皮沟的边界。
- 皮沟平行模式可以在皮沟中有一条或两条线条，伴或不伴褐色点和小球。
- 对常见肢端模式的观察按如下顺序进行：
  - 皮沟平行模式在通常细的皮沟中显示出色素线，这是最常见的良性肢端模式。
  - 皮沟中的细小线状色素沉着和垂直于皮沟的细线组成的网格状模式，表现为格子样或阶梯样外观。
  - 纤维状模式表现为细小的斜线。
  - 皮嵴平行模式与黑素瘤相关，在皮嵴中有

色素沉着。皮嵴可能有或无汗孔（串珠样）。
- 皮嵴平行模式并不能诊断黑素瘤。它也可以见于皮肤出血或血管瘤，后者可以在皮嵴中见到红色或紫色腔隙。
- 无色素性肢端黑素瘤可以表现为血管瘤。腔隙的不规则分布提示的"血管瘤"实际上是黑素瘤。
- 在深色皮肤人群的肢端表面可见弥漫性皮嵴平行模式。

要 点

- 也存在没有平行线的良性肢端模式，表现为均质性褐色，伴或不伴色素网和（或）点、小球。
- 晚期的肢端黑素瘤可以进一步见到出现在其他部位的侵袭性黑素瘤的任何特征。

病例 48

病史

患者男性,68 岁,因肢端皮损出血就诊。

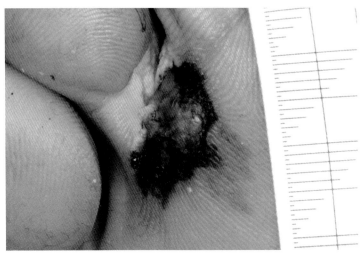

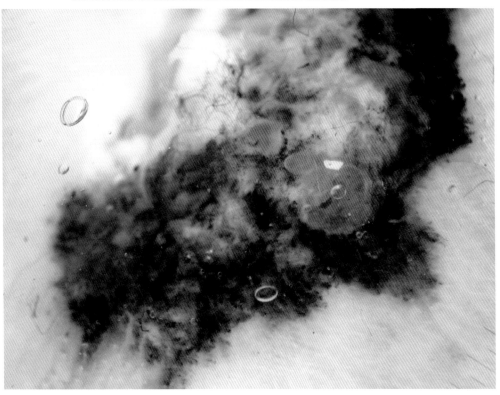

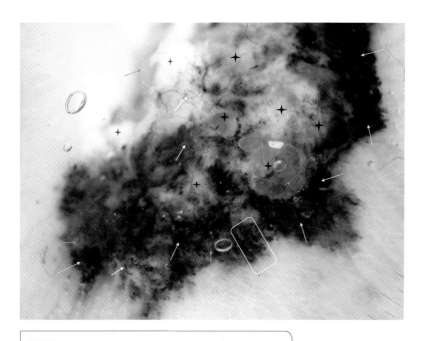

诊断

侵袭性肢端黑素瘤

讨 论

- 临床上很明显是一个令人非常厌恶的肢端黑素瘤。
- 皮沟平行模式中皮沟上有黑点可确定这是一个黑素细胞性病变。
- 也可以默认为黑素细胞性病变。
- 大的乳红色结节和非常不规则的墨黑色污斑有助于快速诊断侵袭性黑素瘤。
- 临床上从黑素瘤主体放射出扁平且不规则的褐色。未发现皮嵴平行模式。
- 也有些甲黑素瘤和其他肢端黑素瘤包含的皮嵴平行模式，是从皮损更严重或潜在非特异成分中放射出来的。
- 对于这例深部侵袭性肢端黑素瘤无需更多了解，应快速切除。

要 点

- 与本病例皮损相比，你会遇到不易诊断的其他黑素瘤。
- 需要注意的是它的严重性的唯一线索是灶性残存的皮嵴平行模式。
- 注意细微的线索。

病例 49

病史

患者男性,47 岁,左足底皮损不愈合。

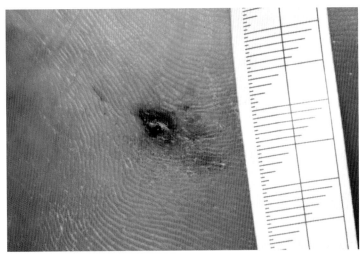

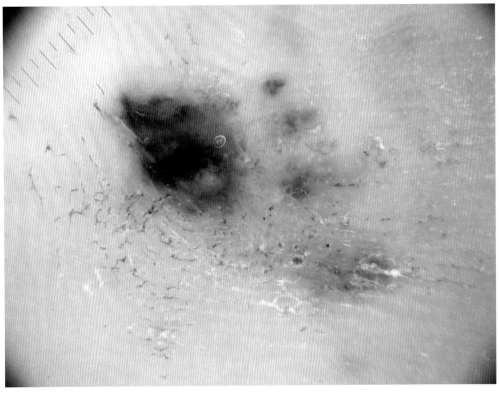

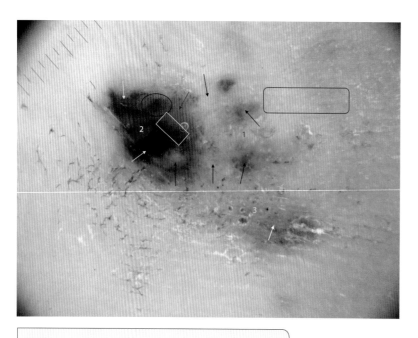

皮肤镜标准

- 颜色和结构不对称
- 多组分整体模式(1、2、3)
- 乳红色区域(红色箭头)
- 乳红色小球(圆圈)
- 不规则黑灰色污斑(黄色箭头)
- 线状黑色小球(黄色方框)
- 蓝白色(黑色箭头)
- 肢端汗孔(黑色方框)
- 不规则褐色污斑(绿色箭头)
- 灰色(白色箭头)
- 7种颜色(黑色、浅褐色、深褐色、灰色、蓝色、白色、粉色)

诊断

侵袭性肢端黑素瘤

讨 论

- 临床上容易诊断为出血,但未发现与出血相关的紫红色和标准(血色鹅卵石)。
- 如果有白色,或许很严重。黑素瘤?
- 如果有蓝色,可能在警告。黑素瘤?
- 如果有粉色,停下多思考。黑素瘤?
- 如果有黑色,不要忽略掉。黑素瘤?
- 所有特征都提示这是黑素瘤。
- 默认为黑素细胞性病变。
- 最高危因素:颜色和结构不对称、多组分整体模式。
- 高危因素:不规则灰黑色污斑、乳红色/粉色伴有少许乳红色小球、蓝色与白色相互融合。

- 3个线状黑色小球可能是平行模式的最后残迹,这可能是黑素细胞性病变的诊断标准。
- 与其他高风险颜色相比,不规则灰褐色区域并不会增加太多风险。
- 有高危颜色的不愈合皮损考虑黑素瘤,除非证实并非如此。

要 点

- 临床上可疑的肢端病变一旦发现任何一种高危颜色,不管是白色、蓝色、粉色或黑色,均需要组织病理学确诊。
- 侵袭性肢端黑素瘤可能缺少特征,但也不是完全没有特征。

病例 50

病史

患者女性,57 岁。足外科医生发现她足底皮损,推荐她就诊皮肤科,确认是否需要活检。

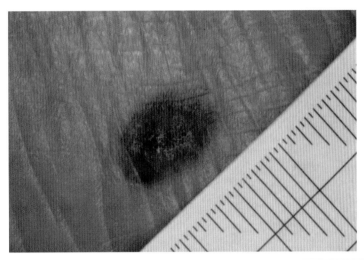

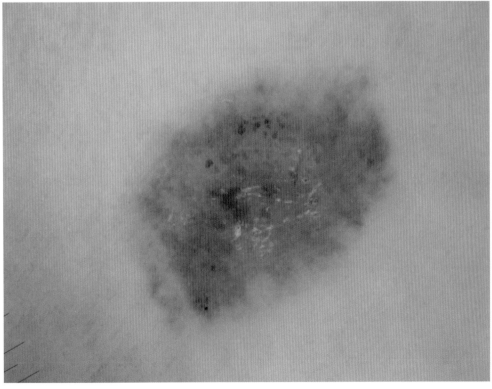

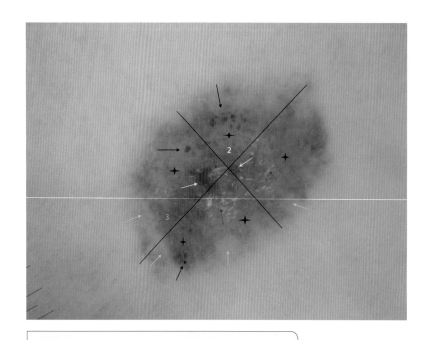

<table>
<tr><td>皮肤镜标准</td></tr>
</table>

皮肤镜标准

- 颜色和结构不对称（＋）
- 多组分整体模式（1、2、3）
- 不规则褐色点和小球（黑色箭头）
- 色素减退（星号）
- 紫色污斑（黄色箭头）
- 病灶中的正常皮肤（绿色箭头）
- 角化过度（红色箭头）

诊断
侵袭性肢端黑素瘤

讨　论

- 该病例为厚度 1.6 mm 的 Ⅳ 级肢端雀斑痣样黑素瘤，临床上看起来很像是发育不良痣。
- 没有发现与组织病理学良性或恶性相关的平行模式。
- 少许不规则褐色点和小球可确定为黑素细胞性病变。
- 颜色和结构轻微不对称、不明显的多组分整体模式。
- 紫色灶提示可能为出血。
- 肢端和甲黑素瘤的出血多因创伤所致。
- 色素减退是需要关注的危险信号，却可能因为不引人注目而容易被忽视。
- 它不是退行性结构的骨白色。
- 临床上所见的角化过度不应该与晶状体结构相混淆。
- 黑素细胞性病变中发现的晶状体结构更常见于黑素瘤。

- 病变内及周围的正常皮肤不应与退行性结构相混淆。
- 没有高风险颜色，也没有高风险局部标准，就没有理由认为这是高风险肢端病变。
- 这是个难辨认黑素瘤：临床和皮肤镜没有发现高度提示黑素瘤的特征。
- 不同于前两个肢端黑素瘤病例具有较显著的临床和皮肤端诊断线索，该病例皮损看起来风险较低。
- 组织病理学提示是一个在特殊部位（足底）的发育不良痣（颜色和结构不对称、不规则点和小球、多灶性色素减退）。
- 思考您上一次诊断足底发育不良痣是什么时候？

要　点

- 警惕：难辨认黑素瘤就在眼前。
- 黑素瘤在临床和皮肤镜检查中均可以伪装成良性病变。

病例 51

病史

同事通过邮件咨询：50 岁女性，足底发现如图皮损，是否需要手术切除？

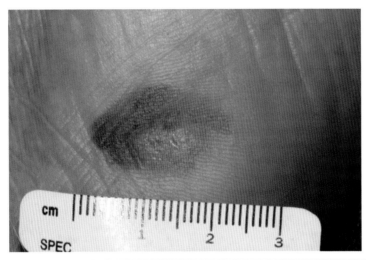

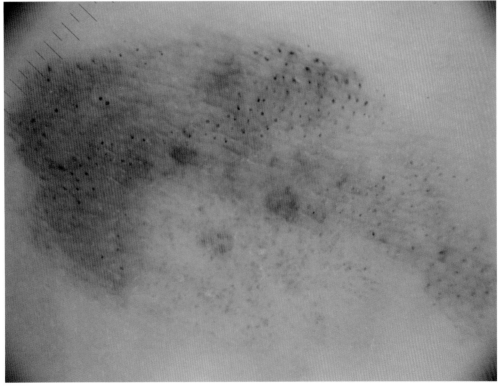

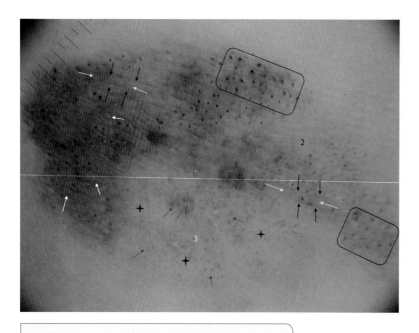

皮肤镜标准
■ 颜色和结构不对称
■ 多组分整体模式（1、2、3）
■ 皮沟（黑色箭头）
■ 皮嵴（黄色箭头）
■ 肢端汗孔（白色箭头）
■ 皮沟平行模式伴有褐色点和小球（黑色方框）
■ 皮嵴平行模式（红色方框）
■ 乳红色区域（星号）
■ 乳红色小球（红色箭头）

诊断

侵袭性肢端黑素瘤

讨 论

- 即使一个有经验的皮肤镜医生，这种病变也很难描述，这本身就是首先值得关注的危险信号。
- 一个大的乳红色区域伴有乳红色小球，这是需要关注的第二个危险信号。
- 有些病灶看起来是皮沟平行模式，然而在皮嵴上原本白色肢端汗孔的位置出现不规则的褐色点和小球，这是另外一个需要关注的危险信号。
- 皮损左侧显示皮嵴平行模式，皮沟之间的皮嵴出现色素沉着。
- 皮嵴上可见白色串珠样肢端汗孔伴一些不规则的褐色点和小球。
- 总之，我们在临床上发现粉色退行性病变，在皮肤镜下可见颜色和结构不对称、多组分整体模式，并且有不寻常的良性皮沟平行模式伴有不规则褐色点和小球；也可有恶性的皮嵴平行模式皮嵴上可见色素沉着和肢端汗孔。白色区域的皮肤镜鉴别诊断包括乳红色区域伴乳红色小球和退行性结构伴多形性血管，两者都为高危特征。
- 你可以很自信地告诉同事有很多不典型特征，需尽快做组织病理学检查。

要 点

- 如果对皮损不得不进行很多考虑，说明应该进行组织病理学检查。
- 应该告诉患者："如果我们不得不对病变进行很多考虑，那么我们就应该活检。"通常会得到积极回应。

病例 52

病史

患者女性，17 岁。小指甲色素沉着 2 年，且颜色似乎在改变。否认创伤史。

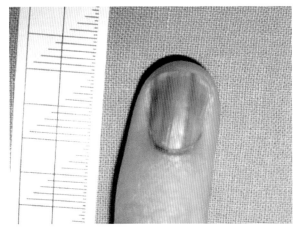

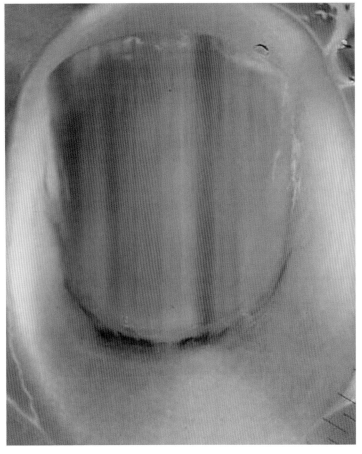

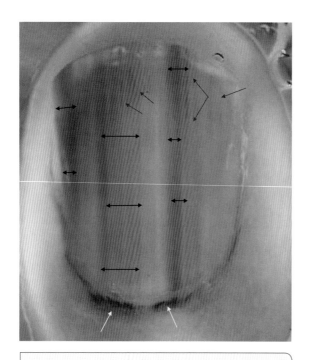

皮肤镜标准

- 不规则色素条带(黑色箭头)
- 平行性缺失(红色箭头)
- 哈钦森征(黄色箭头)

诊断

甲黑素瘤

讨 论

- 在白色人种患者,多色素条带(黑甲),尤其是仅累及一个甲,需要警惕,这有可能是甲黑素瘤。
- 任何有变化的病变,没有良性诱因(如创伤或其他炎症),都需要引起高度警惕。
- 大多数甲黑素瘤发生在 40~60 岁人群,然而像本病例一样,甲黑素瘤也可累及年轻人,甚至也可累及儿童。
- 甲黑素瘤可累及任何指(趾)甲。
- 患者虽然年轻,但病史、临床和皮肤镜特征令人担忧。
- 条带不规则,伴有粗细和间距不等及平行性缺失,这些是与黑素瘤相关的不规则条带特征。
- 恶性黑素细胞产生不规则黑素,表现为不连续线段,被认为平行性缺失。
- 斑驳色(浅褐色、深褐色、灰色)是需要警惕的

信号。

- 近端甲小皮色素沉着称为哈钦森征,这是甲黑素瘤可能存在或不存在的一个特征。
- 总之,本病例为典型甲黑素瘤病例,单个指甲受累,具有甲黑素瘤所有的皮肤镜特征。条带粗细和间距不规则、平行性缺失、斑驳色,以及哈钦森征。

要 点

- 以下为甲黑素瘤的 ABCDEs:
  - A(age,年龄,通常累及 40~60 岁人群)
  - B(irregular bands,不规则条带)
  - C(changing bands,变化的条带)
  - D[digits,指(趾),尤其是第一指(趾)甲]
  - E(extension,延伸到甲小皮、哈钦森征)
- 色素性或非色素性甲营养不良,在常规治疗下没有改善,可能是黑素瘤!

病例 53

病史

患者女性,63 岁。数年前车门夹伤手指,因为出血引起指甲变色且一直未消退。相反,颜色加深并延伸到手指。

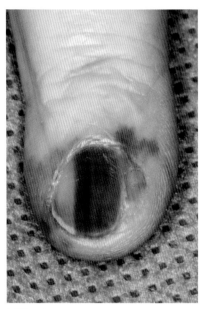

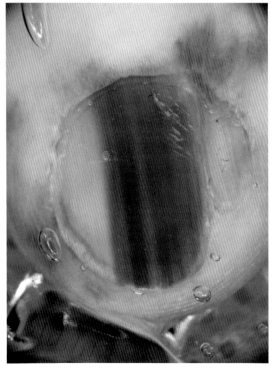

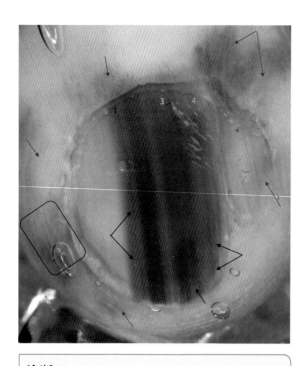

皮肤镜标准

- 不规则色素条带(1、2、3、4)
- 平行性缺失(黑色箭头)
- 哈钦森征(红色箭头)
- 皮嵴平行模式(方框)

诊断
甲黑素瘤

讨 论

- 临床上是一个明显的黑素瘤。
- 条带是不规则的,因为褐色深浅不一、宽度也不规则,还有一些地方平行性缺失。
- 与前一个病例相比,色素沉着显著扩散到手指(哈钦森征阳性)。
- 此外,皮嵴平行模式也是一个关注点。
- 色浅的细皮沟以及具有色素的较粗的皮嵴。
- 这是一个很好的发现,因此更容易诊断黑素瘤。
- 如果在外周皮肤发现皮嵴平行模式,就不需要行甲母质活检,仅活检这个区域即可确定诊断。
- 创伤史通常与甲黑素瘤相关。

要 点

- 不要忘记检查甲周围皮肤是否有色素沉着,如果发现色素沉着并伴有皮嵴平行模式,可以在此区域做活检,从而避免复杂的侵入性甲母质活检。
- 即使你看不到皮嵴平行模式,仍要活检任何皮肤色素沉着区,也可能做出诊断。

病例 54

病史

患者女性，11 岁，右侧第二趾甲变色。

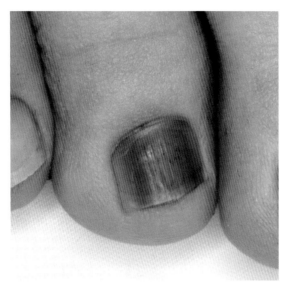

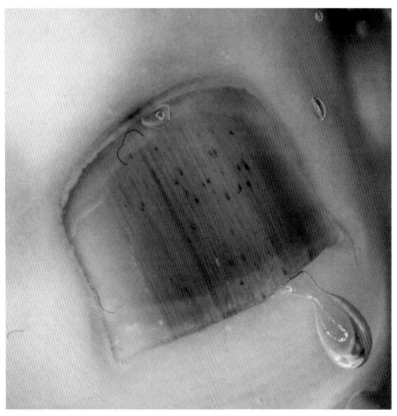

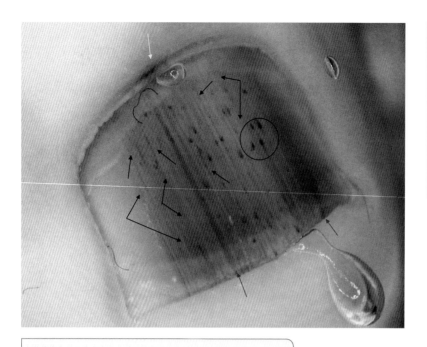

皮肤镜标准

- 不规则色素条带（红色箭头）
- 平行性缺失（黑色箭头）
- 哈钦森征（黄色箭头）
- 不规则点和小球（圆圈）
- 3 种颜色（浅褐色、深褐色、灰色）

诊断
原位甲黑素瘤

讨 论

- 病变主体是平行性缺失，这种表现的特征是存在不规则和断裂的线段，反映了恶性黑素细胞产生的黑素数量异常。
- 这是一个主要警惕信号。
- 确实，平行性的缺失充满整个病灶，这不寻常又令人担忧，更何况这个患者仅仅 11 岁。
- 不规则褐色点和小球是另外一个不寻常的高危因素。
- 如果是紫色，鉴别诊断可能是出血，然而点和小球是褐色而非紫色。
- 再者，这里未发现低风险的皮肤镜特征，如规则的纵向线颜色、间距、粗细和平行性。

- 只有一条细的褐色条带清晰可见。
- 与其他高危特征比，甲小皮上少量色素沉着（哈钦森征）不是一个重要特征。
- 需尽快行甲母质活检。

要 点

- 如果存在高风险的皮肤镜特征，不要因为黑甲患者年轻而减少对其潜在高危病理的怀疑。
- 了解甲色素沉着的低风险和高风险特征。
- 如果怀疑就切除，但不幸的是对一位儿童患者，你会降低切除的可能。

病例 55

病史

患者女性,50 岁,因右足蹰趾甲真菌感染变色就诊,外用抗真菌药物 1 年未改善。

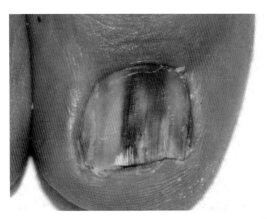

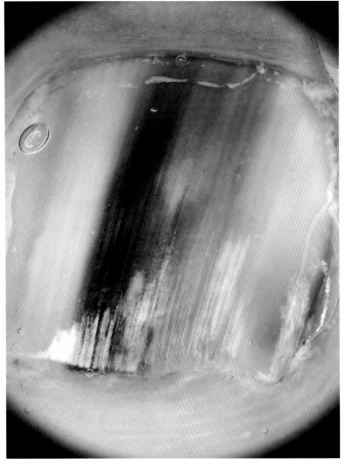

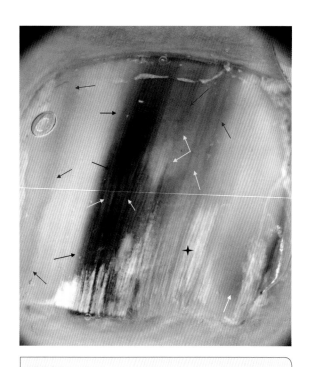

诊断
原位黑素瘤

讨 论

- 这个病例简单吗？
- 真菌感染的不规则黄色，还有点假单胞菌的绿色。
- 一般根据临床照片的甲损颜色会考虑为趾甲真菌和细菌感染，但实际使用抗真菌药物并未好转。
- 对此不规则的黑白条带如何考虑？这时候皮肤镜鉴别诊断将发挥作用。
- 可能与甲黑素瘤或由暗色真菌产生的暗色条带相关。
- 真菌性黑甲比较少见，可能由暗色或非暗色真菌引起，两者都可产生黑素。
- 红色毛癣菌是真菌性黑甲最常见的致病菌之一。
- 然而有线索提示暗条带与黑素瘤相关：边界非常直、底部较宽、平行性缺失。

- 相反，真菌感染的色素条带远端较宽，近端逐渐变细，符合从远端到近端的感染扩散方向。而与黑素瘤相关的色素条带相反后者的近端更宽。
- 因为怀疑甲黑素瘤，需要进行甲母质活检。
- 本例原位肢端雀斑痣样黑素瘤易引起混淆是因为它同时存在真菌感染。黄色和绿色其实与甲黑素瘤无关。我们要始终保持开放的思维。

要 点

- 在临床场景中，如果有黑色，不要置之不理。
- 如果不能合理地确认是否为甲黑素瘤，尽快对皮损进行活检。
- 黑素瘤通常伴发的组织破坏可能是微生物入侵的途径。
- 所以不要被可能与甲黑素瘤伴存的真菌或细菌感染所欺骗。

病例 56

病史

患者女性，58 岁。因趾甲油不能遮盖足蹬趾甲变色影响美观而沮丧。

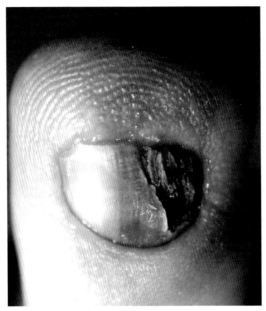

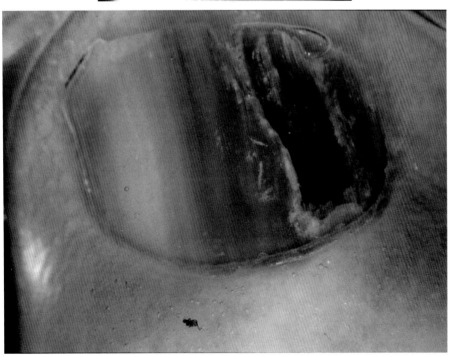

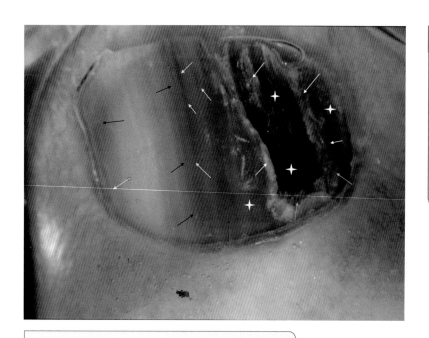

皮肤镜标准

- 不规则褐色条带(黑色箭头)
- 平行性缺失(黄色箭头)
- 均质深褐色(星号)
- 甲板破坏(白色箭头)
- 蓝白色(蓝色箭头)
- 紫色(红色箭头)

诊断

侵袭性黑素瘤

讨 论

- 难怪患者在给趾甲涂趾(指)甲油时有困难,因为侵袭性黑素瘤导致甲板破坏。
- 界限不清、不规则条带伴有平行性缺失——黑素瘤。
- 暗色色素沉着污斑上的甲板破坏——侵袭性损毁性黑素瘤。
- 蓝白色对诊断没有任何帮助。
- 如果仔细看,中央紫色是由出血引起的,是黑素瘤恶性破坏导致的。
- 哈钦森征的缺失并不能排除黑素瘤。
- 在非色素或粉红色甲肿瘤中,甲床破坏是提示恶性肿瘤的重要线索(如鳞状细胞癌、黑素瘤)。
- 与此情况相反,无色素性甲黑素瘤并不罕见,可能没有任何色素沉着。在这种情况下,做出正确的诊断往往是一个挑战。

要 点

- 如果不进行全身皮肤检查,包括足背和足底,可能没有机会诊断出这样的病例。
- 如果患者涂了趾(指)甲油,追问甲有无变色,答案可能是肯定的。
- 备有趾(指)甲油去除剂,即使患者涂有趾(指)甲油也可以彻底检查。

病例 57

病史

患者男性,87 岁,在护理院发现趾甲如图改变。

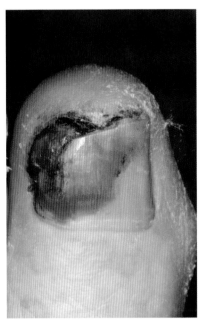

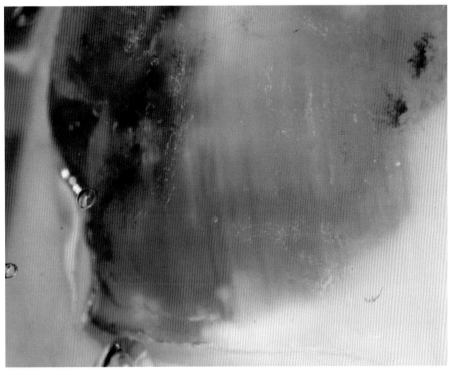

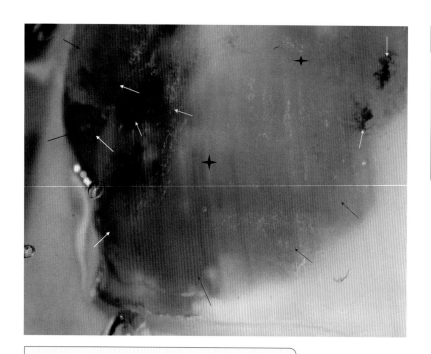

诊断
结节性无色素性黑素瘤

讨 论

- 这是一例溃疡性无色素结节伴有甲板破坏。
- 临床鉴别诊断包括化脓性肉芽肿、鳞状细胞癌和无色素性黑素瘤。
- 化脓性肉芽肿通常呈乳红色/粉色,伴或不伴出血,可能有白色脱屑性领圈,因此临床不像化脓性肉芽肿。
- 目前皮肤镜没有诊断鳞状细胞癌的线索,如不规则发夹样血管、不规则骨白色环以及较大的不规则骨白色鳞屑区。
- 蓝白色和乳红色/粉色是诊断黑素瘤的线索。
- 甲结节性无色素性黑素瘤通常没有色素条带。
- 原位无色素性病变可能有粉红色的纵行条带,称为红甲症。

- 数据分析,高达 50% 的黑素瘤为无色素性黑素瘤。
- 凭直觉,需尽快行组织病理学检查。
- 本病例不同于上一个色素性损毁性甲黑素瘤,后者具有明显的皮肤镜特征。

要 点

- 任何部位的无色素性黑素瘤都是最大的伪装者,应始终与化脓性肉芽肿或粉红色 Spitz 痣相鉴别。
- 使用皮肤镜非接触技术避免接触出血性病变。
- 聚乙烯食品包装膜屏障(如 Saran 包装)可作为溃疡或出血病灶与皮肤镜之间的界面屏障,以避免污染皮肤镜。

病例 58

病史

患者自述发现皮损 4 个月,之前没有创伤或生殖器疾病史。

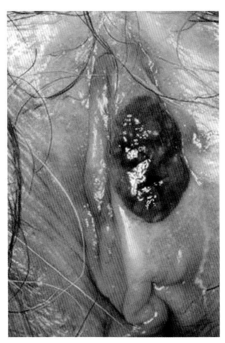

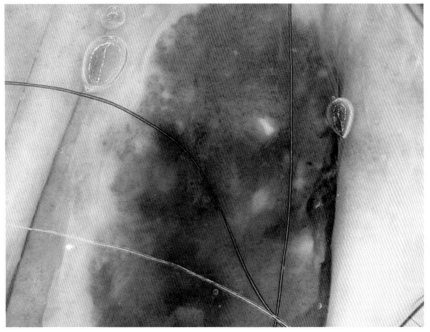

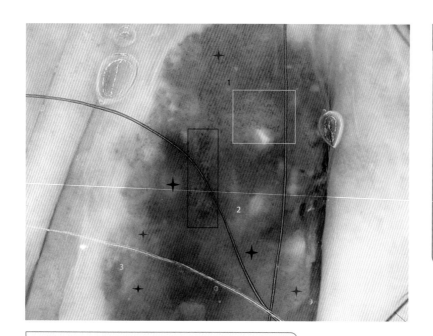

皮肤镜标准

- 颜色和结构不对称
- 多组分整体模式（1、2、3、4）
- 蓝白色（黑色星号）
- 乳红色/粉色（红色星号）
- 多形性血管（充满病灶）
- 点状血管（黑色方框）
- 点状、逗号状及线状血管（黄色方框）

诊断
侵袭性生殖器黑素瘤

讨　论

- "凭直觉"——侵袭性黑素瘤。
- 有趣的是类似颜色在上一例无色素性甲黑素瘤中也出现过。
- 该皮损默认为黑素细胞性病变。
- 颜色和结构不对称及 3～4 个区域的多组分整体模式。
- 不规则蓝白色充满病灶——黑素瘤。
- 乳红色/粉色伴有多形性血管——黑素瘤。
- 多形性血管包括点状、逗号状及线状血管。
- 本例侵袭性生殖器黏膜黑素瘤的次要特点是，在高风险黑素瘤相关颜色背景中，没有发现任何良性生殖器黏膜病变相关的良性模式（如球状、平行及环状）。
- 良性生殖器黏膜病变很少发生，但恶性病变更罕见。
- 蓝色、灰色或白色与无结构区域的组合已被证明是良性和恶性黏膜病变最好的鉴别要点。
- 良性生殖器黏膜病变将在下一章介绍。

要　点

- 使用非接触技术避免黏膜皮损污染皮肤镜。
- 聚乙烯食品包装膜（如 Saran 包装）可作为生殖器黏膜和皮肤镜之间的界面，以避免污染皮肤镜。

（于瑞星　孟　晓　林尔艺　李承旭　费文敏　译）
（崔　勇　孟如松　慕彰磊　徐　峰　审校）

第四章

良性和恶性非黑素细胞性病变
Benign and Malignant Nonmelanocytic Lesions

一般说明

- 每份病例均有一个简短的病史，并附有一张临床图片和未标记的皮肤镜图像。
- 研究无标记的皮肤镜图像，尝试识别其整体和局部的皮肤镜特征。
- 做出你的诊断。
- 接下来翻页，所有显著的皮肤镜表现均被标记并再次呈现皮肤镜图片。
- 在同一页面上，你还可以找到本病的诊断、详细讨论和一些要点以供参考。

病例 1

病史

患者女性, 76 岁, 左面颊上有一个缓慢生长的皮损。

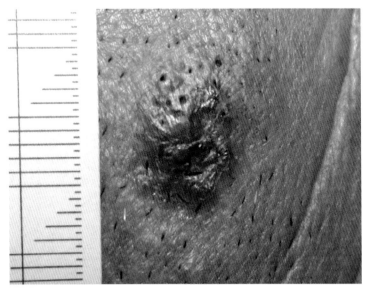

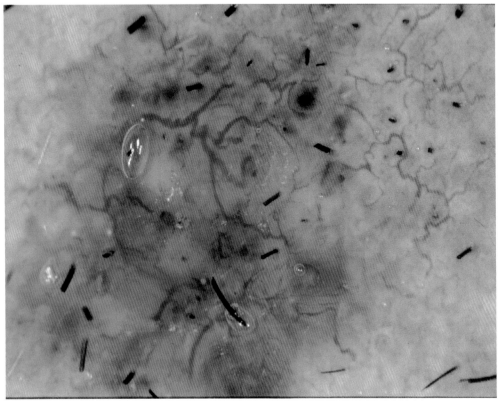

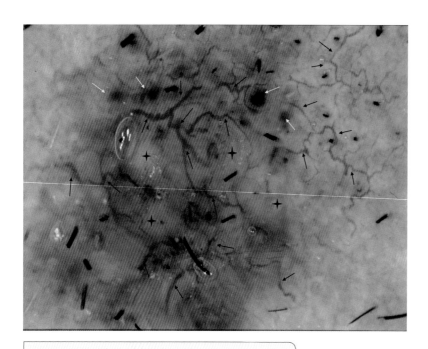

诊断
色素性基底细胞癌

讨 论

- 这是一例经典的色素性基底细胞癌，充满皮损的显著的粗和细的分支状血管（树状分支），伴有斑点状色素沉着。
- 对于皮肤镜专家，凭直觉即可诊断。
  - 虽然分支状血管高度提示基底细胞癌，但也可见于黑素瘤、痣、皮肤纤维瘤、皮脂腺增生、Merkel 细胞癌、瘢痕组织和日光损伤皮肤。
  - 这里更多要关注的是蓝灰色，它常见于黑素瘤，因此需要特别注意。记住"如果有蓝色，可能在警告"。
- 对于皮肤镜新手，最好按照两步法则评估皮损。
  - 首先，确定皮损是否为黑素细胞性。本例没有黑素细胞性病变相关的标准（例如色素网、褐色点和小球、均质性蓝色）。
  - 知道病变是非黑素细胞性之后，下一步确定是否有符合脂溢性角化病、基底细胞癌、血管瘤和皮肤纤维瘤的标准。
- 这里没有脂溢性角化病的依据（粟粒样囊肿、假毛囊开口、裂和皮嵴、胖手指征、发夹样血管）
- 这里没有血管瘤的标准（腔隙、纤维分隔）
- 这里没有皮肤纤维瘤的标准（中央白色斑片、周围色素网）
- 然而经典的色素性基底细胞癌包括显著的分支状血管和色素沉着。
  - 重要的是，色素沉着在基底细胞癌可以多种方式表现。在本病例中，色素沉着表现为少量蓝白色和黑灰色小球或卵圆性巢。

要 点

- 基底细胞癌有很多皮肤镜表现。
- 有时候很难鉴别黑素瘤和基底细胞癌。
- 这种情况下，重要的线索是记住在基底细胞癌中绝不会见到色素网。

病例 2

病史

患者女性，80 岁，常规全身皮肤检查发现面部色素性病变。

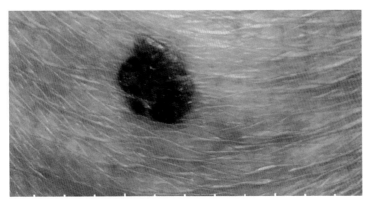

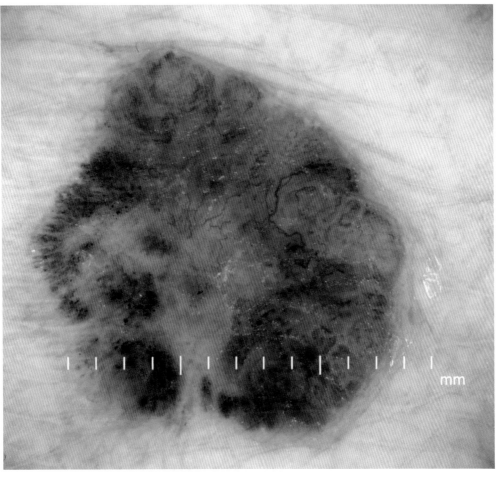

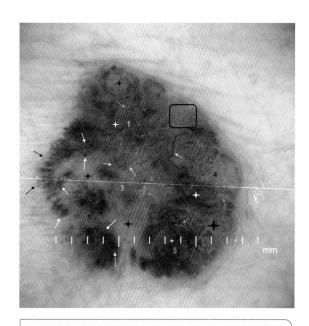

诊断

色素性基底细胞癌

皮肤镜标准

- 颜色和结构不对称
- 多组分整体模式（1、2、3、4、5）
- 分支状血管（黄色箭头）
- 蛇形血管（红色箭头）
- 点状和线状血管（方框）
- 蓝白色（白色星号）
- 乳红色（黑色星号）
- 微小的蓝色以及褐色点和小球（白色箭头）
- 不规则条纹（黑色箭头）
- 叶状区域（绿色箭头）
- 6种颜色（黑色、褐色、灰色、蓝色、白色、乳红色）
- 白点是反射伪影（蓝色箭头）

讨论

- 这个病变里有很多看起来高危的地方。这是黑素瘤还是色素性基底细胞癌？
  - 有褐色点和小球病灶，可诊断为黑素细胞性病变。然而，褐色点和小球也可见于色素性基底细胞癌。
    - 因此，我们需要进行皮肤镜鉴别诊断。
  - 有颜色和结构的不对称，加上多组分整体模式。二者均可见于基底细胞癌和黑素瘤。因此并非特异性证据。
  - 蓝白色和乳红色是高危颜色——非特异性。
  - 这里有分支状、蛇形、点状和线状的多形态血管——非特异性。
    - 分支状血管并非基底细胞癌中仅有的血管类型。
  - 这里有一处不规则褐色条纹状结构——非特异性。
  - 外周性微小黑色点和小球病灶——非特异性。
  - 可能的唯一特异性基底细胞癌标准是一个叶状区域，由球状外延形成的叶状模式。
    - 这是一种常见描述，通常很难见到，其

价值也受到一些皮肤镜医生质疑。
  - 出现6种颜色是非常高危的，但是也非特异性。
- 因此你已经知道了，一个色素性皮损具有非特异性和高危标准，一定要掌握相关知识，这样才能从皮肤镜鉴别诊断的角度去思考。
- 当难以做出明确诊断，则需要尽快组织病理诊断。
- 实际上，有经验的皮肤镜医生在诊断色素性基底细胞癌时不会有任何困难。他会看到分支状和蛇形血管、微小的黑色色素斑点和一个完整的叶状结构。

要点

- 皮肤镜可以帮助规划手术方式以做出诊断，无论是切除还是切取。
  - 在大多数情况下，切除来排除黑素瘤，切取来排除非黑素瘤皮肤癌，如基底细胞癌。
- 不幸的是，不管付出了多少年的努力，我们每个人在职业生涯中都会有失误的时候。
- 皮肤镜并不是一门完美的科学，需要根据实际情况调整期望值。

病例 3

病史

患者男性,92 岁,面部见一处病变。

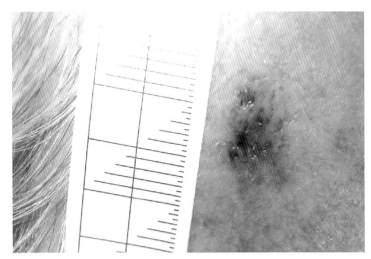

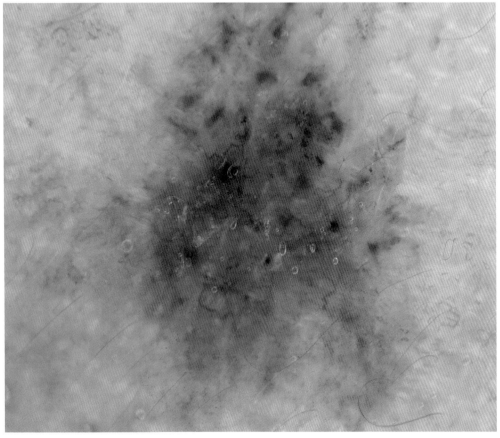

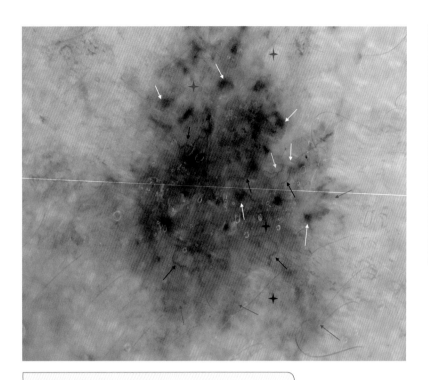

皮肤镜标准
■ 颜色和结构不对称
■ 多组分整体模式
■ 分支状血管（黄色箭头）
■ 蛇形血管（黑色箭头）
■ 蓝色卵圆形色素巢 （白色箭头）
■ 褐色小点（蓝色箭头）
■ 灰色污斑（红色箭头）
■ 乳红色（黑色星号）
■ 骨白色（红色星号）

诊断
色素性基底细胞癌

讨 论

■ 这里缺乏诊断黑素细胞性病变、脂溢性角化病、血管瘤或皮肤纤维瘤的标准。

■ 蛇形血管和蓝色卵圆形色素巢是帮助诊断这种色素性基底细胞癌的经典标准。

■ 有一个位于中央的微小的分支状血管。

■ 还有一些灰色污斑和细小的褐色点（微小的点），这两个特征都支持诊断。

　■ 褐色小点是一种常见特征，但不见于黑素细胞性病变。无论是否有标志性的分支状血管，褐色小点提示基底细胞的存在。

■ 颜色和结构的不对称以及多组分整体模式都是高危的，而非特异性的整体模式，也可能见于良性和恶性的黑素细胞性病变以及非黑素细胞性病变。

■ 乳红色和骨白色也是非特异的，可见于黑素瘤和基底细胞癌。

■ 基底细胞癌可有或无分支状血管或色素沉着。

■ 基底细胞癌的色素有无数种表现，有些是支持诊断的特异性表现。

　■ 蓝色卵圆形巢、叶状结构和蓝灰色小球。

要 点

■ 学会如何辨识蛇形血管。

　■ 它们可能是唯一的线索，以帮助诊断可疑的基底细胞癌。

■ 在特征较少的基底细胞癌中，另一条线索可能是存在轮辐状结构。

病例 4

病史

患者男性,35 岁,全身皮肤检查时发现右上背部粉红色病变。

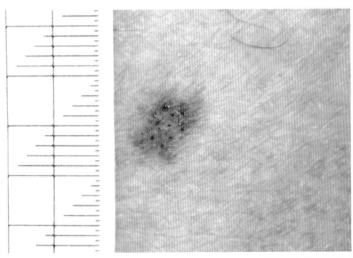

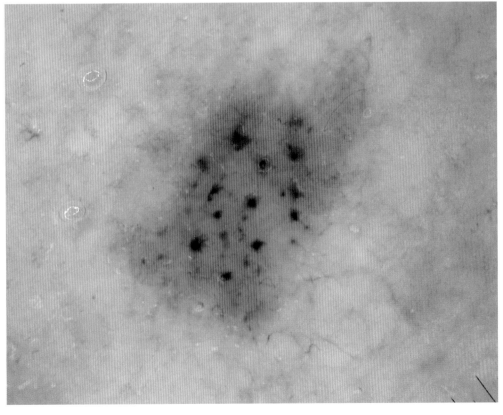

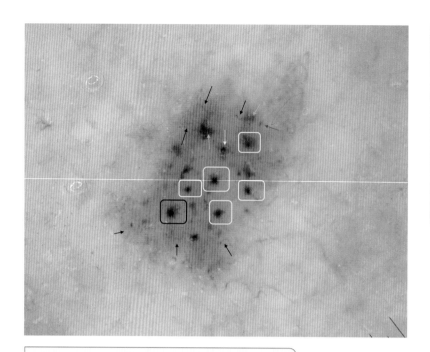

皮肤镜标准
■ 完整的轮辐状结构（黑色方框）
■ 不完整的轮辐状结构（黄色方框）
■ 蛇形血管（黑色箭头）
■ 浅表溃疡（黄色箭头）
■ 蓝色小球（红色箭头）
■ 灰色污斑（蓝色箭头）

诊断
色素性基底细胞癌

讨 论

- 病变内有轮辐状结构。
  - 成熟的轮辐状结构有一系列从中心放射出来的线条。尽管"辐条"并不完全围绕着中央，但由于它们容易辨认，所以被认为是完整的。
    - 轮辐状结构是从深褐色中央放射出境界清楚的褐色至灰色突起。
    - 有时，看不到放射状突起，只能看到一个同心小球，由一个圆形结构组成，中央较深。这种为不完整的。这个病变有许多不完整的轮辐状结构。
    - 轮辐状结构即便不能诊断，也高度提示基底细胞癌。
    - 组织学上，它们和起源于表皮下基底细胞癌的巢相一致。
- 尽管这个病变没有基底细胞癌相关的分支状血管，但有很多蛇形血管支持诊断。蛇形血管通常见于基底细胞癌。
- 一些灰色污斑和一个蓝色小球都属于可归类为色素性基底细胞癌的色素。
- 一个浅表溃疡病灶支持诊断，因为浅表溃疡常见于浅表性基底细胞癌。
- 综上所述，诊断色素性基底细胞癌的标准包括轮辐状结构、蛇形血管、蓝色和灰色，加上浅表溃疡。

要 点

- 需要注意，这一系列特征揭示了基底细胞癌不常见但并不罕见的表现。
- 我们经常要发挥想象力来识别轮辐状结构。
- 对这些结构要有很高的怀疑度，因为可能是诊断基底细胞癌的唯一线索。

病例 5

病史

这是在一位 73 岁老人背上发现的，他有过度曝晒史。

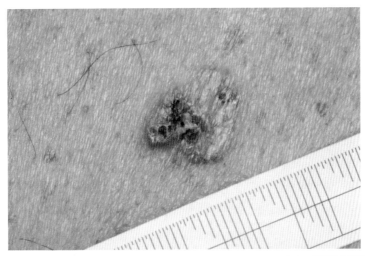

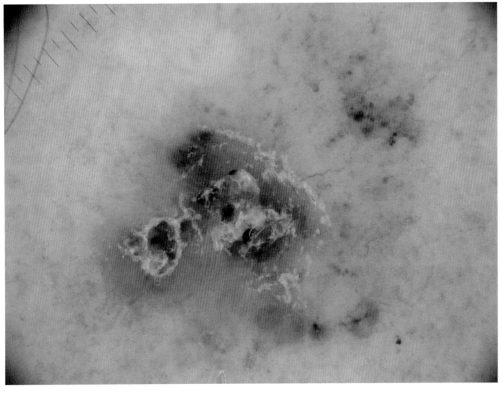

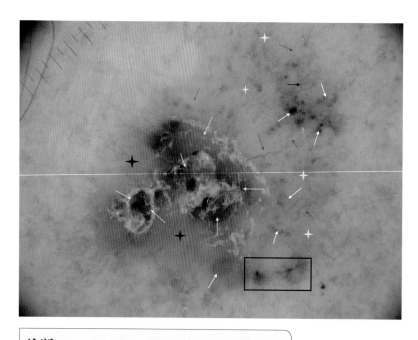

诊断
色素性基底细胞癌

讨 论

- 与上述色素性基底细胞癌的少见表现相比，本例具有很常见的表现。
- 诊断标准包括：细分支状血管、蛇形血管、蓝色点和小球，和灰点、小球、污斑，以及大的鳞屑性溃疡。
- 溃疡在基底细胞癌中非常多见，常是提示诊断的重要线索。
- 在病变下缘还有 2 个不完整的轮辐状结构。
- 非特异性标准包括颜色和结构不对称、多组分的整体模式，以及乳红/粉红色和褐白色。
- 基底细胞癌中的色素沉着，并非典型特征。尽管病变中的色素较为直观，但有其他标准可以诊断色素型基底细胞癌。
- 在很多情况下，蓝色卵圆形巢或叶状结构难以被识别。

- 当你在会议上、书本上或文献中看到叶状结构的图像，发现它与你见过的任何叶子都没有相似之处时不要气馁，因为该术语妄图描述这些结构，有些学者认为它可能是一个错误的名称。
- 需要注意，你可能会看到黑色、褐色、蓝灰色、白色和粉红色的点、小球、污斑或弥漫的均质区域。

要 点

- 皮肤镜检查对诊断微小和(或)特征较少的基底细胞癌非常有帮助。
- 警惕一些不起眼的、半透明的丘疹，一定要用皮肤镜检查。

病例6

病史

一位患者多发获得性和先天性黑素细胞痣具有明显变化。

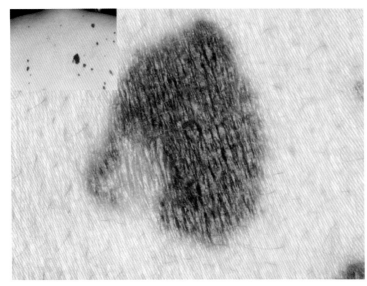

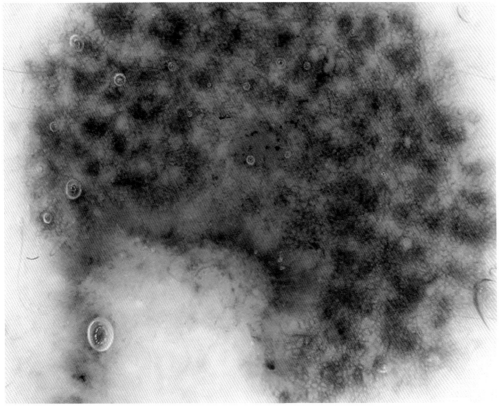

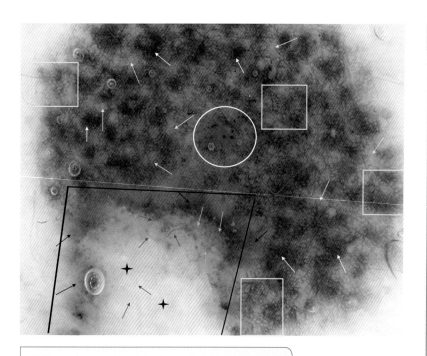

皮肤镜标准

先天性痣
- 规则的色素网（黄色方框）
- 靶形网（黄色矩形）
- 正常皮肤岛（黄色箭头）
- 均质褐色色素岛（白色箭头）
- 有不规则点和小球的深蓝色污斑（白色圆圈）

色素性基底细胞癌
- 蛇形血管（红色箭头）
- 蓝白色和蓝色点（蓝色箭头）
- 褐色点（浅绿色箭头）
- 骨白色（黑色星号）
- 均质灰色（黑色箭头）

诊断
碰撞瘤
先天性痣/色素性基底细胞癌

讨 论
- 正常皮肤岛、规则的色素网和均质褐色病灶对称分布，诊断为先天性黑素细胞痣。
- 还有一个靶形网病灶，支持先天性黑素细胞痣的诊断。
- 中央均匀的蓝色污斑代表真皮层深处的黑色素（由丁达尔效应产生），这种情况常见于先天性黑素细胞痣。
  - 蓝色区域的不规则点和小球是非特异的，没有阴性或阳性诊断意义。
- 对于这种不寻常的病变，皮肤镜鉴别诊断的概念就开始发挥作用了。
  - 会不会是先天性黑素细胞痣中产生的黑素瘤，具有提示退行性结构的骨白色、多形态血管、不规则蓝点和多种颜色？

- 碰撞瘤，具有两个或两个以上的组织病理的表现，不论是相邻的，还是一个在另一个之内，也需要鉴别诊断。
- 诊断色素性基底细胞癌的标准包括蛇形血管、蓝色点和均质灰色。
- 骨白色是非特异性的，可见于黑素瘤和基底细胞癌。

要 点
- 一定要让病理医生知道他可能正面对一个碰撞瘤，以便做出适当的切片进行诊断。
- 预先把数字皮肤镜图像发给病理医生，让他或她更好地了解所存在的一些情况。
- 病理医生通常都很感激能够得到数字皮肤镜图像。

病例 7

病史
这位男性患者很担心头皮上的这个深色斑。

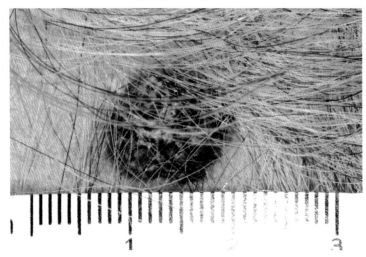

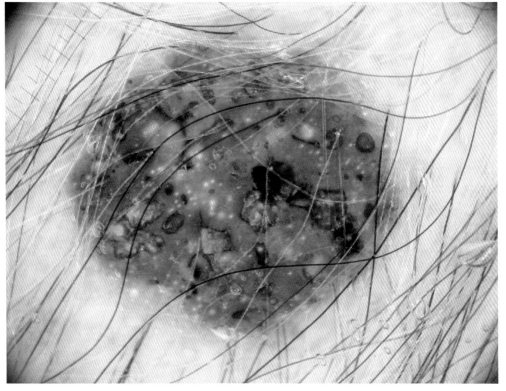

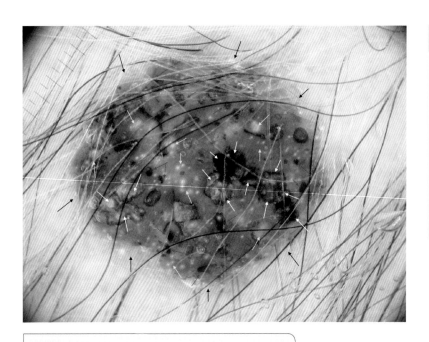

- 白色粟粒样囊肿（黄色箭头）
- 色素性假性毛囊开口（红色箭头）
- 非黑素性假性毛囊开口（绿色箭头）
- 填充角质的隐窝（白色箭头）
- 边界清楚（黑色箭头）

诊断
色素性脂溢性角化病

讨 论

- 临床鉴别诊断包括色素性脂溢性角化病、色素性基底细胞癌和黑素瘤。
  - 幸运的是，对于患者来说，并没有出现提示色素性基底细胞癌或黑素瘤的标准。
- 粟粒样囊肿、色素性和非色素性假性毛囊开口、大的充满角蛋白的隐窝和清楚边界，这些在一起很容易诊断脂溢性角化病。
- 显著的色素沉着是脂溢性角化病中常见的，也是经常令人担忧的特征。
- 粟粒样囊肿（表皮角囊肿）是白色或黄色、大小不一的圆形结构。它们可能不透明，或明亮如夜空之星。本例病变两种类型均可见，以星空样为主。
- 病变中还充满了色素和非黑素性假性毛囊开口（表皮凹陷充满角蛋白）。氧化的角蛋白呈深色。
- 粟粒样囊肿和假性毛囊开口也可在良性和恶性黑素细胞性病变中出现。

- 本例有两个较大的、不规则的充满角质的开口，被称为隐窝。
- 有时，很难将色素沉着的毛囊开口与黑素细胞病变的不规则深色点和小球区分开来。同样很难区分不规则深色隐窝与不规则污斑或溃疡。
- 用于诊断脂溢性角化病的标准：裂和峰、胖手指征和发夹样血管，在本例病变中没有出现。

要 点

- 要注意脂溢性角化病样黑素瘤。虽然罕见，但发生了是很可怕的。
- 寻找黑素瘤的特异性标准（例如，不规则的色素网、不规则条纹、蓝白幕、不规则点和小球，以及蓝黑色），以帮助鉴别色素性脂溢性角化病和黑素瘤。
- "如果有疑问，就切掉！"

病例 8

病史
这个持续多年的病变没有变化。

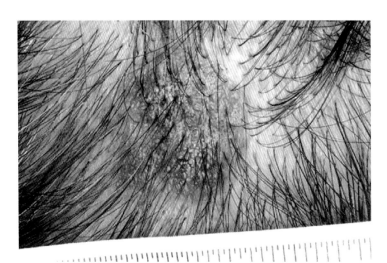

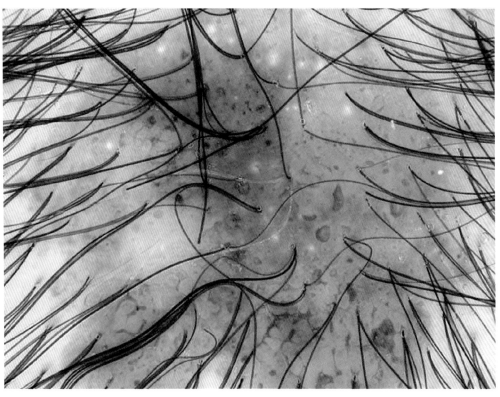

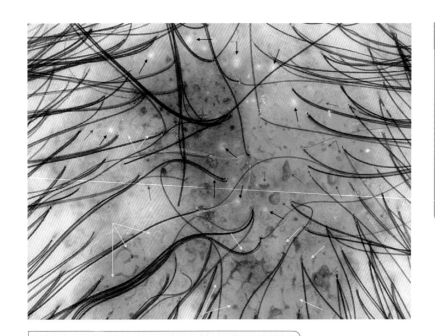

诊断
脂溢性角化病

讨 论

- 这种边界清楚的色素性斑块多年无变化，加上油腻的褐色外观支持良性诊断。
- 粟粒样囊肿、色素性和非色素性假性毛囊开口、裂和嵴形成的大脑样模式，诊断为典型的脂溢性角化病。
- 这里有多个明亮和有光泽的粟粒样囊肿，像夜空之星。
- 假性毛囊开口不应与面部所见黑素细胞病变的不规则褐色点和小球或毛囊开口相混淆。
- 深色细沟和浅色粗嵴、图片下部很多胖手指征，形成了非常常见的经典脑回型或大脑样模式。

- 对于皮肤镜新手来说，蓝色可能是需要关注的。它的鉴别诊断包括炎症和可能的碰撞瘤（例如，黑素瘤和脂溢性角化病）。
- 蓝黑色应始终是引起警示的信号。
- 充满色素的假性毛囊开口是一个说明没有高危病理的阳性信号，除非你把这些开口与黑素细胞性病变的不规则点和小球相混淆。

要 点

- 非偏振光接触性皮肤镜可能更容易看到脂溢性角化病中的粟粒样囊肿。
- 对于黑色的脂溢性角化症应特别注意，需要用皮肤镜检查，以免漏掉脂溢性角化病样黑素瘤。

病例 9

病史

患者男性,69 岁,右小腿孤立病变。

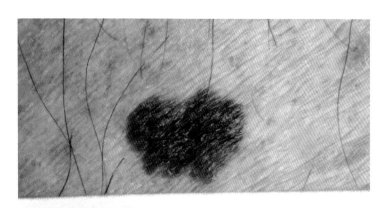

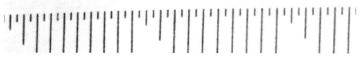

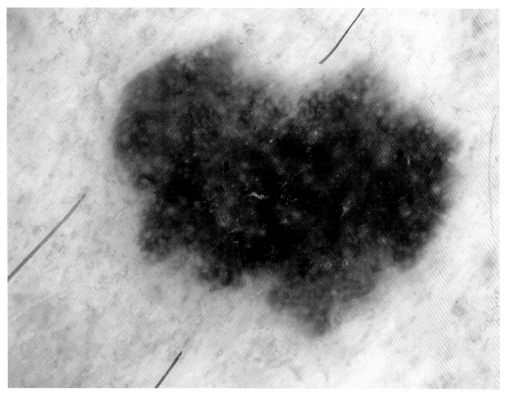

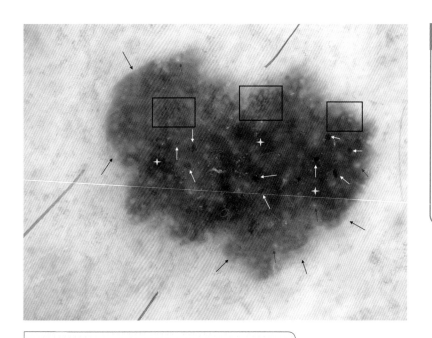

皮肤镜标准

- 颜色和结构不对称
- 多组分整体模式
- 不规则假性网（方框）
- 不规则黑色污斑（星号）
- 粟粒样囊肿（红色箭头）
- 色素性假性毛囊开口
  （白色箭头）
- 边界清楚（黑色箭头）

诊断
色素性脂溢性角化病

讨 论

- 对于忙碌的临床医生来说，乍一看这种病变在临床上和皮肤镜下都很糟糕。
  - 本例有不规则的色素网、颜色和结构不对称、多组分整体模式、不规则的深色点和小球，以及不规则的黑色污斑。
- 仔细观察，情况比较好，因为有多个粟粒样囊肿、不规则的深色点和小球其实是色素沉着的假性毛囊开口。
  - 粟粒样囊肿和假性毛囊开口可出现在脂溢性角化病和黑素细胞性病变中。
- 可见不规则的色素网病灶。脂溢性角化病有角化过度和棘层肥厚形成的网状结构，称为假性网。
- 边界清楚更倾向于脂溢性角化病的诊断。

- 在脂溢性角化病中，蓝黑色应始终是值得引起警示的信号；因为它是脂溢性角化病样黑素瘤的主要皮肤镜特征之一。
- 这种病变使我们进入了一个灰色地带，它既不是明显的良性，也不是恶性。而是具有几个高危特征，需要组织病理诊断。
- 本例可以考虑为黑素瘤样脂溢性角化病。

要 点

- 即使是有经验的皮肤镜医生，也非总是很肯定。
- 重要的是，要花些时间集中注意力，正确地识别一个给定的病变中发生了什么。
- 要有丰富的知识，这样才能在适当的时候建立皮肤镜鉴别诊断。

病例 10

病史

患者女性,72 岁,担心脸上的斑。

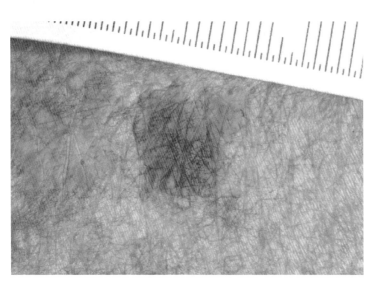

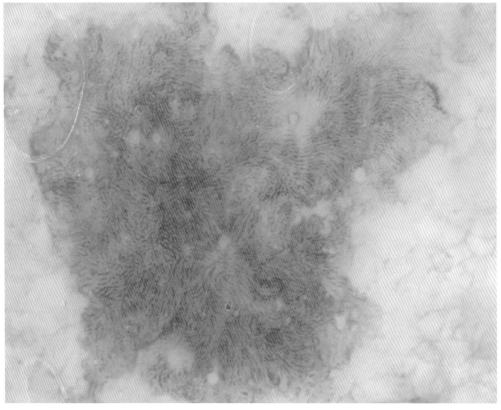

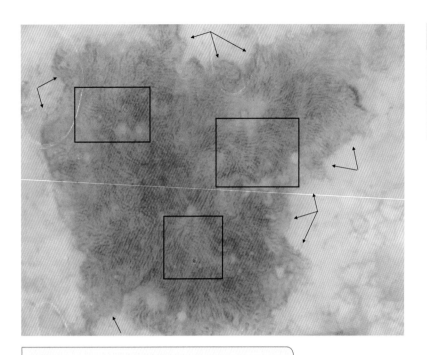

皮肤镜标准

- 指纹样整体模式
- 褐色平行线段(方框)
- 虫蚀状边缘(黑色箭头)
- 缺乏网状色素网

诊断

日光性黑子

讨 论

- 这是一个图像完美的日光性黑子,边界清楚、虫蚀状边缘和完整的指纹样模式。
- 指纹样模式充满病灶,由褐色平行细线段构成,形成类似于指纹的漩涡状模式。
  - 这一标准恰当的隐喻性描述。
- 具有这套标准的日光性黑子可以在所有曝光部位找到。
- 事情并不总是这么简单,因为在大多数情况下,指纹样模式并不完整。
- 注意,较大的病变,通常在面部,可能混合了日光性黑子、色素性日光性角化病或恶性雀斑样痣相关的标准。

- 不在面部而在其他曝光部位的雀斑痣样黑素瘤也可能有指纹样模式的病灶。
- 区别日光性黑子的指纹样模式,以及具有网状/蜂窝状线段的黑素细胞性病变的色素网线段是很重要的。
- 有些病例的日光性黑子可能同时具有这两种特征,成为混杂的皮肤镜表现。

要 点

- 面部色素性病变是最难诊断的疾病之一。
- 学习面部病变良性和恶性的相关标准。
- 对可能兼有良性和恶性标准的较大的面部病变进行全面检查是非常必要的。

病例 11

病史

患者女性，45 岁。这是她面部多个棕褐色斑中的一个。

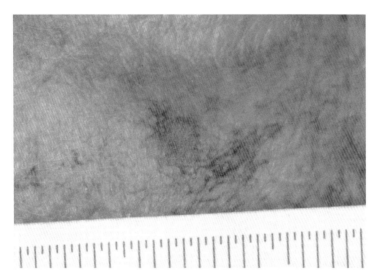

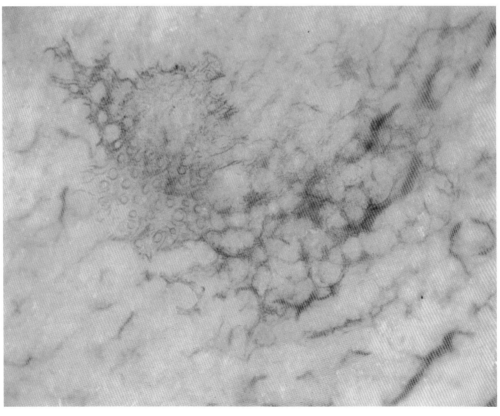

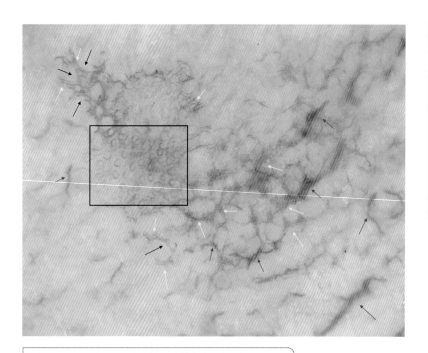

皮肤镜标准
- 指纹样模式
- 褐色平行线段（黄色箭头）
- 虫蚀状边缘（黑色箭头）
- 不对称性毛囊性色素沉着（方框）
- 正常背景皮肤血管（红色箭头）

诊断
日光性黑子

讨 论
- 临床上，而非皮肤镜下，这是一个寻常的棕褐色斑疹。
- 本例有不完整指纹样模式病灶（与前一病例相比），具有棕褐色平行细线段和清楚的虫蚀状凹陷边缘。这些提示日光性黑子的诊断。
- 有的区域看起来像不对称性毛囊性色素沉着。然而放大后可以清晰地见到，该区域实际是由指纹样模式的平行线段构成的。
- 这里看到的正常面部血管不应与高危病变中看到的乳红色混浊。
- 这里有一大片完整的毛囊性开口，不幸的是反映了不对称性毛囊性色素沉着。
  - 不对称性毛囊性色素沉着是诊断恶性雀斑样痣的一个主要标准。然而，它不是诊断性的，也可能出现在日光性黑子中。
- 恶性雀斑样痣相关不对称性毛囊性色素沉着通常在毛囊口周围部分区域更不规则、颜色更深。
- 这里均匀的浅棕褐色不对称性毛囊性色素沉着与指纹样模式支持日光性黑子的诊断。
- 任何不对称性毛囊性色素沉着均应引起注意，因此本例应进行活检。
- 如计划切取活检，应选择在不对称性毛囊性色素沉着区域。

要 点
- 见到不对称性色素沉着，活检！
- 复习第3章恶性雀斑样痣和雀斑痣样黑素瘤病例也是不错的主意，可以更新相关诊断标准的记忆。

病例 12

病史

这位男性患者面部有弥漫性日光性角化病，这个区域有一个轻度突起的鳞屑性丘疹。

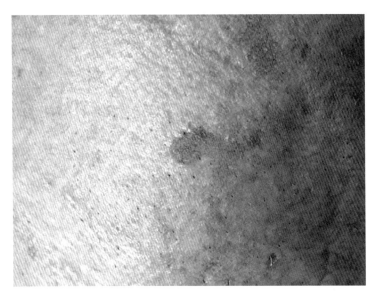

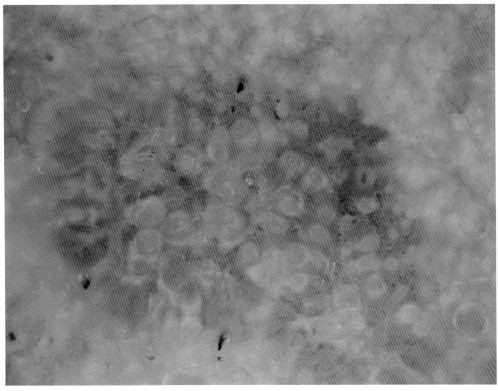

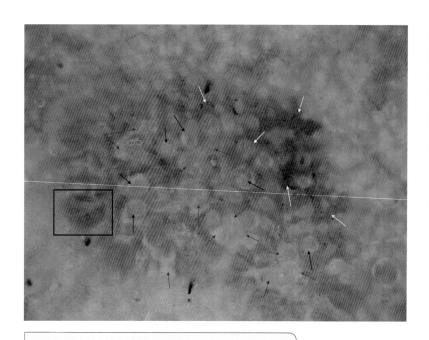

诊断

鳞状细胞癌

讨 论

- 临床上,弥漫性光化性角化病的鳞屑性丘疹 鉴别诊断包括肥厚性日光性角化病与早期侵 袭性鳞状细胞癌。
- 这里有显著的白色环和无特征的不规则均质 白色区,与侵袭性鳞状细胞癌有关。
- 鳞状细胞癌的标志是角化,所以白色无结构 区很普遍。
- 与非色素性日光性角化病相关的草莓状模式 应进行皮肤镜鉴别诊断。然而,它不会像这 里看到的那样显著。
- 非色素性日光性角化病的草莓状模式由不规 则的红斑/粉红色假性网(由小动脉形成)和 以均匀、一致、黄白色小球为特征的毛囊开口 组成。

- 均质的褐色色素沉着和不规则褐色点、小球 也可见于侵袭性鳞状细胞癌。
- 本例有不规则发夹样血管灶,是排除日光性 角化病的重要线索。
  - 发夹样、逗号状、蛇形、针尖样或肾小球状 血管可见于侵袭性鳞状细胞癌,而不见于 日光性角化病。
- 可以见到环中有环,但没有诊断意义。

要 点

- 临床上,可能难以鉴别肥厚性日光性角化病 和早期侵袭性鳞状细胞癌。
- 学习皮肤镜标准以进行鉴别诊断。
- 当出现显著的白色环合并较大的不规则白色 区时,要想到侵袭性鳞状细胞癌。

病例 13

病史

患者男性,79 岁,面部有一处破损未愈合的皮损,伴疼痛。

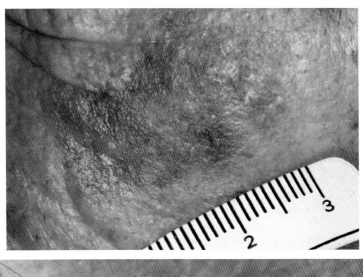

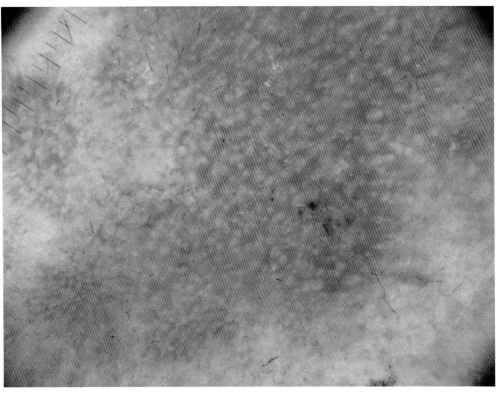

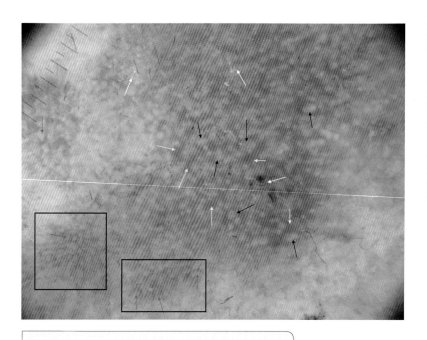

皮肤镜标准
- 草莓状模式
- 白色环(黑色箭头)
- 红色假性网(黄色箭头)
- 不对称性毛囊性色素沉着(方框,蓝色箭头)
- 鳞屑(白色箭头)

诊断
日光性角化病

讨 论

- 本例患者可以看到：日光性角化病的经典草莓状模式占据了皮损的大部分。
  - 该隐喻比较贴切,这也是一种常见模式。
  - 这种模式仅见于面部。
- 无色素性日光性角化病的草莓状模式由不规则的红色/粉色假性网(由动脉血管构成)和黄白色均质、一致的小球状毛囊开口构成。
  - 典型的假性网是斑点状的,而毛囊开口的形状和颜色是一致的。
- 皮损大且敏感,临床发现提示鳞状细胞癌。
- 与上一例侵袭性鳞状细胞癌相关的显著的白色环相比,本例白色环均匀且小。
- 有两个不明显的不对称性毛囊性色素沉着病灶。

- 不对称性毛囊性色素沉着被认为是诊断恶性雀斑样痣的主要标准。然而,这也是面部日光性角化病的一个特征。
- 有时,如果色素性日光性角化病和恶性雀斑样痣都含有明显的不对称性毛囊性色素沉着,就无法将两者区分开。

要 点

- 当你对一例有草莓状模式的日光性角化病进行病理检查的时候可能会大吃一惊,最终结果有可能是一例无色素性恶性雀斑样痣。
  - 虽然无色素性恶性雀斑样痣需要鉴别诊断,但比起粉红色的日光性角化病,它的发病率很低。
- "如果有粉色,停下多思考"。

病例 14

病史
一位 50 岁的高尔夫球手,前臂有一处粉红色鳞屑性皮损。

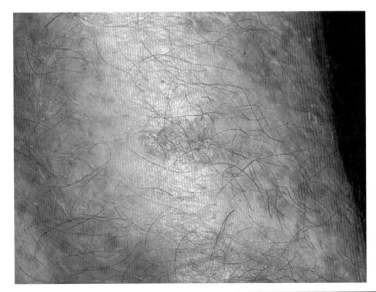

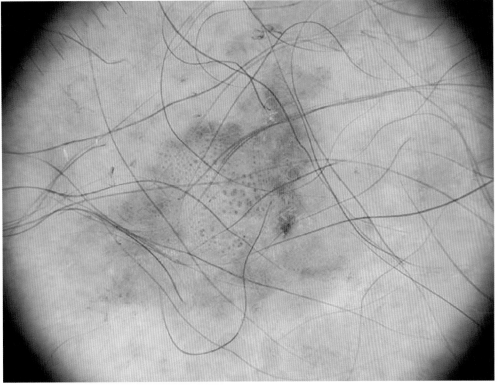

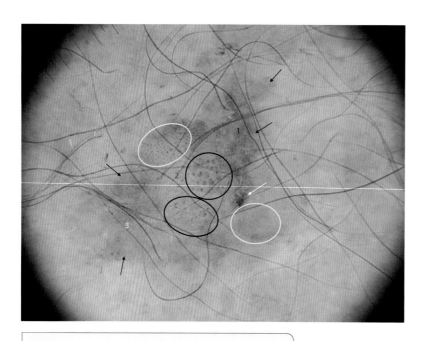

皮肤镜标准

- 颜色和结构不对称
- 多组分整体模式（1、2、3）
- 针尖样/点状血管（黄色圆圈）
- 肾小球状血管（黑色圆圈）
- 褐色小点（蓝色箭头）
- 鳞屑（白色箭头）
- 均匀的浅褐色（黑色箭头）

诊断

色素性 Bowen 病

讨 论

- 这个病例中我们没有看到诊断黑素细胞性病变的标准。
- 然而，存在颜色和结构不对称以及多组分整体模式。两种特征都是非特异性的。
- 缺乏黑素瘤特异性标准的粉红色病变通常有毛细血管扩张，可以帮助诊断。
- 可见针尖样/点状血管和肾小球/盘状血管灶，因此 Bowen 病应列为鉴别诊断的首位。
- 也有褐色小点构成的污浊的棕褐色，代表与色素性 Bowen 病相关的色素沉着。
- 在大多数情况下，Bowen 病长在有过度日晒史的老年患者的光暴露部位，表现为粉色鳞屑性斑片。

- 典型的是，有呈弥漫或斑点状的针尖状和（或）肾小球状血管，没有色素结构。
- 根据经验，Bowen 病的诊断是凭直觉做出的，需要通过活检来确认。

要 点

- 皮肤镜所见的血管是非特异性的，但也有可能提示一个具体的诊断。
  - 分支状：基底细胞癌。
  - 点状/肾小球状：Bowen 病。
  - 线状、曲线状、针尖状/肾小球状：透明细胞棘皮瘤。
  - 多形性：黑素瘤。
  - 发夹样：脂溢性角化病。
  - 逗号状：痣。

病例 15

病史

患者男性,92 岁,前额有一个孤立的、无症状的皮损。没有银屑病病史。

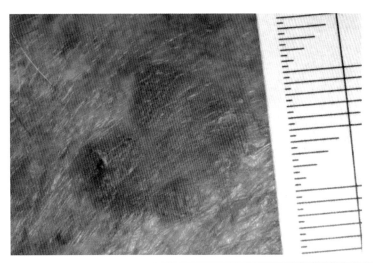

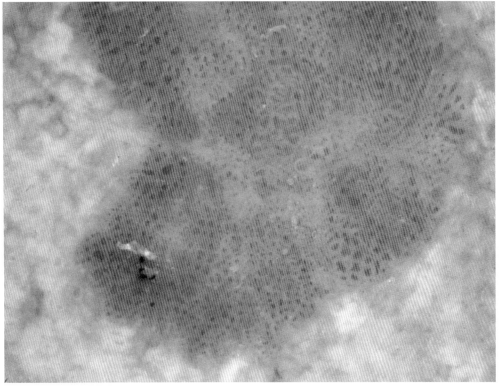

皮肤镜标准

- 肾小球状血管(黑色方框)
- 针尖样/点状血管(黑色箭头)
- 针尖样和肾小球状血管(黄色方框)
- 结痂(黄色箭头)

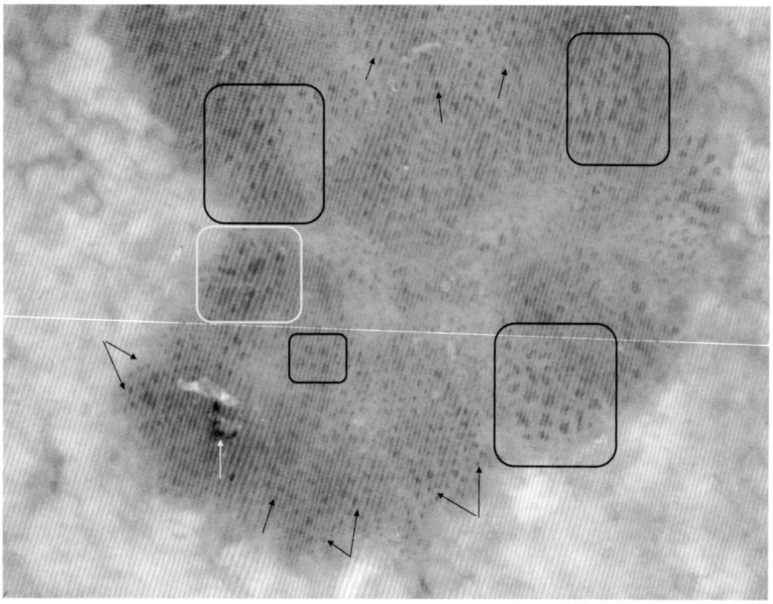

诊断

Bowen 病

讨 论

- 这是一个 Bowen 病的典型例子。
- 乍一看,它似乎充满盘绕或圆形的肾小球血管。
- 仔细检查,也有针尖样/点状血管。
- 肾小球状血管和针尖样血管并排出现。
  - 事实上,针尖样血管和肾小球状血管是同一血管的变异型。
- 与银屑病斑块弥漫性分布的针尖/点状血管不同,Bowen 病中可能存在不对称的病灶或者弥漫性分布的血管。
- 一些较大的肾小球状血管散在分布,呈线状。

要 点

- 偏振光皮肤镜可使用凝胶或矿物油、用最小的压力,让扩张的毛细血管得到最好的显示。
- 银屑病的临床印象可以通过皮肤镜凭直觉证实,借镜检确认填满多个红色鳞屑性斑块的针尖样血管——炎症镜检查。

病例 16

病史

患者男性,62 岁,担心腹股沟这个不愈的病变。

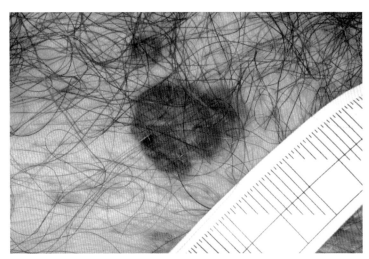

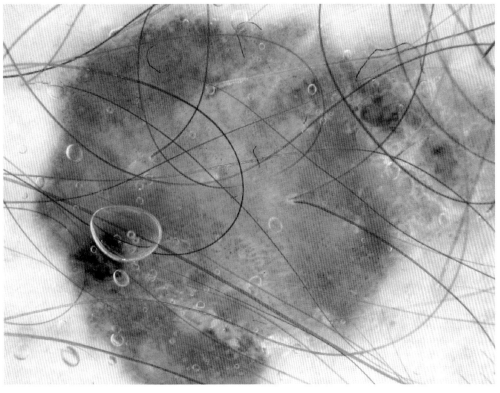

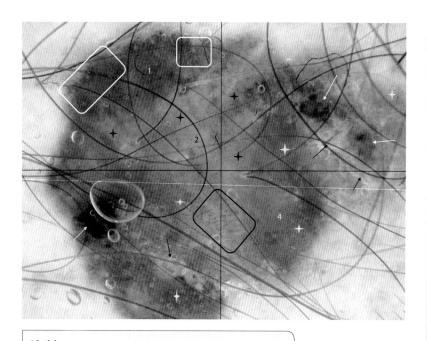

诊断

色素性 Bowen 病

讨论

- 不看皮肤镜而仅从临床上看的话，该例看起来像脂溢性角化病。然而，并没有皮肤镜标准提示脂溢性角化病的可能。
- 整个皮损呈异常的颗粒状外观，这不是典型的黑素细胞性病变，而是应特别注意的信号。
  - 有颜色和结构不对称与多组分整体模式——无特异性。
  - 有微小的褐色点和小球灶，可以界定为黑素细胞性病变。
    - 褐色点和小球在非黑素细胞性病变中可以看到（如基底细胞癌、Bowen病等）。
  - 病灶中充满骨白色退行性结构和细小的灰色点与污斑。
  - 病灶中也有乳红色和不明显的针尖样血管。

- 有一不规则的黑色污斑、界限不清的白色网、结痂和角化过度。
- 这种病变具有诊断侵袭性黑素瘤的所有标准，但是这些标准与典型侵袭性黑素瘤的外观不同——换句话说，呈颗粒状。
  - 活检诊断为色素性 Bowen 病。
- 由于首先考虑的是侵袭性黑素瘤，我们的皮肤病理医师对该病例进行了讨论、复核。最终证实为色素性 Bowen 病。

要点

- 花费时间和精力对潜在的高危皮损进行数字皮肤镜影像检查是值得的。
- 研究数字皮肤镜影像可以看得更清楚，提供了更好的机会分析难以诊断的皮损的标准。

病例 17

病史

这是一位 19 岁患者的腹部结痂皮损，超过 3 个月。

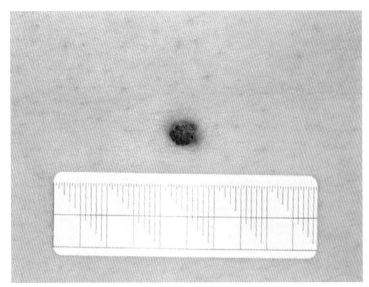

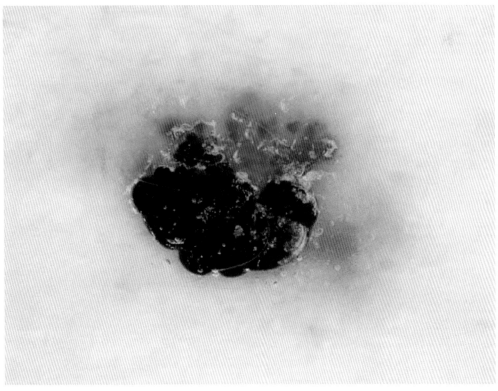

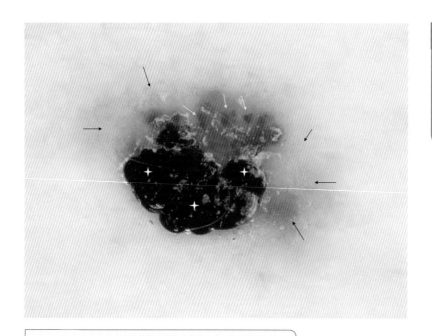

诊断

血栓性血管瘤

讨 论

- 这个令人担忧的灰区病变可能是侵袭性黑素瘤，结果是血栓性血管瘤。
- 病变特征有出血性痂壳、残留的腔隙和周围红斑。
- 腔隙代表血管瘤的残留。
- 黑素瘤的乳红色区域伴乳红色小球是与血管瘤成分的鉴别诊断点。
- 有时，可能很难区分血管瘤中界限分明的腔隙和黑素瘤中模糊的乳红色小球。
- 外周红斑代表炎症，为非特异性表现。
- 潜在的黑素瘤皮肤镜分析：病变默认为黑素细胞性病变，有颜色和结构不对称、多组分整体模式、一个大的不规则的黑色污斑、乳红色

区域、乳红色小球。

- 黑素瘤可以有溃疡和结痂形成。
- 在临床鉴别诊断中，化脓性肉芽肿不会有这么大的出血性痂壳。

要 点

- 血栓性血管角皮瘤也可以是这样，尤其是有黄色区域代表角化过度。
- 粪便愈创木酚试验阳性【译者注：即粪便隐血试验】有助于区分出血性结痂（愈创木酚阳性）和黑素瘤（愈创木酚阴性）的非溃疡性黑色污斑。
- 血栓性血管病变中看到的颜色往往是在皮肤镜检查时可以看到的乌黑色，但黑色板层除外。

病例 18

病史

患者女性,43 岁,右小腿有一个无变化、无症状的皮损,病程 9 个月。

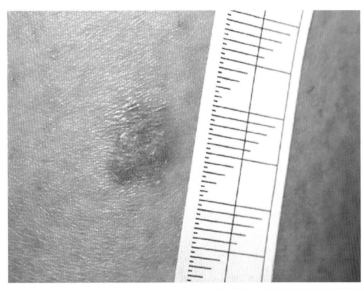

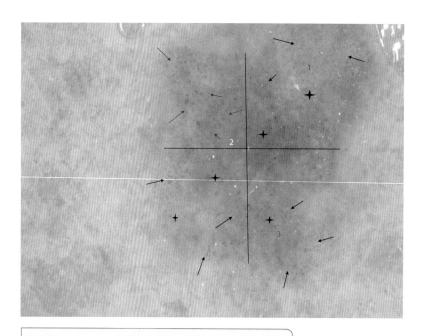

<table>
<tr><td>皮肤镜标准</td></tr>
</table>

- 颜色和结构不对称（+）
- 多组分整体模式（1、2、3）
- 针尖样/点状血管（红色箭头）
- 均匀的灰色和胡椒粉样结构（星号）
- 胡椒粉样结构（黑色箭头）

诊断

扁平苔藓样角化病

讨 论

- 你可能首先想到的是退行性黑素瘤。
  - 皮肤镜发现退行性改变一直是个很严重的问题。
- 好信息是同样的退行性改变也可以与慢性苔藓样角化病有关。
- 有颜色和结构不对称、多组分整体模式，以及由灰白色结构和胡椒粉样结构组成的退行性改变。
- 一些点和小球表现为红色，可能代表了点状和肾小球状血管。
- 临床和皮肤镜下也可以看见弥漫的浅褐色和粉红色。
- 扁平苔藓样角化病可以是急性的、亚急性的或者是慢性的。
- **急性扁平苔藓样角化病**最常见的表现是典型的伴有油性黄色鳞屑的粉红色病变，有乳红色/粉色和多形性血管。这可能与无色素性黑素瘤无法区分。

- **亚急性扁平苔藓样角化病**呈暗红色或紫色，临床上伴有不规则的褐色、灰色和（或）白色，以及不等量的胡椒粉样结构为主的退行性改变。
- **慢性扁平苔藓样角化病**通常可见明显的胡椒粉样结构。
- 扁平苔藓样角化病的一个亚型被认为是先前存在的良性病变由免疫介导的退行性改变，如日光性黑子或脂溢性角化病。因此，可能存在与先前病变相关的残留标准病灶，如日光性黑子的指纹样模式和胡椒粉样结构。

要 点

- 在看到伴有胡椒粉样结构的退行性改变的时候把扁平苔藓样角化病作为鉴别诊断，那么当怀疑一个皮损是恶性黑素瘤最终证实却不是的时候你不会太惊讶。
- 粉红色病灶出现油性黄色鳞屑是诊断急性扁平苔藓样角化病的重要线索。

病例 19

病史

患者女性,48 岁,右侧胫部发现一个坚实丘疹。

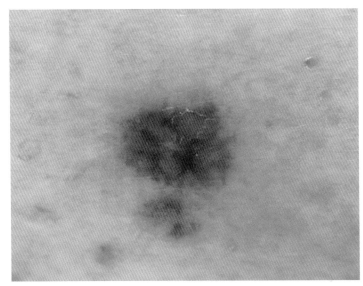

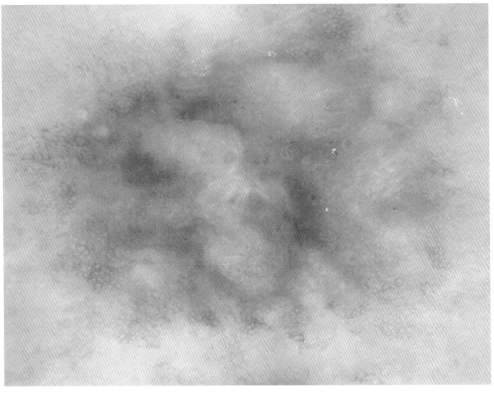

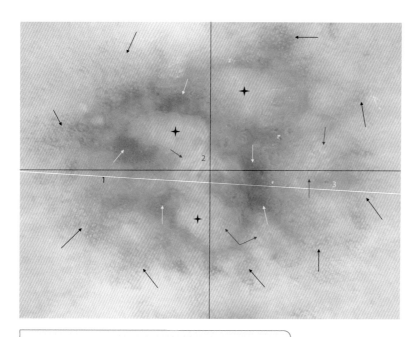

皮肤镜标准

- 颜色和结构不对称（+）
- 多组分整体模式（1、2、3）
- 规则外周性色素网（黑色箭头）
- 中央白色斑片（星号）
- 晶状体结构（红色箭头）
- 不规则的紫白色污斑（黄色箭头）

诊断
皮肤纤维瘤

讨 论

- 色素网可见于黑素细胞性病变或皮肤纤维瘤。
- 皮肤纤维瘤是一种非黑素细胞性病变，可以有色素网。
- 不规则的骨白色可能代表黑素瘤的退行性结构，也可能代表皮肤纤维瘤的纤维增生。
- 病史较长且长时间无改变的损害、触诊坚硬等特点支持皮肤纤维瘤的诊断。
- 经典的皮肤纤维瘤由外周规则的色素网和中央的骨白色斑片组成，也可能有毛细血管扩张。
- 中央白色斑片结构可能有不同的表现，它可以看起来像白色网或晶状体结构。
  - 病灶中央白色斑片内有晶状体结构灶。
  - 不规则时，皮肤纤维瘤的白色与黑素瘤的退行性结构无法区分。
- 必须注意的是，在皮肤纤维瘤中可以发现无数形态和颜色的变化。然而，所有的皮肤纤

维瘤在病理上都被认定为良性，不管颜色规则与否。

- 临床上看到的弥漫性红斑按压后可消失，这是一个非特异性的发现。
- 不规则紫白色污斑可能代表黑素细胞性病变的深部色素沉着或血管化，可以在黑素细胞性病变或皮肤纤维瘤中看到。
- 它不是黑素瘤中见到的典型的乳红色。

要 点

- 出现不规则的皮肤纤维瘤需要组织病理学诊断。
- 小心皮肤纤维瘤样黑素瘤。
- 具有白色网的"皮肤纤维瘤"实际上可能是黑素瘤。
- 学习如何区分晶状体结构和白色网。
- 白色网是网状的，而晶状体结构从不呈网状。
- 在做出诊断之前，一定要分析病变的所有标准。

病例 20

病史

患者男性,88 岁,这是他的背部皮损。

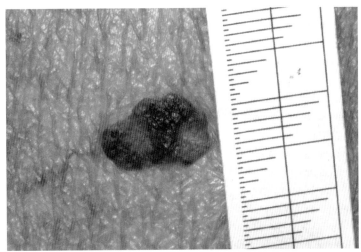

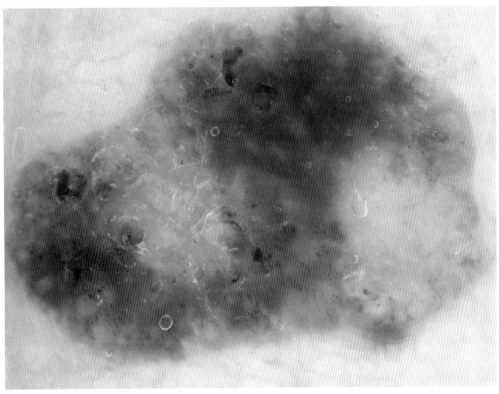

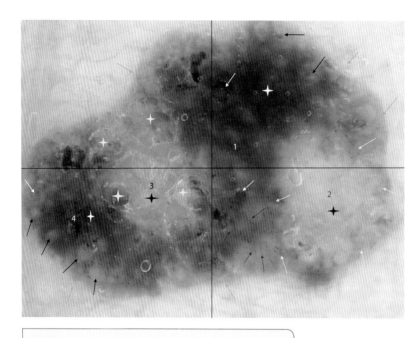

- 颜色和结构不对称（＋）
- 多组分整体模式（1、2、3、4）
- 边界清楚（蓝色箭头）
- 粟粒样囊肿（黑色箭头）
- 无色素性假性毛囊开口（白色箭头）
- 不规则的粉红白色（黑色星号）
- 胡椒粉样结构（黄色箭头）
- 色素沉着（白色星号）
- 蛇形血管（红色箭头）
- 油腻性鳞屑（黄色星号）
- 5种颜色（浅褐色、深褐色、粉色、白色、灰色）

诊断

脂溢性角化病

讨 论

- 不要被两大片不规则粉红白色区域影响判断。尽管白色结构是值得关注的危险信号，但是它也不总是与高风险的病理相关。
- 存在颜色和结构不对称、4个区的多组分整体模式，这两个特征也不总是和高风险的病理相关。
- 边界清晰、多发的粟粒样囊肿、数个无色素性假性毛囊开口、油腻性鳞屑，支持脂溢性角化病的诊断。
- 发夹样血管，可能存在也可能不存在，与脂溢性角化病有关。病灶有蛇形血管，但无发夹样血管。
- 粉红白色区域可能代表纤维增生（瘢痕样结构）或者是巨大的粟粒样囊肿。
- 在一小部分脂溢性角化病中，粟粒样囊肿可能非常大。
- 在脂溢性角化病中，有一种常见的非特异性发现，表现为代表炎症的灰色胡椒粉样结构。
- 深褐色色素沉着也常见于脂溢性角化病（色素性脂溢性角化病）。
- 小心，蓝黑色可能是脂溢性角化病样黑素瘤的线索。
- 没有特征提示这个皮损是一个碰撞瘤。

要 点

- 记住，脂溢性角化病是与良、恶性碰撞瘤相关的常见病理之一。
- 希望，在高度怀疑的情况下，你不会漏诊脂溢性角化病样黑素瘤或者高风险的碰撞瘤（例如脂溢性角化病和鳞状细胞癌、脂溢性角化病和黑素瘤）。

病例 21

病史
患者的妇科医生担心患者乳头上的不规则的色素沉着。

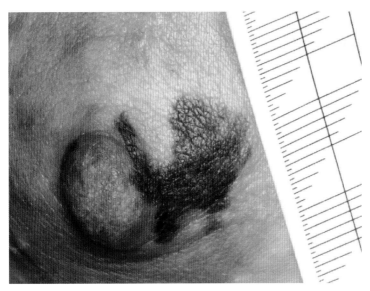

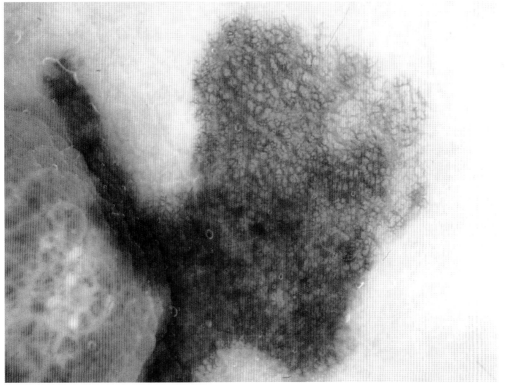

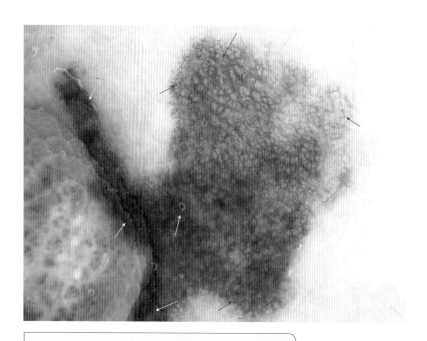

诊断
黑变病

讨 论

■ 乳头和乳晕上的偏心性色素沉着的鉴别诊断包括良性黑变病、色素性 Paget 病和黑素瘤。

■ 色素沉着和规则的色素网诊断乳头的良性黑变病。

■ 这是另外一个具有色素网的非黑素细胞性病变的例子。

■ 规则和不规则的皮肤镜标准有助于正确诊断。

■ 在这个病例中没有不规则的皮肤镜标准。

■ 乳头或乳晕的良性黑变病的特征:20～30 岁的年轻女性、偏心的均匀褐色单发病变、规则的色素网或者鹅卵石样模式,不会随时间而改变。

■ 可能看到的鹅卵石样模式是乳头天然存在的鹅卵石样模式。

■ 组织病理学上,可见基底层细胞色素增加、无异型性、黑素细胞数量正常或轻度增加。

■ 黑素瘤的特异性标准在黑素瘤或色素性 Paget 病的鉴别诊断中发挥了作用。

■ 乳头/乳晕黑变病是外阴、阴茎、口唇和口腔黑变病家族的一部分。

要 点

■ 乳头、乳晕的色素沉着在任何手术前都应该做皮肤镜检查。

■ 如果有任何黑素瘤的特异性标准,应该尽快做组织病理的诊断。

病例 22

病史

患者女性,44 岁,右侧乳头上有一个疼痛性未愈的皮损。

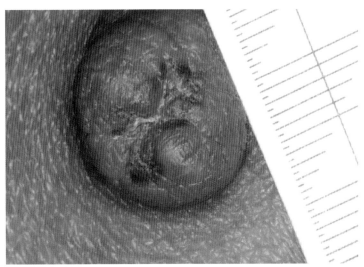

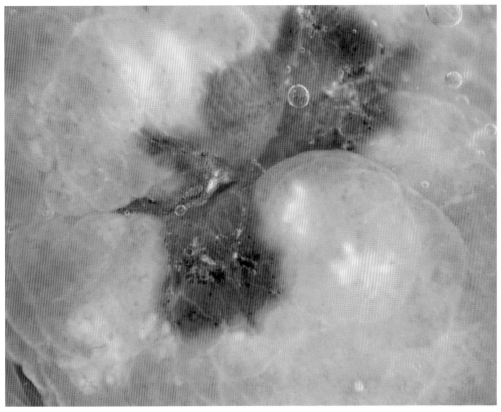

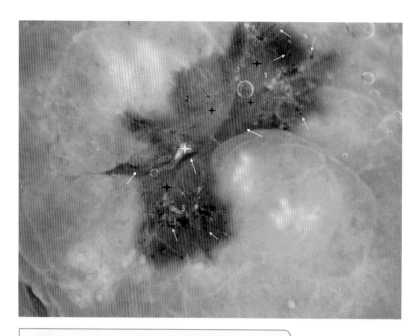

皮肤镜标准

- 颜色和结构不对称
- 多组分整体模式（1、2、3）
- 散在的不规则褐色点和小球（黄色箭头）
- 乳红色结构（黑色星号）
- 乳红色小球（红色箭头）
- 裂（白色箭头）
- 结痂（黄色星号）
- 5种颜色（浅褐色、深褐色、粉红色、白色、灰色）

诊断

色素性 Paget 病

讨 论

- 乍一看，和上一个病例相比，这个看起来不妙。
- 有明确的颜色和结构不对称、多组分整体模式——高风险特征。
- 区域的确切数目有待商榷，不管是 3 个区还是 4 个区，都没有区别。
- 有不规则的乳红色区域和乳红色小球灶，高风险！
- 不规则褐色点和小球散布在整个皮损中，这些可以确定黑素细胞性病变。
- 一个不规则的、位于中央的裂和 5 种颜色的存在与色素性 Paget 病的标准更加接近。

- 凭直觉，这个皮损中没有低风险的特征，提示需要尽快活检。
- 从临床和皮肤镜的角度无法区分这例色素性 Paget 病和黑素瘤。

要 点

- 乳头/乳晕的黑素瘤和色素性 Paget 病都是罕见的肿瘤。
- 使用凝胶或油的接触性皮肤镜可以将像这样的鳞屑性/干燥性皮损的标准显示出来。
- 对这一病变的任何部位进行活检均可做出诊断。

病例 23

病史

患者女性,62 岁。医生注意到她的指甲变色,并将她转诊进行评估以排除黑素瘤。

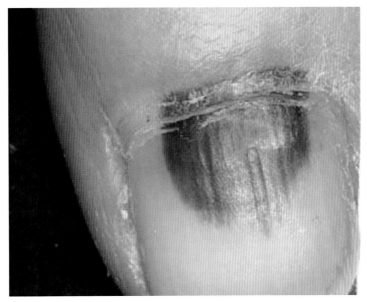

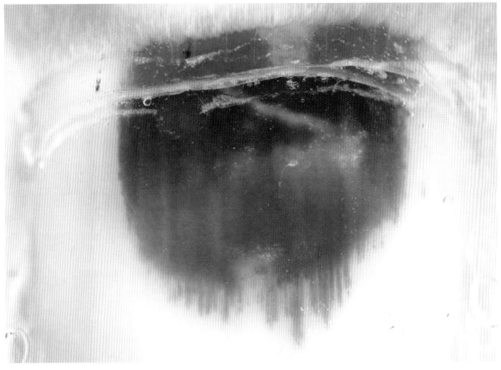

诊断

甲下血肿

讨 论

- 这是一个典型的甲下血肿例子,均质性蓝白色,侧边和近端界限清楚,远侧边缘呈紫色丝状。
  - 丝状线连续,与恶性蓝痣中可见的不规则发夹样血管不同。
  - 紫色不是甲下血肿的唯一颜色。根据血红素氧化的不同阶段,通常会出现黑色、蓝色、褐色、绿色和黄色。
  - 继发于外伤的不规则骨白色也可见,不应与退行性结构的骨白色混淆。
  - 虽然这里没有,但是甲下血肿的另一个非常典型的特征是出血点和鹅卵石样出血斑,看起来像不规则的紫色和(或)红色(不是褐色)的点与小球。
- 外伤史是诊断要点。
- 小心！必须检查整个指甲以排除黑素瘤的特异性标准,因为甲黑素瘤本身也可以有出血。

要 点

- 尽管并非所有的病例都能见到远端的连续的紫色丝状边缘和出血斑,但它们是非常典型的,往往是诊断甲下血肿的主要线索。把它们找出来！
- 新兴方法是拍摄甲下血肿的临床和皮肤镜数码图片,以记录其随着指甲远端生长而出现预期迁移,直至最终消失。

病例 24

病史

患者女性,34 岁。外阴有这种深褐色的色素沉着很多年了。

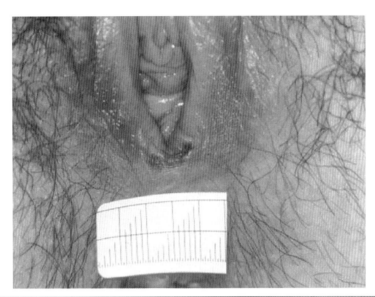

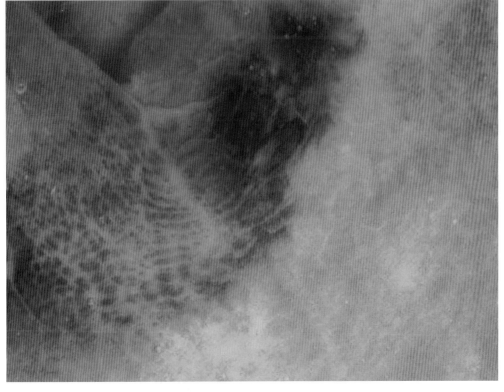

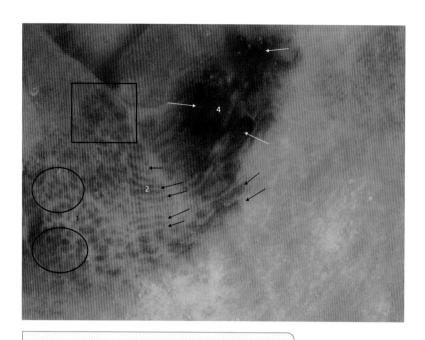

诊断

生殖器黑子

讨论

- 病史是低风险的,而临床和皮肤镜下的这种生殖器黑子有令人担忧的特征。
- 有一个多组分整体模式,有 4 个不同的区域,让我们想到黑素瘤的鉴别诊断。
  - 由规则褐色点和小球组成的球状模式(1 区)。
  - 由规则的、粗的褐色平行线段组成的平行模式(2 区)。
  - 均匀的灰色(3 区)。
  - 不规则的深褐色污斑(4 区)。
- 除了突出的不规则深棕色污斑这个令人担忧的特点,这个皮损有能在生殖器黑子上看得到的良性模式组合。
- 均匀的灰色灶代表了炎症或创伤引起的胡椒粉样结构。

- 在生殖器部位,任何形式的黑色、蓝色、粉色和白色都是与黑素瘤相关的高风险因素。
- 鉴别诊断包括黑子、炎性黑子、黑素细胞痣和碰撞瘤(即雀斑样痣和痣、雀斑样痣和黑素瘤)。
- 组织病理的诊断是必要的。

要点

- 关键是落实这个事实,即皮肤癌可以确实发生在生殖器部位。
- 如果有必要进行活检诊断,应选择皮肤镜下最不典型的区域进行手术活检,以避免更激进的手术。
  - 为了排除碰撞瘤,应进行不止一次活检。
  - 如鉴别诊断考虑碰撞瘤,提醒病理医生注意。

病例 25

病史

患者女性，55 岁，担心自己生殖器部位的变色。

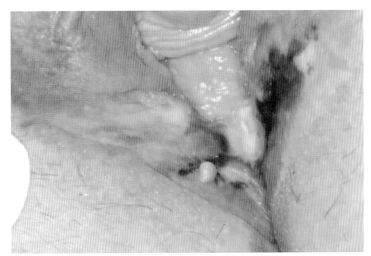

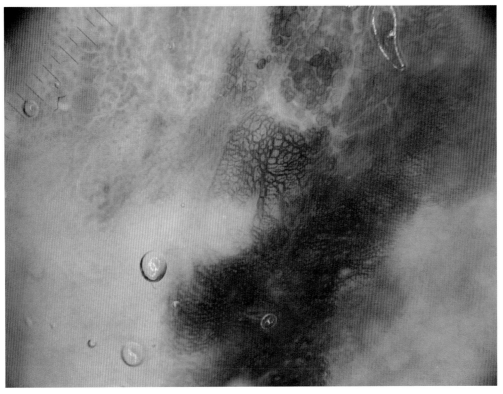

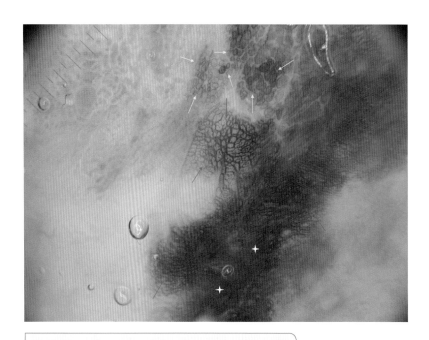

皮肤镜标准

- 颜色和结构不对称
- 规则色素网（红色箭头）
- 指环样结构（黄色箭头）
- 不规则蓝黑色污斑（星号）

诊断

生殖器黑子

讨 论

- 标准很成熟。
  - 有指环样结构灶。
    - 尽管尚无标准，指环样结构与黏膜黑子和 Bowen 样丘疹病相关。也可见于皮肤纤维瘤和脂溢性角化病。
  - 色素网虽然突出，但均匀而规则，因此考虑为低风险。
  - 更值得关注的是不规则黑色污斑与淡蓝色，这个黑色污斑是活检的指征。
  - 任何形式的黑色、蓝色、粉红色和白色都是与生殖器部位黑素瘤相关的高危颜色。
- 活检与黏膜黑子结果一致，无不典型特征。

要 点

- 使用非接触性的技术避免黏膜皮损污染皮肤镜。
  - 聚乙烯食品包装膜（如 Saran 包装）可以作为生殖器黏膜和皮肤之间的隔离界面，以避免污染。

（王文菊　慕彰磊 译）

（崔　勇　徐　峰 审校）

第五章

皮肤镜在非肿瘤性皮肤病的应用
Dermoscopy in General Dermatology

Aimilios Lallas, MD, MSc, PhD

一般说明

- 每份病例均有一个简短的病史，并附有一张临床图片和未标记的皮肤镜图像。
- 研究无标记的皮肤镜图像，尝试识别其整体和局部的皮肤镜特征。
- 做出你的诊断。
- 接下来翻页，所有显著的皮肤镜表现均被标记并再次呈现皮肤镜图片。
- 在同一页面上，你还可以找到本病的诊断、详细讨论和一些要点以供参考。

病例 1

病史

患者女性,70 岁,小腿对称性病变。

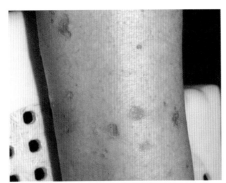

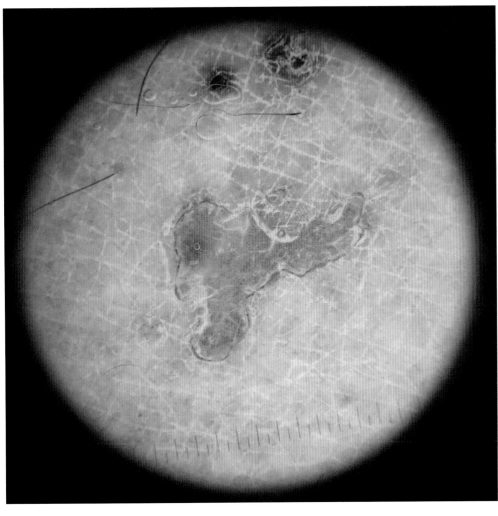

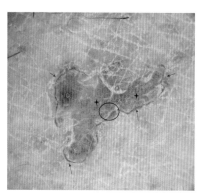 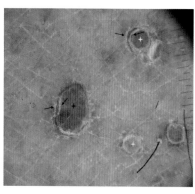

诊断
播散性浅表光化性汗孔角化症

讨 论

- 诊断为播散性浅表光化性汗孔角化症。
- 播散性浅表光化性汗孔角化症的皮肤镜特征是周围有白色的轨道结构。
  - 这些结构也被称为火山口。
  - 可以是单一的或是成对的。
  - 它们反映了在组织病理学上所见的播散性浅表光化性汗孔角化症特有的鸡眼样板。
- 中心的红点、小球和线与浅丛血管相对应,浅丛血管因播散性浅表光化性汗孔角化症的典型中央萎缩而可见。
- 与棘层肥厚相对应的白色-淡黄色均匀区域很少见。
- 根据汗孔角化症的临床亚型,可以看到不同的皮肤镜特征。
  - 例如,Mibelli 汗孔角化症的特征是深褐色的连续线包围着一个中央色素减退的瘢痕样区域。在中心区域也可见褐色小球/点和红点。

要 点

- 皮肤镜下的外周性白色轨道是任何类型汗孔角化症的有力诊断标准,因为它从未在其他皮肤病中出现。

病史

患者男性,79 岁。主诉面部皮肤红肿、瘙痒 1 年。

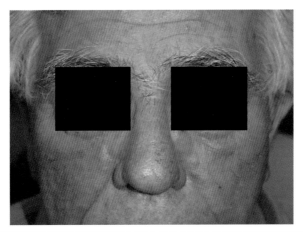

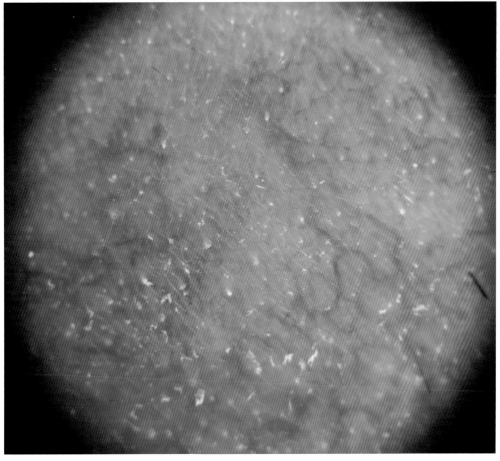

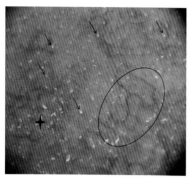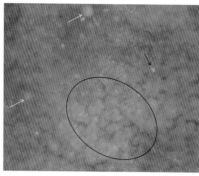

诊断

玫瑰痤疮

讨 论

- 诊断为 1 型（红斑毛细血管扩张）玫瑰痤疮。
  - 排列成多边形网络的线状血管（血管多边形）是皮肤镜的标志。
  - 由于血管多边形不存在于其他皮肤病中，它们代表了玫瑰痤疮的诊断标准。
  - 蠕形螨"尾巴"与毛囊蠕形螨相对应，但并非总是存在的。
  - 与脓疱相对应的白色-淡黄色小球，是 2 型（丘疹脓疱性）玫瑰痤疮的另一个特征性皮肤镜特征。
  - 2 型玫瑰痤疮：可以观察到血管多边形和脓疱并存。
  - 4 型（肉芽肿性/瘤性）玫瑰痤疮，可以看到以下情况：

- 橙色-淡黄色无结构区域，组织学上对应真皮肉芽肿，以及浅表覆盖的细分支状血管。
- 白色鳞屑是一种非特异性的皮肤镜表现，可能存在于所有玫瑰痤疮的临床亚型。

要 点

- 线性血管并不总是像本例中所见的那样排列成一个完美的多边形网络。相反，血管也可以表现为不完全多边形的所谓之字形血管模式。
- 显微镜下识别几种蠕形螨（使用 15 号刀片和矿物油）可能有助于指导您的初步治疗，降低其患病率，从而可能减轻疾病的严重性。

病例 3

病史

患者女性，49 岁。由她的初级保健医生转诊介绍来诊断和治疗这个已经存在 6 个月的病变。

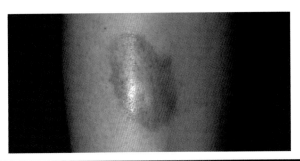

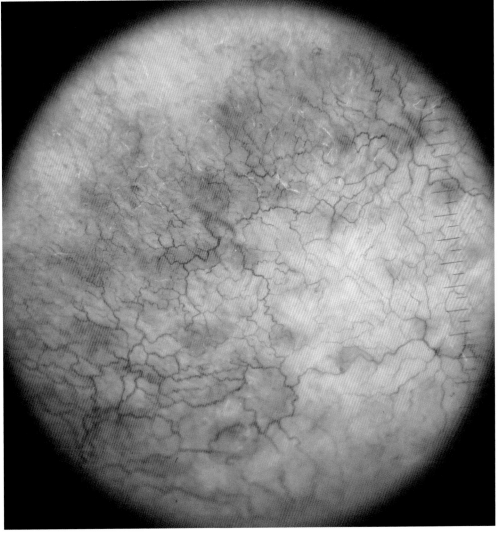

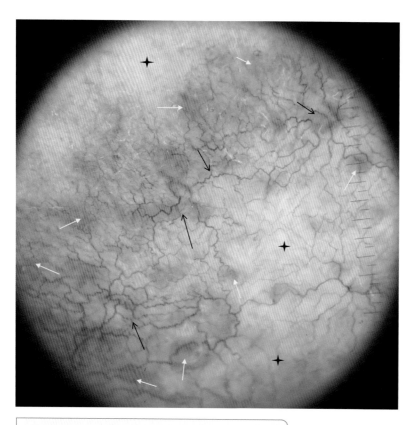

诊断
类脂质渐进性坏死

讨 论

- 类脂质渐进性坏死是一种肉芽肿性皮肤病，表现为特征性的皮肤镜模式，在橙色-淡黄色无结构区域的背景中有明显的血管网。
  - 皮肤镜下可见橙色-淡黄色无结构区域，组织学上与真皮内肉芽肿相对应。
  - 由线状分支状血管组成的血管网，是鉴别类脂质渐进性坏死与其他肉芽肿性皮肤病的一个有价值的特征，后者则缺乏这种表现。
- 白色无结构区域，主要位于病变的中央，和真皮纤维化相对应。

- 糜烂、溃疡和结痂是另外一些皮肤镜表现，最常见于类脂质渐进性坏死的穿通性亚型。

要 点

- 皮肤镜下可见橙色-淡黄色无结构区域——考虑是肉芽肿性疾病。
- 类脂质渐进性坏死的分支状血管必须与基底细胞癌的分支状血管区分开来。
  - 基底细胞癌的血管通常表现为较细的分支，末端为非常细的毛细血管。
  - 类脂类渐进坏死血管的直径没有明显变化。

病例 4

病史

患者女性,45 岁,病变位于膝部。

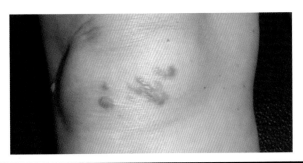

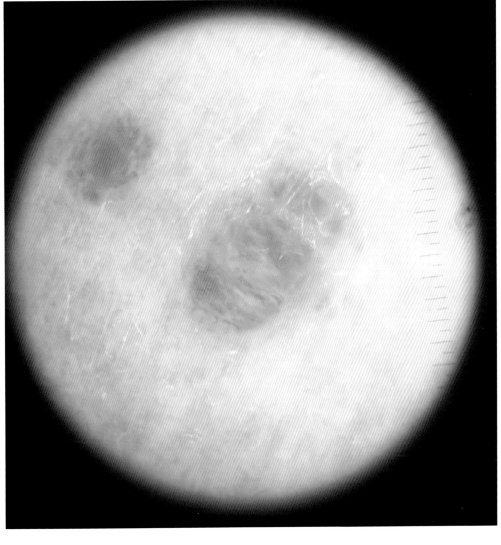

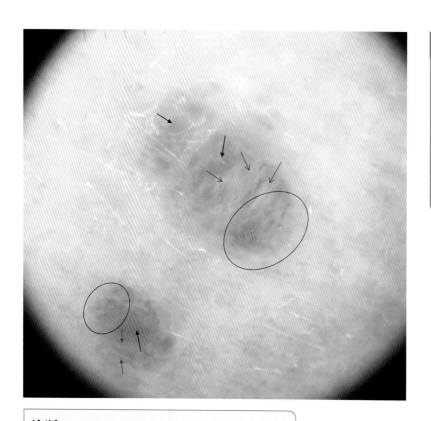

诊断
结节病

讨 论

- 结节病是一种肉芽肿性皮肤病,皮肤镜下表现为无结构的橙色-淡黄色斑片状区域,细线状和分支状血管。
  - 皮肤镜下可见半透明的橙色-淡黄色斑片状区域,组织学表现为真皮肉芽肿。
  - 白线(晶状体结构)、粉红色和(或)白色无结构区域是结节病的另一个常见皮肤镜特征,对应的是局灶性皮肤纤维化。

要 点

- 皮肤镜下可见橙色-淡黄色无结构区域——认为是肉芽肿性疾病。
- 结节病的皮肤镜模式是非特异性的,因为它可以在各种肉芽肿性皮肤病中看到,包括皮肤结核和肉芽肿性玫瑰痤疮。
- 最终诊断是基于所有的临床、皮肤镜、组织学和实验室检查结果。

病例 5

病史

患者男性,28 岁,进行全身皮肤检查时发现了此无症状病变。

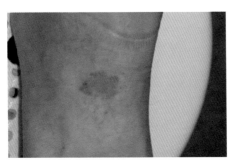

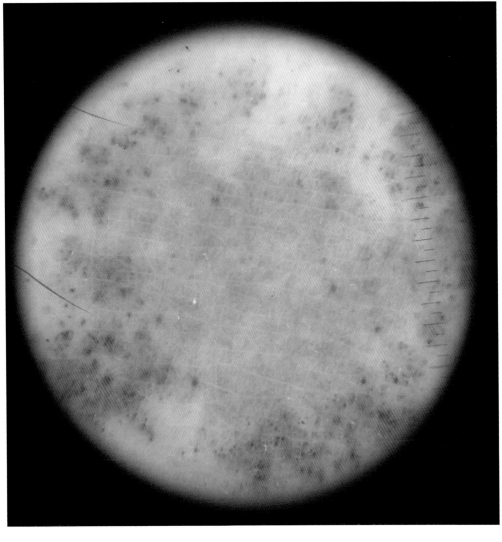

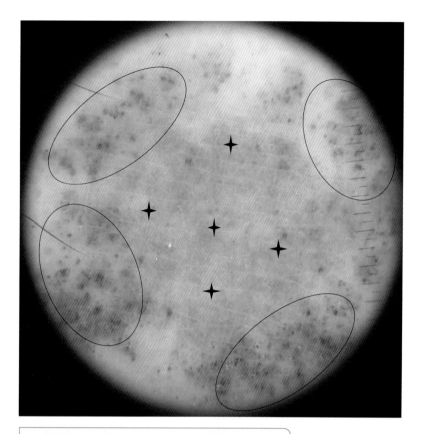

皮肤镜标准

■ 橙色-褐色无结构背景（黑色星号）

■ 病灶周围可见圆形至椭圆形紫色点、小球（黑色圆圈）

诊断

色素性紫癜性皮肤病（金黄色苔藓）

讨 论

■ 色素性紫癜性皮肤病包括五类：

  ■ 进行性色素性紫癜性皮肤病（Schamberg病）。

  ■ 毛细血管扩张性环状紫癜（Majocchi病）。

  ■ 金黄色苔藓。

  ■ 色素性紫癜性苔藓样皮肤病（Gougerot-Blum）。

  ■ Doucas-Kapetanakis湿疹样紫癜。

■ 所有色素性紫癜性皮肤病的皮肤镜模式均包括橙色-褐色无结构背景（类似肉芽肿性疾病）和多个红色点、小球。

■ 橙色-褐色背景反映含铁血黄素沉积。

■ 紫红色点和小球反映红细胞外渗。

要 点

■ 值得注意的是，蕈样肉芽肿的罕见表现与色素性紫癜性皮肤病具有相似的临床和皮肤镜特征，然而，这两种疾病之间的重叠被认为是极其罕见的。

■ 然而，当遇到罕见的色素性紫癜性皮肤病时，应保持谨慎，并应进行相应的诊断和处理。如果临床怀疑，有必要进行组织病理学诊断。

病例 6

病史

患者男性,25 岁,发生这些瘙痒性皮损已 2 周多。

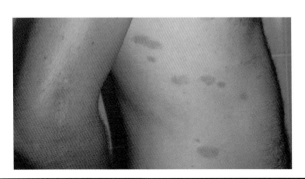

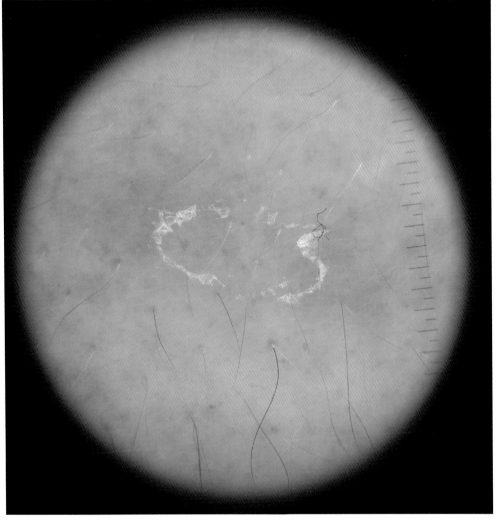

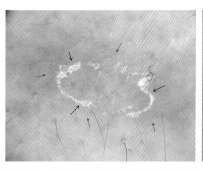 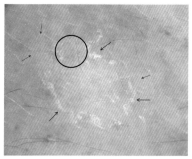

诊断
玫瑰糠疹

讨 论

■ 玫瑰糠疹在皮肤镜下的特征是病灶周边有白
  色鳞屑(领圈征)和淡黄色无结构背景。
■ 可见少量细小的红点/点状血管。
■ 稀疏的点状血管模式与银屑病中布满病灶的
  点状血管明显不同。

要 点

■ 虽然外周性鳞屑的存在是玫瑰糠疹的一个强
  有力的线索,但总体而言,仅凭皮肤镜检查并
  不能完全确诊,应该结合临床病史、形态和病
  变的分布加以考虑。
■ 类似的白色鳞屑可以在二期梅毒中看到,即
  Biett领圈、Biett征。

病例 7

病史

患者男性,68 岁,腿部瘙痒性皮疹多年。没有个人和家族银屑病的病史。

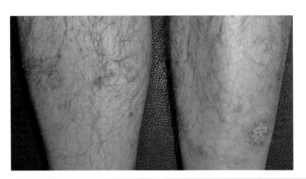

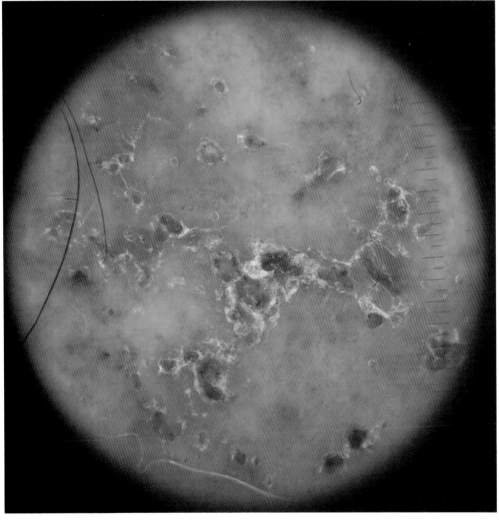

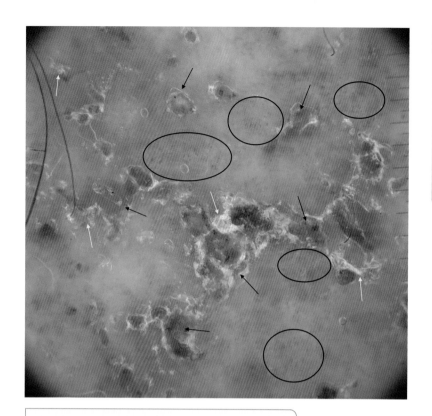

诊断

皮炎

讨 论

- 一般来说，皮炎最常见的皮肤镜特征，无论是接触性皮炎、钱币样湿疹、全身性皮炎还是脂溢性皮炎，包括斑片状分布的点/针尖状血管、黄色浆痂和鳞屑。
  - 皮炎的皮肤镜模式为其下的棘细胞间水肿，黄色结痂/鳞屑为渗出的血清干燥后与角蛋白结成的团块。
  - 可见局灶性白色鳞屑，尤其是在亚急性和慢性亚型皮炎中，但总是与黄色结构共存。
- 根据疾病的分期和临床亚型，皮炎可能表现出一些差异。
  - 例如，急性渗出性病变以黄色鳞屑、结痂为主；而慢性和苔藓化病变主要表现为呈斑片状分布的点/针尖状血管，鳞屑呈黄色，有时呈白色。

要 点

- 皮炎的点/针尖状血管与银屑病中的血管相同，但不同于银屑病中的血管布满病变，其在皮炎中的分布更为局限，形成不规则、斑片状模式。
- 此外，在银屑病中，主要为白色鳞屑，而不是黄色鳞屑。
- 黄色浆痂的存在为皮炎的诊断提供了强有力的依据。

病例 8

病史

患者男性,49 岁,病变位于手臂和躯干。

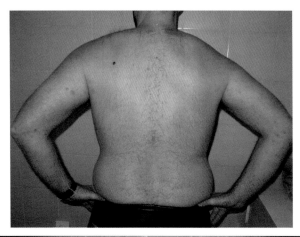

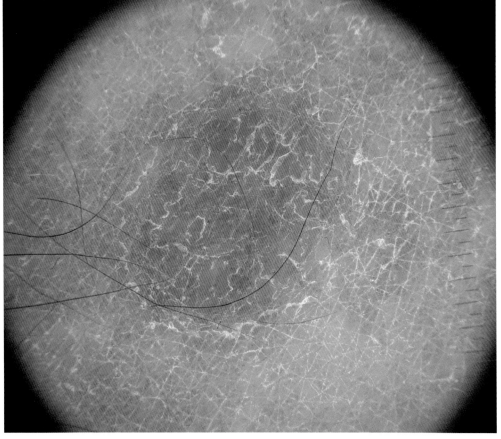

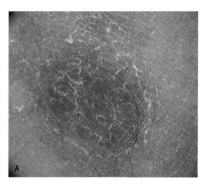 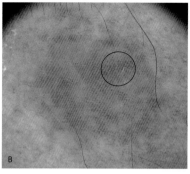

诊断

银屑病

讨 论

- 银屑病的皮肤镜检查显示弥漫性白色鳞屑和在浅红色或暗红色背景上有规律分布的红点。
- 组织学上，红点与真皮乳头的纵向、扩张、袢状血管相对应。
- 血管分布规律，这是表皮棘层肥厚和乳头瘤样增生，使表皮突均匀延伸所致。

要 点

- 在慢性斑块状银屑病中，出现明显的角化不全鳞屑可能阻碍底层结构的显示，包括点状血管。
- 应用酒精溶液去除鳞屑，可以显现出特征性的血管表现。
- 去除鳞屑也可观察到所谓的 Auspitz 征，即皮肤镜下点状出血的出现。

病例 9

病史

患者女性,23 岁,躯干和四肢出现病变。

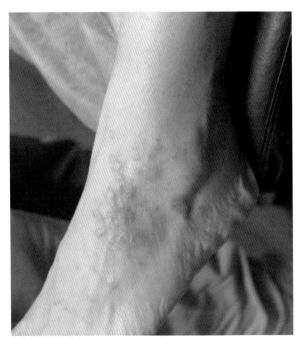

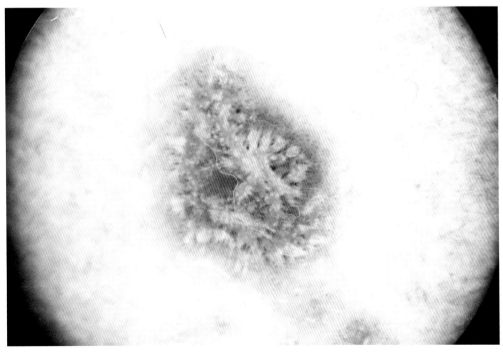

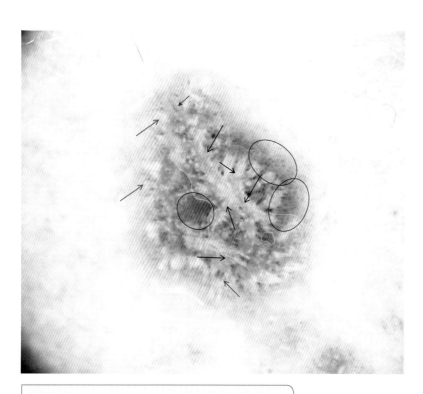

诊断

扁平苔藓

讨 论

- Wickham 纹(白色交叉线)是皮肤镜下扁平苔藓的标志,与疾病亚型无关。
- Wickham 纹由交叉的白线组成。组织病理学上,这一特征对应于颗粒层增生。
- 混合形态的血管(短线形和点状)可能存在,在病变的周边更普遍。

- 在疾病的晚期也可以发现褐色颗粒/点,组织病理学上对应于真皮上部的噬黑素细胞的存在(胡椒粉样)。

要 点

- Wickham 纹是一种高度特异性的皮肤镜诊断扁平苔藓的线索。

病例 10

病史

患者女性,58岁,鼻部患有玫瑰痤疮,使用局部抗生素无效。

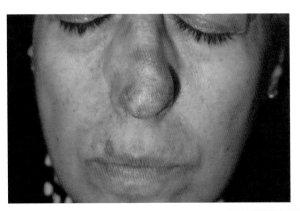

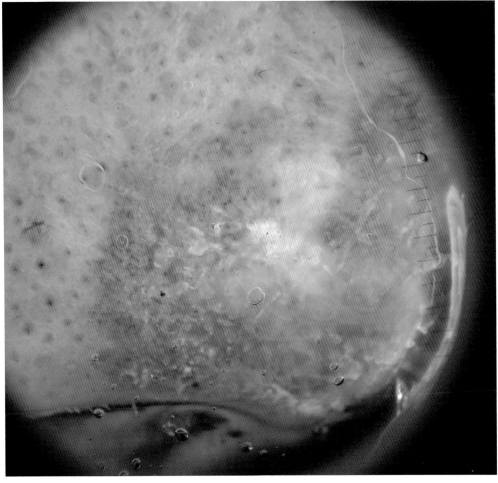

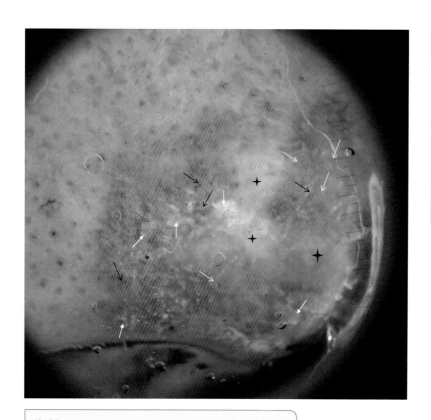

皮肤镜标准

- 短线状血管(黑色箭头)
- 毛囊角栓(黄色箭头)
- 白色鳞屑(白色箭头)
- 毛囊周围的白晕(红色箭头)
- 白色无结构区域/瘢痕(星号)
- 红斑背景

诊断

盘状红斑狼疮

讨 论

- 盘状红斑狼疮的皮肤镜检查根据病情分期不同,表现出不同的特点。
  - 红斑、毛囊周围的白晕、毛囊角栓、短线状血管和白色鳞屑是早期皮肤镜的特征。
  - 白色无结构区域/瘢痕、色素沉着和模糊的毛细血管扩张(线状分支状血管)多见于病程后期。
  - 处于中间阶段(如目前的情况),我们可以观察到上述特征的混合。

- 值得注意的是,玫瑰痤疮典型的锯齿状和(或)多边形血管在本例中未见。

要 点

- 盘状红斑狼疮的皮肤镜图像表现为高度特异性,有助于鉴别盘状红斑狼疮与其他皮肤病,特别是涉及面部的病变。
- 应谨记,皮肤镜检查对皮疹均有用,不仅限于皮肤肿瘤。

病例 11

病史

患者女性，17 岁。左腋下单侧粉红色丘疹，伴瘙痒。

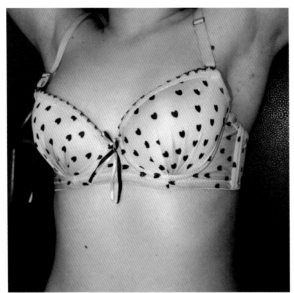

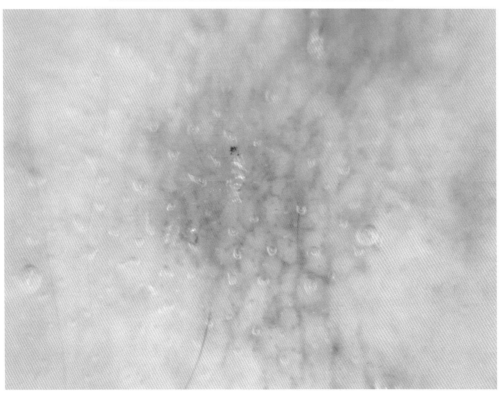

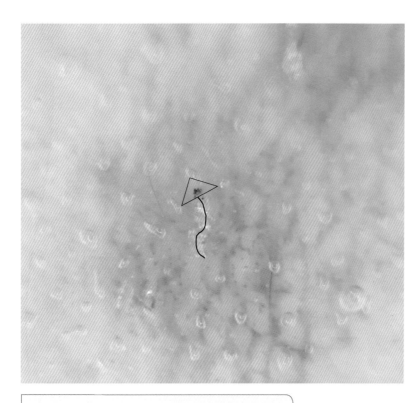

皮肤镜标准
■ 三角形深褐色结构（黑色三角形） ■ 呈线形的白色鳞屑/S形排列（黑线） ■ 红斑背景

诊断
疥疮

讨　论

■ 疥疮的皮肤镜特征是所谓的带尾迹的喷气机模式，由一个三角形的深褐色结构（又称三角征），呈线状/S形或锯齿状的白色鳞屑组成。

　■ 三角形结构代表寄生虫。

　■ 白色的鳞屑代表隧道。

　■ 红斑背景并不总是存在，代表局部炎症反应。

■ 根据疥疮的不同临床变异型，可以看到不同的皮肤镜特征。

　■ 在挪威疥中，由于典型的厚层鳞屑可能会看不到尾迹，识别带尾迹的喷气机并不容易。

■ 皮肤镜诊断疥疮的敏感性为 91%，特异性为 86%。

要　点

■ 皮肤镜检查在诊断幼童疥疮时可能特别有用，例如婴儿和学步儿童，他们往往不配合，如给婴幼儿疥疮取样进行显微镜检查时往往会动来动去难以配合。

■ 请记住，在从实践中获得经验之前，首先检测出三角征是具有挑战性的。

　■ 放大的数字皮肤镜图像可能有助于检测真正的三角征，从而减少假阳性率。

（缪　盈　译）

（慕彰磊　徐　峰　审校）

第六章

毛发镜/毛发
Trichoscopy/Hair

Antonella Tosti, MD

一般说明

■ 每份病例均有一个简短的病史,并附有一张临床图片和未标记的皮肤镜图像。

■ 研究无标记的皮肤镜图像,尝试识别其整体和局部的皮肤镜特征。

■ 做出你的诊断。

■ 接下来翻页,所有显著的皮肤镜表现均被标记并再次呈现皮肤镜图片。

■ 在同一页面上,你还可以找到本病的诊断、详细讨论和一些要点以供参考。

病例 1

病史

患者女性,72 岁,主诉进行性斑片状脱发伴疼痛 6 个月。局部外用糖皮质激素治疗没有改善。

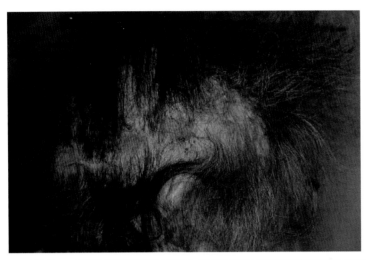

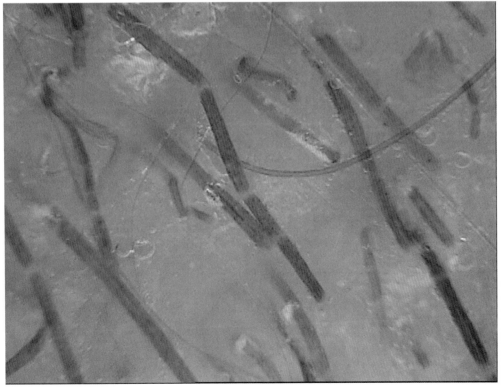

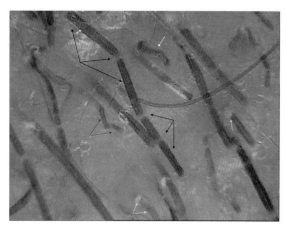

皮肤镜标准

- 逗号样发（白色箭头）
- 摩斯码样发（黑色箭头）
- Z形发（红色箭头）
- 断发伴管型（黄色箭头）

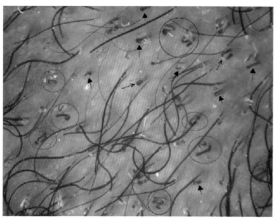

皮肤镜标准

- 逗号样发（红色圆圈）
- 螺旋状发（黑色圆圈）
- 不同长度的断发（黑色箭头）

诊断

头癣

讨 论

- 皮肤镜/毛发镜检查能够快速、无创地诊断头癣。
  - 临床鉴别诊断包括分割性蜂窝织炎和盘状红斑狼疮。
  - 因具有较显著的炎症反应可排除斑秃。
- 皮肤镜显示不同种类的断发是头癣的特征。
- 皮肤镜诊断标准包括以下几项。
  - 逗号样发：极短的断发弯曲呈逗号样。
  - 螺旋状发（卷发患者）：断裂而卷曲的头发呈螺旋状。
  - 黑点征（黑发患者）：毛囊开口平面或以下的毛干断裂所致。
  - 摩斯码样发（条形码头发）：不规则断裂和弯曲或屈曲成角的头发，头发弯曲处呈浅色。
  - Z形发：短断发呈Z形。
  - 断发伴毛周管型。
    - 毛周管型：包绕着发干的白色鳞屑呈同心性分布。

要 点

- 使用皮肤镜选择特定部位的毛发进行真菌显微镜检查或培养。
- 扭曲的毛发提示皮肤癣菌感染。
- 在脱发和（或）鳞屑部位的淋巴结肿大（下颌下、枕骨或耳后部位）提示头癣。
- 可以根据皮肤镜检查结果进行治疗。
- 皮肤镜检查也可用于筛查可疑接触者。

病例 2

病史

患者女性,14 岁,有头癣病史,经过系统性抗真菌治疗后痊愈。3 个月后,出现弥漫性脱发,头发轻度稀疏。

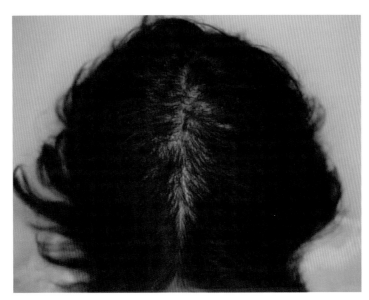

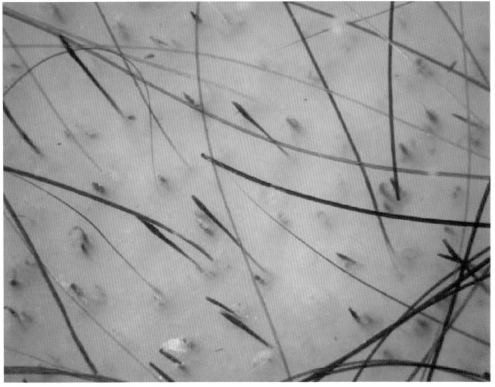

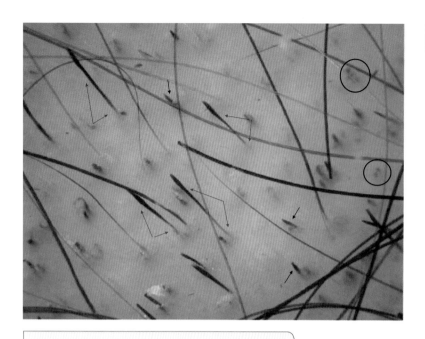

诊断

弥漫性斑秃

讨 论

- 毛发镜/皮肤镜显示不同长度的断发。
- 不同长度的断发可见于斑秃、化疗诱导的脱发、头癣和拔毛癖。
- 还可具有以下特征的惊叹号样发：
  - 毛发远端颜色深、粗，可能较为毛糙。
  - 毛发近端颜色变浅、变细。
- 惊叹号样发基本上只见于斑秃。
  - 唯一的例外是化疗诱导的脱发中也可见。
- 黑点/斑对应皮肤表面断裂的毛干。
  - 黑点征在头癣中也很常见，提示癣菌可能还在活动。

- 斑秃也可见黄点征，对应充满皮脂、角化碎屑的漏斗部和圆圈状发（短、规律卷曲、细小的毳毛形成圆圈）。

要 点

- 皮肤镜检查适用于典型和不典型脱发病例。
- 对于难以诊断或症状不典型的病例，皮肤镜检查通常能提供一些线索来帮助做出正确的诊断。
- 了解重要的毛发镜的标准界定和皮肤镜下的表现尤为关键。

病例 3

病史

患者女性,83 岁,主诉进行性脱发伴头皮红斑和严重瘙痒。

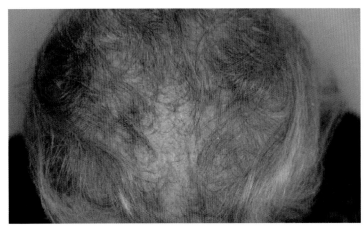

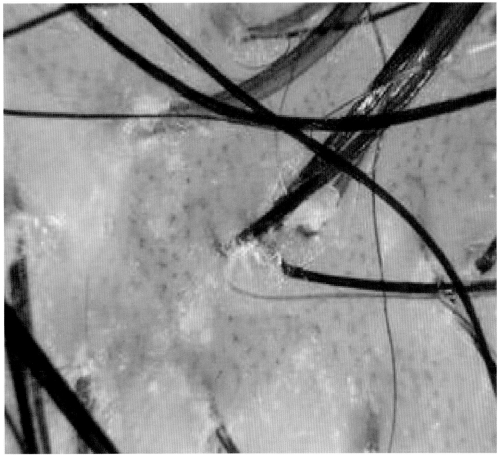

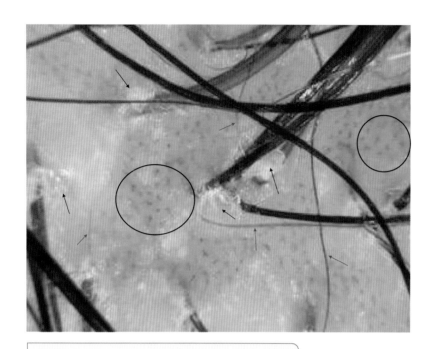

诊断
银屑病和雄激素性秃发

讨 论

- 脱发和严重的头皮瘙痒是头皮银屑病的常见特征。有趣的是，本病例的皮肤镜检查显示既有雄激素性秃发的毛干变化，又有典型的银屑病的点状/肾小球状血管。
- 银屑病的皮肤镜诊断标准如下。
  - 位于毛囊周围和毛囊间区域的白色鳞屑。
  - 放大 10 倍可见点状/肾小球状血管。
  - 放大 40 倍可见扭曲的毛细血管袢，对应不同形状但直径一致的卷曲状毛细血管。
- 雄激素性秃发的皮肤镜诊断标准如下。
  - 毛干直径差异超过 20%，这意味着超过 20% 的毛发变细。

要 点

- 如何用皮肤镜鉴别脂溢性皮炎和银屑病？
  - 血管模式有助于诊断。
  - 头皮银屑病的皮肤镜检查显示针尖状或肾小球状血管，类似其他部位皮损。
  - 脂溢性皮炎缺乏针尖状或肾小球状血管，而是分支状和多形性血管。

病例 4

病史

患者女性,17 岁,主诉弥漫性脱发 6 个月。

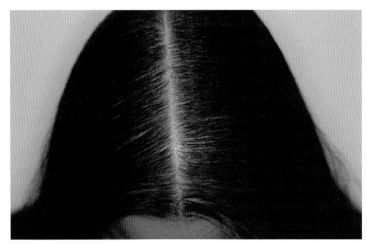

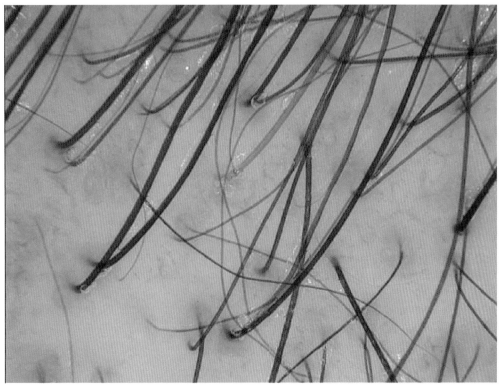

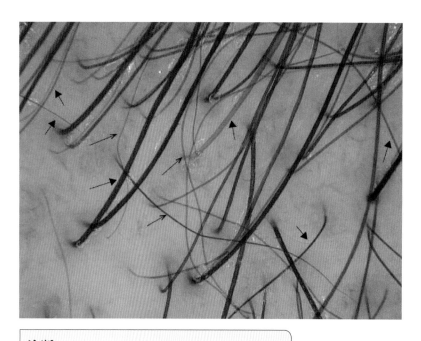

皮肤镜标准

■ 头发直径差异（粗细不同的黑色箭头）

诊断

雄激素性秃发

讨 论

■ 毛发镜/皮肤镜检查显示毛干直径差异超过 20%。

■ 毛干直径差异/异质性提示存在不同直径的毛干。

　■ 毛干直径差异超过 20% 是雄激素性秃发（又名模式性脱发、男性型秃发、女性型秃发）的诊断性特征。

■ 雄激素性秃发是脱发最常见的原因。

■ 头皮中央分缝变宽是诊断雄激素性秃发的线索。

■ 毛干直径变细提示毛囊微小化。

■ 该病男性和女性均可发生，可以较早起病，如本病例所示。

■ 头发计数，计算百分比可以粗略估计。

■ 例如，正常毛发和毛发总体（分别为 30 根和 40 根）。

　■ 10 根头发比正常细。

■ 计算异常毛发的百分比。

　■ 该案例异常毛发的百分比是 25%。

■ 黄点征（见于严重病例）提示毛囊严重微小化，对应无毛发的毛囊开口（空毛囊）。黄色对应活跃的皮脂腺。

■ 毛周征：见于早期雄激素性秃发，毛干周围皮肤呈褐色，对应毛囊周围炎症。

要 点

■ 皮肤镜可以早期诊断雄激素性秃发。

■ 有时需要活检以排除其他可能与雄激素性秃发并存的病因。

病例 5

病史

患者女性,11 岁,主诉进行性脱发伴头皮瘙痒 6 年。

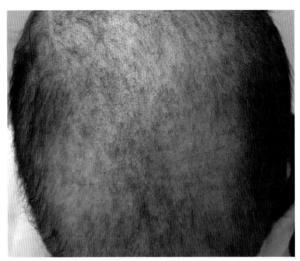

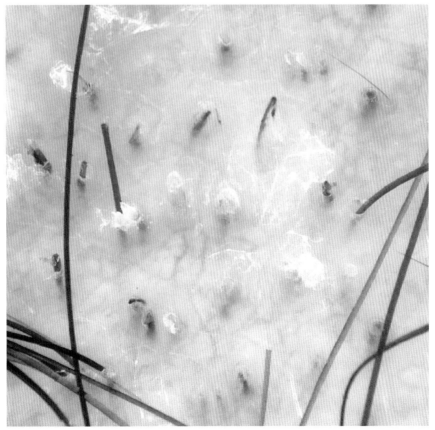

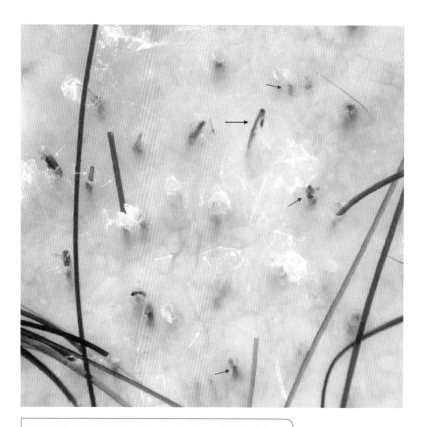

诊断

拔毛癖

讨 论

- 临床鉴别诊断包括斑秃和毛干脆性增加的疾病。
- 皮肤镜诊断标准如下。
  - 问号样发：断发的末端卷曲呈问号样。
  - 不同长度的断发，末端与毛干残留部分直径一致。
  - 火焰状发：极短（小于 1 mm）的有色头发，末端呈细波浪状，类似火柴头上的火焰（组织病理上对应色素性管型）。
- 断发和火焰发也可见于斑秃，但问号样发的存在提示拔毛癖。

要 点

- 拔毛癖和斑秃有许多共同的皮肤镜特征。
- 寻找惊叹号样发（见于斑秃，但不见于拔毛癖）和问号样发（见于拔毛癖，但不见于斑秃）。
- 患者的情绪和病史线索对明确诊断至关重要。

病例 6

病史

患者男性,45 岁,主诉单片状脱发伴有皮肤瘙痒和疼痛。

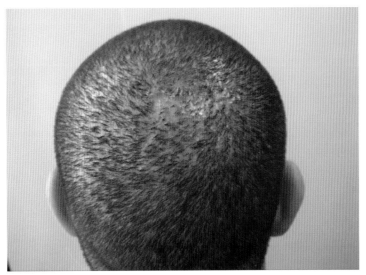

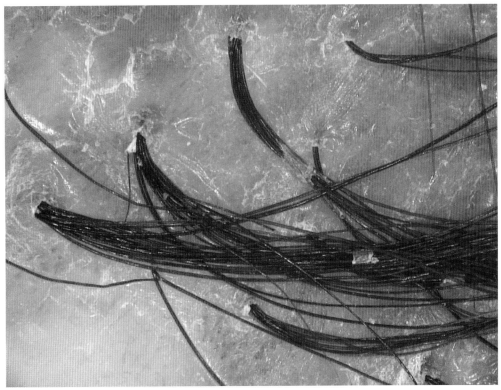

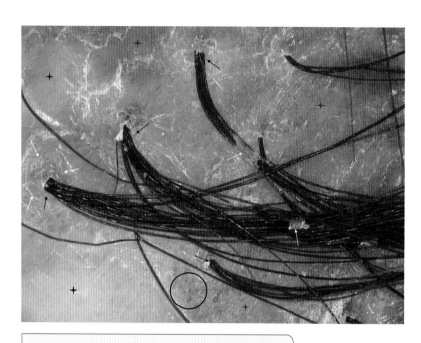

诊断

秃发性毛囊炎

讨 论

- 诊断为秃发性毛囊炎，又称丛状毛囊炎。
- 这是一种炎症性脱发（毛囊周围红斑、鳞屑、脓疱）。
- 皮肤镜检查标准包括以下几项。
  - 毛囊开口消失：瘢痕性脱发的征象（骨白色）。
  - 7～100 根毛发形成簇状发（牙刷征），并被毛周管型包绕。
    - 毛周管型是白色至黄色的鳞屑，有时呈团块状，大小/形状不规则，围绕新生的发干同心性排列。
  - 毛发管型：小的圆柱形白色结构，包绕发干。
    - 可见点状/肾小球状血管。

要 点

- 含有 7 根以上毛发的簇状发具有诊断意义。
- 有这种临床表现的患者需要进行细菌和真菌培养。
- 头皮活检也有助于排除头癣。

病例 7

病史

患者女性,61 岁,脱发伴头皮瘙痒 2 年。

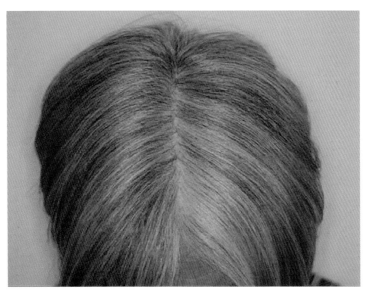

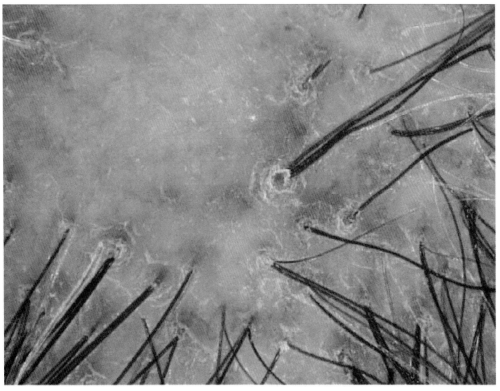

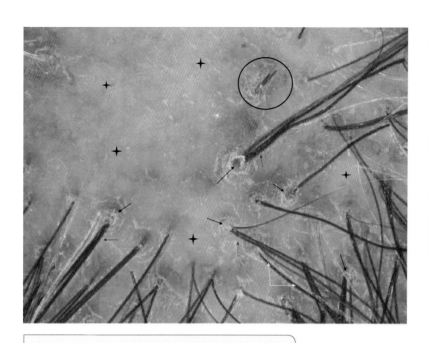

皮肤镜标准

- 瘢痕/毛囊开口缺失（黑色星号）
- 2～3 根头发成簇（红色箭头）
- 包绕数根头发的毛周管型（黑色箭头）
- 包绕断发的毛周管型（圆圈）
- 透明的毛发管型（黄色箭头）

诊断

毛发扁平苔藓

讨 论

- 毛发扁平苔藓是瘢痕性脱发最常见的病因之一。
- 可能与扁平苔藓有关。
- 多灶性/弥漫性光滑的白色斑片状脱发，无可见的毛囊。
  - 白色斑片对应瘢痕区域。
- 多种症状：瘙痒、疼痛、触痛、不适、灼烧感。
- 组织活检显示为淋巴细胞性毛囊炎。
- 毛发镜/皮肤镜显示毛囊开口消失，骨白色提示瘢痕性脱发。
- 新生的发干可见毛周管型（白色至黄色的鳞屑，有时呈团块状，大小、形状不规则，围绕新生的发干同心性排列）。

- 包绕着含 2～4 根毛发的簇状发的毛周管型提示毛发扁平苔藓。
- 包绕断发的毛周管型也提示毛发扁平苔藓。
- 毛囊开口周围可见蓝灰色小点（胡椒粉样），对应淋巴细胞性毛囊炎所致的噬黑素细胞。

要 点

- 确诊需要活检，因为其他瘢痕性脱发可能有类似的表现。
- 最好的活检部位是簇状发伴毛周管型的区域。
  - 推荐使用皮肤镜来选择最佳的活检部位。

病例 8

病史

患者男性,36 岁,主诉多发性炎症性脱发斑伴有疼痛。

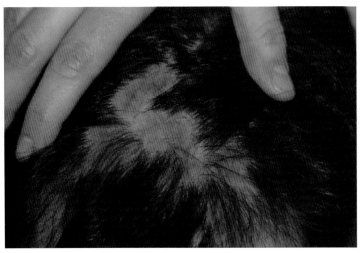

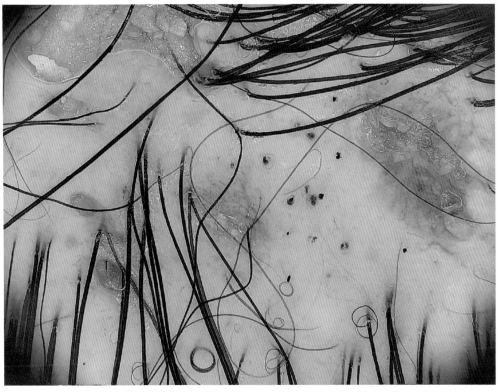

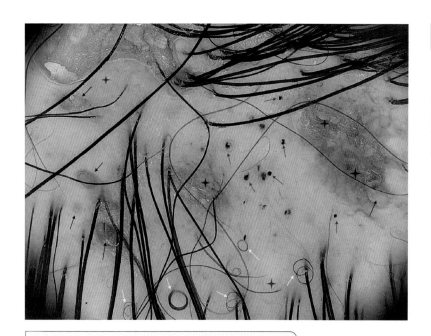

诊断
分割性蜂窝织炎

讨论

■ 分割性蜂窝织炎的临床鉴别诊断包括头癣和盘状红斑狼疮,因其炎症反应较显著可排除斑秃。
■ 皮肤镜检查显示非瘢痕性脱发的特征。
■ 皮肤镜诊断标准如下。
  ■ 黑点征(黑色头发患者):在毛囊开口平面或以下断裂的毛干导致毛囊开口呈黑色。
  ■ 圆圈状发。
  ■ 角栓:大的、不规则的黄色角栓,堵塞于扩大的毛囊开口。

■ 大的黄色角栓具有诊断性意义。
  ■ 黄点征也可见于斑秃。但是在斑秃中,黄点往往较小,形状更单一。
■ 头皮红斑:头皮斑片状红斑。
■ 黄色渗出物:头皮被一层不规则的黄色物质覆盖,可能很难看到。

要点

■ 在这个临床病例中,大角栓的存在有助于区分分割性蜂窝织炎与头癣或斑秃。
■ 在疾病早期,通过适当的治疗,头发可以再生。

病例 9

病史

患者女性,56 岁,主诉脱发和眉毛、睫毛脱落。

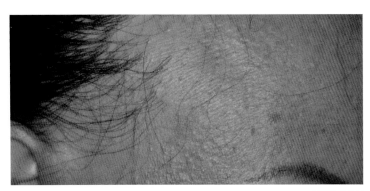

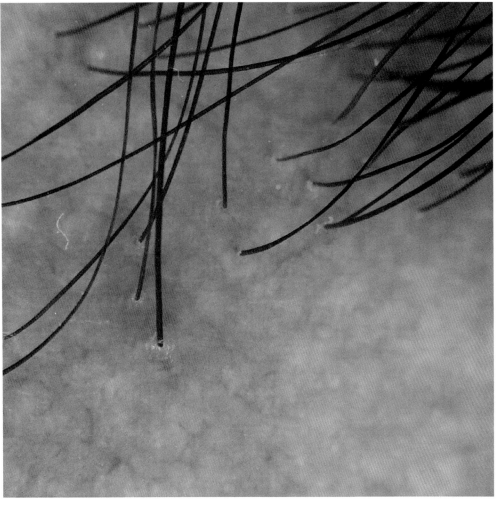

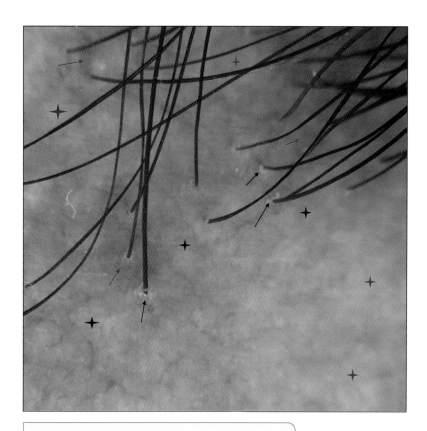

皮肤镜标准

- 毛周管型（黑色箭头）
- 毛周红斑（红色箭头）
- 毳毛缺失（黑色星号）
- 瘢痕（红色星号）

诊断
前额纤维性秃发

讨 论

- 前额纤维性秃发好发于 50 岁以上的绝经后女性。
- 表现为头皮前额/两侧对称性带状脱发。
- 临床鉴别诊断包括雄激素性秃发和牵拉性秃发。
- 皮肤镜诊断标准如下。
  - 新发际处没有毳毛——只有终毛。
  - 毛周管型：白色鳞屑同心性围绕终毛毛干。
  - 毛周红斑：毛干周围的红斑。
  - 骨白色瘢痕性斑片。
- 皮肤活检明确诊断：受累毛发周围有瘢痕和苔藓样浸润。
- 这是前额纤维性秃发的特征，因为该病的靶点是毳毛和中等粗细的毛发。

要 点

- 毳毛的缺失用于鉴别前额纤维性秃发、雄激素性秃发和牵拉性秃发，后两者可见毳毛。
- 在新发际线处的终毛周围有细小的毛周管型可明确诊断。
- 在脱发的患者中，一定要查看发际线处是否有毳毛存在。

病例 10

病史

患者女性,51 岁,主诉单发性脱发斑。

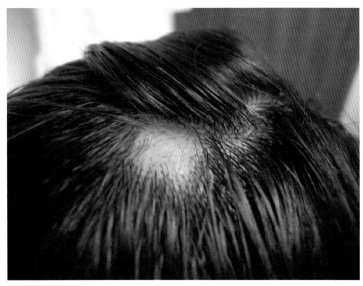

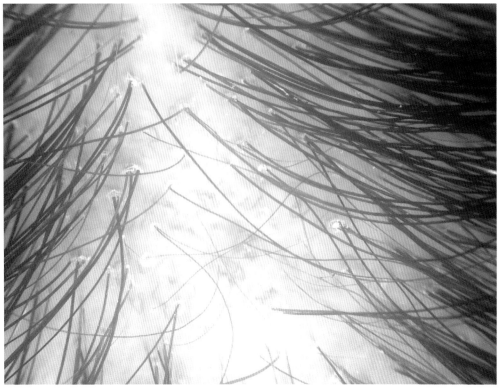

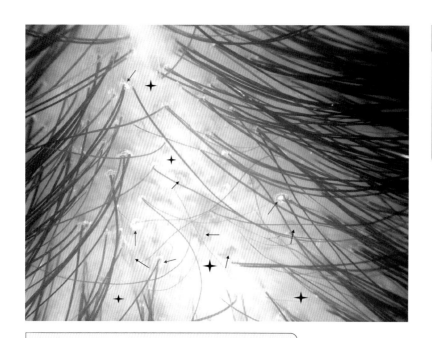

皮肤镜标准

- 毛囊开口缺失/瘢痕（星号）
- 毛周管型（红色箭头）
- 扩张弯曲的血管（黑色箭头）

诊断
盘状红斑狼疮

讨 论

- 临床鉴别诊断包括斑秃。
- 皮肤镜鉴别诊断包括毛发扁平苔藓。
- 皮肤镜诊断标准如下。
  - 毛囊开口缺失：瘢痕性脱发的征象。
  - 毛周管型：同心性围绕发干的白色鳞屑。
  - 高倍放大可见扩张弯曲的血管。
  - 可见灰点（胡椒粉样），对应真皮乳头层的噬黑素细胞，呈斑点状模式。
  - 盘状红斑狼疮中也可见到角栓/角蛋白物质阻塞于扩张的漏斗部开口。
  - 要诊断盘状红斑狼疮并不需要见到所有上述特征。

要 点

- 扩张弯曲的血管是结缔组织疾病的特征性表现。
- 存在弯曲血管有助于鉴别盘状红斑狼疮和毛发扁平苔藓。

病例 11

病史

患者女性,33岁,非洲裔美国人,主诉发际线进行性稀疏2年,尤其是颞部,还有一个脱发斑,其周围毛发保留。

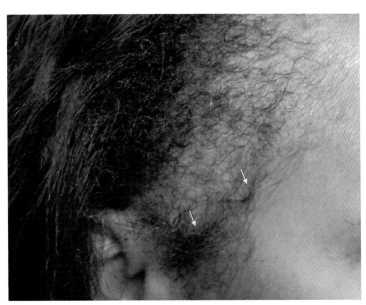

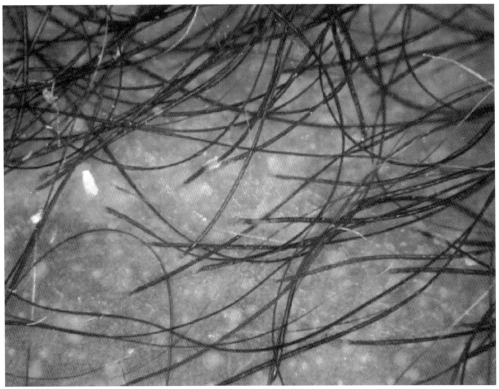

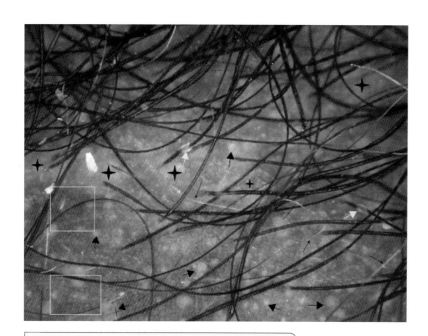

诊断

牵拉性秃发

讨论

- 牵拉性秃发是一种临床诊断，可以采用毛发镜/皮肤镜确诊。
- 若早期发现，脱发是可逆的。
- 脱发边缘有毛发存在是一条诊断线索：即所谓的边缘征。
- 在这个案例中，在终毛周围有毛发管型。
  - 包绕近端毛干的白色小圆柱状结构。
  - 毛发管型不仅见于牵拉性秃发，也可见于头癣、银屑病和秃发性毛囊炎。
- 毛发镜/皮肤镜检查也显示白点征。
  - 白点征是深色皮肤人群的正常特征。

- 白点征对应毛囊/汗腺开口。
- 较大片骨白色区域提示瘢痕形成。
- 即使在病程较长的病例中，毳毛也会保留。
- 毳毛极细、极短，不易被拉下。
- 常见断发。
- 蜂窝状/色素网模式见于深色皮肤的人群。

要点

- 提醒你的患者，可能发展为牵拉性秃发风险的有害因素包括扎发过紧、玉米辫、编发和（或）化学性损伤。
- 在许多情况下，牵拉性秃发属于排除性诊断。

病例 12

病史

患者女性,22 岁,表现为一脱发斑伴有瘙痒。采用皮损内注射糖皮质醇激素治疗后没有改善。

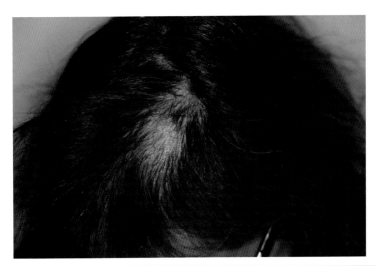

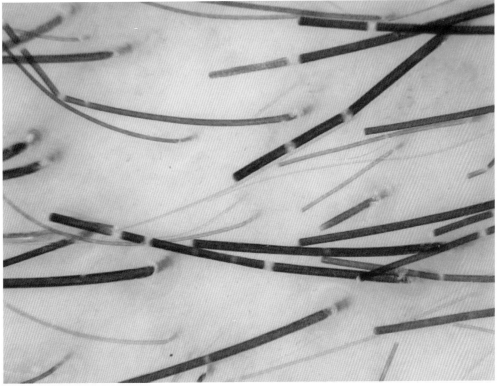

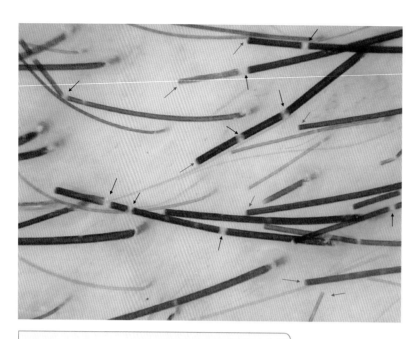

- 结节性脆发（黑色箭头）
- 发干断裂（红色箭头）

诊断
摩擦性秃发

讨 论

- 这是一个摩擦性秃发导致结节性脆发症的案例，摩擦损伤毛干，导致其形成增厚或薄弱的点（结节），使得头发脆弱易断。
  - 这一现象造成脱发、头发生长减缓和（或）头发受损。
- 临床鉴别诊断包括斑秃和拔毛癖。
- 皮肤镜诊断标准如下。

- 沿着毛干长轴有多个不规则分布的白色小点。
- 还存在不规律的毛干断裂。

要 点

- 由抓挠引起的慢性摩擦往往会引起毛干近端结节性脆发症。
- 头发风化引起的结节性脆发症倾向于影响远端毛干。

病例 13

病史

患者女性,2 岁,头发弥漫性稀疏,其母亲诉女孩自出生起头发一直稀疏。

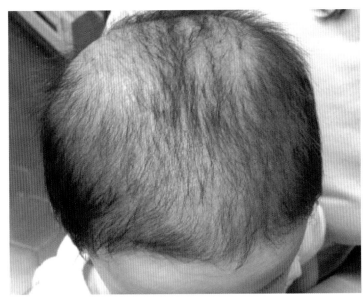

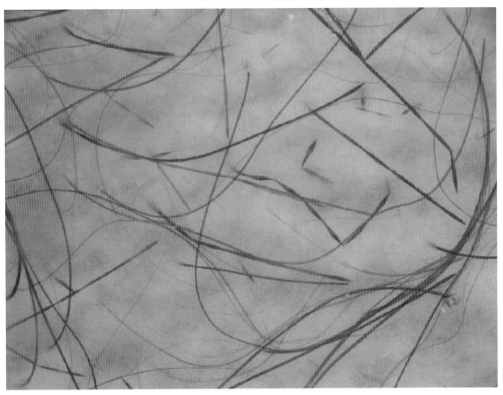

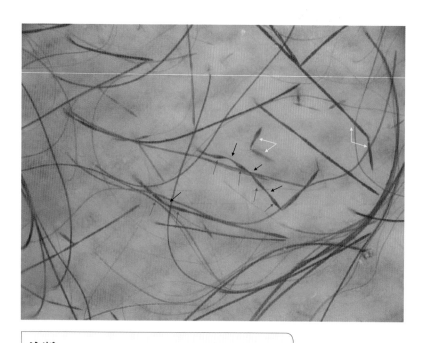

诊断

念珠状发

讨 论

■ 串珠样发的存在是念珠状发的诊断性特征。

■ 念珠状发导致的脱发以短、脆弱和破碎的串珠样毛发为特征。

■ 头皮、眉毛和睫毛都可能受累。

■ 皮肤镜诊断标准如下。

　　■ 受累毛干具有椭圆形结节和分布规律的间歇性缩窄。

　　■ 毛发断裂发生在结节间区域。

　　■ 细的结节间区域是病理所在部位。

　　■ 受累头发可以向不同方向弯曲。

■ 皮肤镜检查可评估念珠状发的严重程度。

■ 本例患者只有少数毛干出现异常，且断发也较少。

■ 在严重的病例中，大部分毛干包括毳毛在内都会受到影响，可有大量断发。

■ 假性念珠状发见于斑秃和化疗诱导的脱发。

　　■ 假性念珠状发的结节分布间隔是不规则的。

要 点

■ 毛发镜可以快速诊断许多先天性和获得性遗传性毛干疾病。

■ 避免创伤是治疗念珠状发最有效的方法。

■ 避免气候环境和美容产品损伤（如曝晒、染发、漂白、烫发、卷发）。

（赵　俊译）

（胡瑞铭　徐　峰　审校）

A

ABCD rule of dermatoscopy	皮肤镜 ABCD 法则	一种半定量法则,评估皮肤病损对称或不对称(A)、鲜明边界(B)、多种颜色(C)及结构组分(D)的算法。每组的标准首先被赋予 1 分,然后乘以辅因子来得出总皮肤镜分数(TDS)。A 计分×1.3＋B 计分×0.1＋C 计分×0.5＋D 计分×0.5＝TDS。TDS 计分高于 5.45 分高度提示黑素瘤
acrosyringia	肢端汗管	仅在掌跖部位皮嵴处可见的单形态、圆形、白色结构,代表了表皮内的小汗腺导管,并被认为形似一串珍珠
anisotrichosis	毛发直径差异	见于雄激素性秃发区域粗细不均的毛发
annular-granular structures	环状-颗粒状结构	环绕毛囊开口的褐色或灰色点。仅见于面部、鼻部或耳部(部位特异性),并代表了噬黑素细胞和(或)不典型黑素细胞
arborizing vessels	分支状血管	清晰的红色树样分支状扩张的血管
asymmetry within a lesion	皮损的不对称性	运用镜像技术,一个皮损被互呈 90°的两条线平分。如果左侧的颜色和(或)结构与右侧不同,下方与上方不同,则存在颜色和(或)结构的不对称

B

basal cell carcinoma, criteria	基底细胞癌,标准	缺少色素网,有分支状血管、色素沉着、溃疡、轮辐状结构
Biett's collarette	Biett 领圈征	Biett 征,二期梅毒皮损外周可见白色鳞屑,类似玫瑰糠疹,呈领圈样
black dots, hair	黑点征,毛发	黑点在毛囊开口内,代表了折断的毛干
black dots, skin	黑点征,皮肤	小于小球的圆形结构,代表位于表皮内的黑素及(或)不典型黑素细胞
black lamella	黑色板层	见于扁平良性痣的一处浅表且较薄的黑色光泽区域,代表了色素性角化不全。胶带剥离可除去黑色板层,于是原本隐藏的局部标准诸如色素网则可见或不可见
blanch test	变白试验	病变中可见弥漫性红斑,使用皮肤镜器械直接压迫会变白。剩下不变白的是病变的非红斑性特征
blood pebbles	血色鹅卵石	甲下血肿的成分之一,特点为代表血液的不规则紫色瘀点和(或)小球

blotch, irregular	污斑,不规则	形状不规则,分布不对称,无结构(如缺少网、点或小球)的黑色、褐色或灰色暗区,大于点和小球
blotch, regular	污斑,规则	均一,分布对称,无结构(如缺少网、点或小球)的黑色、褐色或灰色暗区,大于点和小球
blue ovoid nests	蓝色卵圆形巢	见于基底细胞癌的一种色素沉着形态
blue-white veil	蓝白幕	融合的蓝色不规则、无结构区域,不充满整个皮损,其上为白色毛玻璃样外观

C

central white patch	中央白色斑片	见于部分皮肤纤维瘤的位于中央的均质、骨白色、瘢痕样区域
circle hair	圆圈状发	形成圆圈的细短毳毛
circle within a circle	环中环	见于面部、鼻部或双耳(部位特异性),由中央毛干(内圈)及环绕毛干的灰色色素沉着[不典型黑素细胞及(或)胡椒粉样](外圈)组成
clear cell acanthoma	透明细胞棘皮瘤	一种以肾小球状或点状血管为特征的良性肿瘤,血管可呈线性、匍行排列或形成针尖状项链样形态
cobblestone global pattern	鹅卵石样整体模式	皮损内较大的成角的褐色小球,形似街边的鹅卵石
coiled hairs	卷曲发	能够向回卷曲的休止期/退行期的折断毛发
collarette sign	领圈征	玫瑰糠疹皮损外周白色鳞屑呈领圈样,类似鳞屑可见于二期梅毒,称为 Biett 领圈样鳞屑或 Biett 征
collision tumor	碰撞瘤	通常为两种,罕见情况下为三种不同可辨别的病理类型互相相邻,或一种病理类型处于另一种之内(例如脂溢性角化病和基底细胞癌,血管瘤和痣,黑素瘤和脂溢性角化病,痣和基底细胞癌)
colors	颜色	取决于黑素在皮肤内的部位。表皮浅层——黑色,真皮表皮交界——浅褐色至深褐色,真皮乳头层——灰色,真皮网状层——钢蓝色,白色瘢痕,红色/粉色——新生血管形成、炎症,紫色——出血,黄色——角化过度
combined nevus	混合痣	蓝痣和另一种黑素细胞痣的结合,特征为蓝色和褐色改变
comedo-like openings	粉刺样开口	大小不等,有色或无色,界限清晰的圆形或不规则结构,代表了表皮由角蛋白填充的凹陷。是用于诊断脂溢性角化病的主要标准,亦见于乳头瘤状痣及黑素瘤
comma hairs	逗号样发	C 形短断发,有毛外癣菌寄生
comma-like blood vessels	逗号样血管	形似逗号
corkscrew blood vessels	螺旋状血管	不规则较粗大的盘绕血管
corkscrew hair	螺旋状发	较短的螺旋形折断毛干

cotton balls	棉球征	白色瘢痕样区域，见于硬皮病甲周
coudability hair	弯管发	见于斑秃周围区域的感叹号发
crista profunda intermedia	皮嵴下表皮突	位于肢端皮纹皮嵴下的表皮突，为肢端黑素瘤的不典型黑素细胞增殖（皮嵴平行模式）
crista profunda limitans	皮沟下表皮突	位于肢端皮纹表面皮沟下的表皮突。良性黑素细胞倾向在此部位增殖并形成一些良性模式（皮沟平行模式）
crown vessels	皇冠状血管	见于皮脂腺增生的树枝型血管，通常被认为不进入皮损中央。这一术语实为误称
crypts	隐窝	大小及形状不规则，表皮内较大的由角蛋白填充的内陷，是较小的假毛囊开口的一种变异
crystalline structures	晶状体结构	有光泽的亮白色线性条纹，或其他形状，仅可用偏振光皮肤镜观察

D

default criteria, melanocytic lesion	默认标准，黑素细胞性病变	当缺少黑素细胞性病变、脂溢性角化病、基底细胞癌、血管性皮损或皮肤纤维瘤的判定标准时，皮损应当默认为黑素细胞性
delta structure	德尔塔结构	微小三角形颗粒，代表着疥螨包含头及腿的前部分
demodex tails	蠕形螨尾巴	玫瑰痤疮患者面部可见短、白色、棘刺样突起
dermatofibroma, criteria	皮肤纤维瘤，标准	中央白色斑片及外周色素网
dermatoglyphics	皮纹学	手指、手掌、脚趾及足底形成螺纹、圆圈及拱形的平行皮嵴及皮沟，亦称为指纹
dimple sign	酒窝征	收缩的皮肤纤维瘤产生一个中央的浅窝/凹陷/酒窝
dots and globules, irregular	点和小球，不规则	具有不同尺寸、形状及色调的圆形结构，通常不对称地分布于皮损内
dots and globules, regular	点和小球，规则	大小、形状、颜色大致相同的圆形结构，均匀地分布于皮损内
dots and globules	点和小球	黑色、褐色、灰色或红色圆形结构，二者仅在相对尺寸上有所差异。点（0.1mm）小于小球（大于0.1mm）
dotted/pinpoint blood vessels	点状/针尖样血管	形似小点的扩张的毛细血管，可以分散、成群或孤立存在

E

eleven-point checklist	11分测评法	一种含有2种阴性特征（对称模式、存在单一颜色）及9种阳性特征（蓝白幕、多个褐色点、伪足、放射流、瘢痕样色素脱失、周围黑色点/小球、多种颜色、蓝灰点、增宽的网）的用于诊断黑素瘤的黑素细胞性法则。诊断黑素瘤时，既不应出现2种阴性特征，还可见到9种阳性特征中的1种或1种以上

empty follicles	空毛囊	见于无毛发的头皮上肤色小凹陷
erythronychia	红甲	见于单个或多个甲板的纵向单一或多条粉色带
exclamation mark hairs	惊叹号样发	毛发色深且较粗,末端可有磨损,近端发色浅且呈锥形
exophytic projections	外生性突起	在乳头瘤状损害内形成高起的皮嵴

F

featureless lesion	无特征性皮损	无可辨别的皮肤镜诊断标准的皮损
feature-poor lesion	寡特征性皮损	皮损中缺乏成熟标准,难以识别
fibrillar acral pattern	纤维样肢端模式	一种有着斜行褐色平行线条的良性模式
fibrous septae	纤维间隔	线性及(或)斑片性白色或蓝白色色彩,常见于血管瘤
fingerprint pattern	指纹样模式	较细的褐色平行线段形成旋涡、螺纹及拱形,形似指纹,或可折断并形似真菌菌丝
fish-scale pattern	鱼鳞模式	一种见于黏膜表面(如生殖器)的良性模式,特征为倒写的V形和(或)U形结构区
flame hair	火焰状发	见于拔毛癖的波状锥形毛发残留,伴有色素性管型
follicular keratotic plugging	毛囊角栓	栓塞于毛囊开口的角质团块
follicular pigmentation, asymmetrical	毛囊性色素沉着,不对称	位于面部、鼻部或耳部(部位特异性)的黑色、褐色或灰色不规则毛囊开口轮廓。见于黑素瘤、日光性黑子及色素性日光性角化病
follicular red dots	毛囊红点	位于毛囊开口内或周围的红色同心结构,代表了扩张的血管及外渗血液
fried egg appearance	荷包蛋样外观	见于痣、发育不良痣及黑素瘤,特征为一较大的浅褐色斑状成分及一规则或不规则颜色更深的圆形区域,具有"荷包蛋"样外观
fringe sign	边缘征	位于脱发区域周边的毛发,见于牵引性脱发
furrows/fissures and ridges	皮沟/裂和皮嵴	表皮内由裂缝形成的皮沟/裂及由裂产生的嵴状(脑回状)高起区域,见于脂溢性角化病及一些乳头瘤状黑素细胞痣

G

glabrous skin	光滑皮肤	没有毛发的皮肤区域(如手掌、脚掌、黏膜)
global pattern	整体模式	皮损的整体皮肤镜模式
globular global pattern	球形整体模式	规则或不规则褐色点和(或)小球填充皮损的大部分
glomerular vessels	肾小球状血管	散在的或丛集的纤细盘绕的毛细血管扩张(毛细血管袢)

H

| hair powder | 发粉征 | 代表毛干残余的小点 |
| hair tufting | 簇状发 | 多根毛发出现于同一毛囊口 |

hairpin blood vessels	发夹状血管	细而长的毛细血管扩张（毛细血管袢），形似发夹
homogeneous global pattern	均质整体模式	弥漫的色素填充皮损大部分区域，皮损缺少局部标准，如色素网、点和小球
honeycomb network	蜂窝状色素网	用于描述见于深色人种头皮的纤细褐色色素网的术语
Hutchinson sign	哈钦森征	临床可见的位于甲小皮的深褐色或黑色色素沉着
Hutchinson sign, micro	哈钦森征，微观	见于甲小皮的深褐色或黑色色素，使用皮肤镜观察更清晰
hypopigmentation	色素减退	浅黄褐色，可能有或没有局部特征（如色素网、点和小球）

I

| ink spot lentigo | 墨点样黑子 | 见于曝光部位的黑色斑疹，增粗的黑色色素网是唯一的标准 |

J

| jelly sign | 果冻征 | 脂溢性角化病的一种罕见特征，在接触式皮肤镜下表现为苹果冻样整体外观 |

L

lacunae	腔隙	描述血管瘤/血管性皮损中边界清晰的血管间隙的最常用的术语
lagoons	泻湖	边界清晰的血管区域，可见于血管瘤、血管病变，属于不常用的术语
lattice-like acral pattern	网格样肢端模式	一种良性肢端模式，由皮沟内平行的褐色线条和垂直于皮沟的褐色线条形成阶梯样图形
leaf-like pattern	叶状模式	褐色至灰蓝色分离的球茎状扩展，形成叶状模式，见于基底细胞癌。是一种皮肤镜误称

M

melanocytic lesion, criteria	黑素细胞性病变，标准	默认包括色素网、褐色小球、均质蓝色球形模式、平行肢端模式
melanoma-specific criteria, face, nose, ears (site specific)	黑素瘤特异性标准，面部、鼻部、耳部（部位特异性）	不对称性毛囊性色素沉着、环状-颗粒状结构、菱形结构、环中环
melanoma-specific criteria, palms and soles (site specific)	黑素瘤特异性标准，掌跖部位（部位特异性）	平行皮嵴，非特异性、弥漫性杂色及多组分模式
melanoma-specific criteria, trunk and extremities (site specific)	黑素瘤特异性标准，躯干及四肢（部位特异性）	颜色及结构的不对称、多组分整体模式、非特异性整体模式、不规则色素网、不规则点/小球、不规则条纹、不规则污斑、蓝及（或）白色、退行性结构、5～6 种颜色、多形性血管、乳红色区域、粉色

melanoma-specific criteria	黑素瘤特异性标准	可见于良性及恶性皮损的高危标准,但对黑素瘤有更高的敏感性及特异性
melanonychia striata, irregular	黑甲条纹,不规则	甲板上褐色、黑色及(或)灰色平行纵行线条或条带,有不同深浅、不规则间隔及粗细。线条间也可缺少平行性(线条断裂)
melanonychia striata, regular	黑甲条纹,规则	单条或多条纵行甲板褐色平行线条或条带,有相同的颜色、间隔及粗细。线条间没有平行性的缺失(线条断裂)
milia-like cysts	粟粒样囊肿	单个或多个大小不同的白色或黄色圆形结构,外观不透明或明亮如夜空之星(表皮角囊肿)。是用于诊断脂溢性角化病的主要标准,亦见于乳头瘤状痣及黑素瘤
milky-red areas	乳红色区域	局限或弥漫的粉白色,伴或不伴红色及(或)蓝色模糊、失真的球形结构,代表新生血管化
mirror-image technique	镜像技术	用互成 90°的两条线将皮损平分,来确定皮损的颜色及(或)结构对称或不对称。观察者需要确定皮损左半侧的颜色和(或)结构是否与右侧相似/镜像,下半部分是否与上半部分相似/镜像。应注意通常情况下颜色及(或)结构的完全对称是很罕见的
monilethrix	念珠状发	受累毛干可见椭圆形结节和规律的间歇性缩窄,缩窄和组织病理表现一致,毛发呈串珠状项链
Morse hair/morse code-like hair (a. le. a. bar-code hairs)	摩斯码样发(条形码样发)	发外寄生物侵害导致毛发不规则受损,毛发弯曲部位可见狭窄浅色斑点
moth-eaten border	虫蚀状边缘	清晰、凹陷的边界,形似"虫咬"外观。为诊断日光性黑子的主要标准
mountain-valley pattern	山谷模式	见于脂溢性角化病,皮嵴和皮沟表现为圆形而非脑回样模式
multicomponent global pattern	多组分整体模式	一个皮损中存在 3 种或 3 种以上不同表现区域。每种区域可由单个或多个诊断标准组成

N

negative network	负性色素网	白色网络样结构(与典型的褐色色素网相反),亦称为白色网或网状色素脱失。为一项见于皮肤纤维瘤、痣、Spitz 痣及黑素瘤的标准
neighborhood sign	邻居征	存在多个相似的皮损(邻居),是鉴别面部、鼻部及耳部的色素性日光性角化病与恶性雀斑样痣的重要临床线索。色素性日光性角化病往往在相同区域有一些相似的皮损(邻居征阳性)
nonspecific global pattern	非特异整体模式	无法识别出任意一种已定义的(网状、球状、鹅卵石样、均质、星爆状、多组分)整体模式

O

orange-yellowish structureless areas	橘黄色无结构区域	橘黄色无结构区域在组织病理上对应真皮内肉芽肿

P

parallel furrow pattern	皮沟平行模式	属于良性肢端黑素细胞模式之一,见于掌跖,特征为色素呈线性沉着于皮沟内(皮沟下表皮突)。可见单根或双根线条的结合,伴或不伴褐色点和(或)小球
parallel ridge pattern	皮嵴平行模式	见于掌跖部位皮嵴的色素沉着(皮嵴下表皮突),是诊断肢端黑素瘤的主要模式
parallelism, loss of	平行性,缺失	色素性纵行甲板条带中断成线段,为见于肢端黑素瘤的标准
parallelism, nail plate	平行性,甲板	色素性纵行甲板条带形成平行线条
pattern analysis	模式分析	一种需要识别皮损的标准,并将它们归入已被认可的诊断模式的黑素细胞性法则
pebbles on the ridges	皮嵴上的卵石	见于肢端皮肤皮嵴的紫色/红色点和(或)小球,代表血液而非黑素细胞
peppering	胡椒粉样	细小的和(或)粗糙的灰色颗粒/点,代表位于真皮乳头层的噬黑素细胞及(或)游离黑色素
peripilar casts	毛周管型	同心性分布的鳞屑包绕新生毛干
peripilar sign	毛周征	由炎症导致的围绕毛囊开口的褐色斑
peripilar white halo	毛周白晕	继发于纤维化的围绕毛囊开口的灰白色斑
pigment network/ network	色素网/网	蜂窝样、网状、网络样线段(增长及色素沉着的表皮突),伴色素减少孔(真皮乳头)
pigment network; irregular	色素网,不规则	增粗、分支及折断的线段(增大、融合的表皮突),在皮损中分布不对称
pigment network; regular	色素网,规则	蜂窝样(网络样、网状)线段,颜色、粗细及孔径均一致
polygonal network	多角形网络	玫瑰痤疮面部可见多角形血管,可完整或不完整,若不完整,多角形血管呈Z形
polymorphous blood vessels	多形性血管	皮损可见3种或更多不同形状的毛细血管扩张(树枝状、点/针尖状、肾小球状、线状、发夹状、逗号状、螺旋状)
pseudofollicular openings	假性毛囊开口	不同大小、色素性或非色素性、界限清晰、圆形或不规则形状结构(表皮由角蛋白填充的凹陷),亦称粉刺样开口。为诊断脂溢性角化病的主要标准,亦可见于乳头瘤状痣及黑素瘤
pseudonetwork/ pseudopigment network	假性网(假性色素网)	仅见于面部、鼻部或耳部(部位特异性)的网络样结构,由毛囊开口穿通于褐色色素沉着区域形成。不同于躯干及四肢的真正的色素网,由增长的、色素沉着的表皮突构成
pseudopods/streaks	伪足/条纹	位于皮损周围的线性色素突起,且有球状末端(可能代表黑素瘤的辐射状生长期),可以是色素网的延伸,或者一个深色污斑,或独立存在。亦称作条纹
pyogenic granuloma	化脓性肉芽肿	化脓性肉芽肿的皮肤镜特征包括均质乳红色/粉色,可有出血、溃疡及周围领圈状脱屑。血管不可见

Q

| question mark hairs | 问号样发 | 毛干的近端部分卷曲，形似问号，见于拔毛癖 |

R

radial streaming/streaks	放射流/条纹	见于皮损周围的细的线状色素突起(可能代表黑素瘤的辐射状生长期)，可以是色素网的延伸，一个深色污斑或独立存在。亦称作条纹
reflection artifact	反射伪影	通过皮肤镜观察到的外来碎屑(如油滴、织物线)，与原发病无关
regression	退行性结构	乳白/骨白色瘢痕样色素脱失(纤维化)，伴或不伴灰色胡椒粉样颗粒[真皮内游离的黑素和(或)噬黑素细胞]
reticular global pattern	网状整体模式	规则或不规则色素网占据大部分皮损
rhomboid structures	菱形结构	完全环绕毛囊开口的不规则黑色及(或)褐色色素沉着(不典型黑素细胞)，见于面部、鼻部及耳部(部位特异性)。鲜有形成真正的菱形，此术语为误称
ring-like pattern	指环样模式	成群圆形褐色结构，见于皮肤纤维瘤(异形色素网变异型)、脂溢性角化病、生殖器黑子或 Bowen 样丘疹病

S

saccules	小囊	描述皮损内界线分明的血管区域不常用的术语之一
seborrheic keratosis, criteria	脂溢性角化病,标准	粟粒样囊肿、假毛囊开口(粉刺样开口)、裂/皮沟及皮嵴、胖手指、发夹状血管、锐利边界
seven-point checklist	7 分测评法	一种使用积分系统黑素细胞性法则，包括主要标准及次要标准。主要标准计 2 分(不规则色素网、蓝白色、多形性血管)；次要标准计 1 分(不规则条纹、不规则点/小球、不规则污斑、退行性结构)。通过简单将积分相加，总分大于等于 3 提示黑素瘤的诊断
speckled pattern	斑点状模式	在头皮盘状红斑狼疮中可见灰点(呈胡椒粉样)，代表真皮乳头部位噬黑素细胞
spitzoid	Spitz 痣样	若皮损具有可在 Spitz 痣中见到的 6 种模式之一，则该皮损被称为 Spitz 痣样
spoke-wheel structures	轮辐样结构	边界清楚的色素性辐射状突起(色素性基底细胞癌岛)，汇集于颜色较暗的中央小球/中央车轴/中心。仅见于基底细胞癌
starburst (spitzoid) global pattern	星爆样(Spitz 痣样)整体模式	位于皮损周围的条纹及(或)点和小球。皮损的中心组分可以颜色较深、蓝色或含有负性/白色色素网。
stars in the sky	夜空之星星	粟粒样囊肿，像天空中的星星般明亮且闪光
streaks, false	条纹,假性	色素沉着形成的线性突起灶与黑素细胞性皮损不相关(如基底细胞癌、脂溢性角化病)

streaks，regular	条纹，规则	见于皮损周围各位点的黑色及(或)褐色色素性线性突起。可以独立存在或与色素网、深色污斑相关。条纹的形状并不取决于条纹的规则与否,而取决于其围绕整个皮损的分布是否对称
streaks；irregular	条纹,不规则	皮损周边黑色和(或)褐色色素的线性突起,呈不规则分布,不对称包绕皮损,可独立存在,伴色素网,也可呈不规则深色污斑。条纹的形状无法判断其是否为不规则形,应根据其在皮损周围的分布是否不均匀来判断
string of pearls	串珠样	单形态、间隔均等、线性排列、圆形的白色小点,由肢端皮肤皮嵴处的汗管末端构成(表皮内汗管),形似珍珠链
symmetry within a lesion	皮损内的对称性	使用镜像技术,皮损被两条互成90°的线条平分。若左侧的颜色及(或)结构与右侧的大致相似,且下半部分与上半部分大致相似,则称皮损具有颜色及(或)结构的对称性。线条应从能产生最大对称性的方向观察

T

tape stripping	胶带剥离	透明胶带被用于去除/剥离色素性角化不全导致的黑色板层。若能成功去除,胶带上可见黑色斑点,且原本隐藏于黑色板层下的结构(如色素网)也可被观察到
three-point checklist	3分测评法	一项用于诊断高危性黑素细胞性病变(发育不良痣/黑素瘤)或外观形似黑素瘤的基底细胞癌的简化筛查算法。观察者应寻找颜色及(或)结构的不对称、不规则色素网、蓝及(或)白色。如果皮损呈现3种标准中的2种,则该皮损应被切除
tooth brush sign	牙刷征	多根毛发从同一毛囊开口长出。见于秃发性毛囊炎,又名簇状毛囊炎
train tracks	火车轨道征	生殖器黑子可有多根平行褐色线段。当仅有两根平行线段时,则形似火车轨道
triangle structure/delta structure	三角结构/德尔塔结构	微小灰色三角形颗粒,代表着疥螨包含头及腿的前部分
trichorrhexis nodosa	结节性脆发症	沿着毛干多发不规则分布的小白点,毛干可不规则断裂。毛干在结节处磨损断裂,断端呈刷状
trichoscopy	毛发镜	检查头皮皮肤、毛发及血管的皮肤镜
tumoral melanosis	肿瘤性黑变病	真皮内充满黑素的噬黑素细胞呈结节状或斑块样堆积,但没有黑素细胞,为黑素瘤部分或全部退行性变
twisted red loops	扭曲状红色血管祥	见于头皮,低倍镜下(×10、×20)表现为红色小点,高倍镜下(×40)表现为多形串珠状线,代表真皮乳头层的毛细血管
Tyndall effect	丁达尔效应	皮肤中不同水平的黑色素颗粒散射的光将决定我们在皮肤镜下看到的颜色:在表皮层为黑色、在真表皮交界为褐色、在真皮乳头层为灰色、在真皮网状层为蓝色

U

| ulceration | 溃疡 | 单个或多个区域，表皮缺损，伴有渗血或血凝块及痂 |

V

V sign	V 字征	两根毛发从同一毛囊开口长出，见于拔毛癣
vascular lesion，criteria	血管性皮损，标准	红色腔隙（泻湖、小囊），边界清楚的红-蓝血管性区域，以及纤维间隔
vellus hairs（peach fuzz）	毳毛（桃绒）	不易见及的短、细、色浅的毛发

W

white network/negative network/reticular depigmentation	白色网/负性网/网状色素脱失	白色网络样结构
white patches	白色斑片	边界清楚的白色斑片，见于瘢痕性秃发
white track	白色轨道	汗孔角化症皮损，周围可见单根或双根有色细线，即线样边界
wobble sign	摆动征	用于区别固定性皮损及柔软皮损。将皮肤镜仪器置于皮损处（常为丘疹）并左右移动。柔软的皮损将很容易随之移动（摆动征阳性），而固定性皮损则不移动（摆动征阴性）

Y

| yellow dots | 黄点征 | 圆形或多环形黄色至黄-粉色小点，代表毛囊漏斗被皮脂及角蛋白填塞。可能缺乏毛发或含有小的、枯萎或营养不良的毛发 |

Z

| zigzag hair | Z 形发 | Z 形断发，由发外寄生物侵害所致 |

（赵卫红 胡瑞铭 译）

（徐 峰 审校）